診療ハック
知って得する臨床スキル 125

編集 ● 矢吹 拓
国立病院機構栃木医療センター内科 部長

医学書院

〈ジェネラリスト BOOKS〉
診療ハック─知って得する臨床スキル 125

発　行　2025 年 3 月 15 日　第 1 版第 1 刷©

編　集　矢吹　拓

発行者　株式会社　医学書院
　　　　代表取締役　金原　俊
　　　　〒113-8719　東京都文京区本郷 1-28-23
　　　　電話　03-3817-5600(社内案内)

印刷・製本　三美印刷

本書の複製権・翻訳権・上映権・譲渡権・貸与権・公衆送信権(送信可能化権
を含む)は株式会社医学書院が保有します.

ISBN978-4-260-06018-9

本書を無断で複製する行為(複写,スキャン,デジタルデータ化など)は,「私
的使用のための複製」など著作権法上の限られた例外を除き禁じられています.
大学,病院,診療所,企業などにおいて,業務上使用する目的(診療,研究活
動を含む)で上記の行為を行うことは,その使用範囲が内部的であっても,私的
使用には該当せず,違法です.また私的使用に該当する場合であっても,代行
業者等の第三者に依頼して上記の行為を行うことは違法となります.

[JCOPY]　〈出版者著作権管理機構　委託出版物〉
本書の無断複製は著作権法上での例外を除き禁じられています.
複製される場合は,そのつど事前に,出版者著作権管理機構
(電話 03-5244-5088, FAX 03-5244-5089, info@jcopy.or.jp)の
許諾を得てください.

＊「ジェネラリスト BOOKS」は株式会社医学書院の登録商標です.

執筆者一覧（50音順）

青島　周一　医療法人社団徳仁会中野病院薬局
雨森　正記　医療法人社団滋賀家庭医療学センター 理事長
井上真智子　浜松医科大学地域家庭医療学講座 特任教授／静岡家庭医養成プログラム
上田　剛士　洛和会丸太町病院救急・総合診療科 部長
小田倉弘典　土橋内科医院 院長
勝倉　真一　獨協医科大学総合診療医学講座
勝俣　範之　日本医科大学武蔵小杉病院腫瘍内科
岸田　直樹　Sapporo Medical Academy／東京薬科大学 客員教授
北　　和也　医療法人やわらぎ会 理事長／やわらぎクリニック 院長
北野　夕佳　聖マリアンナ医科大学横浜市西部病院救命救急センター
清田　雅智　飯塚病院総合診療科 診療部長
窪田　忠夫　沖縄県立中部病院外科
小島　伊織　社会医療法人宏潤会大同病院病理診断科 部長
児玉　和彦　医療法人明雅会こだま小児科 理事長
崎山　　弘　医療法人社団崎山小児科 院長
酒見　英太　洛和会京都医学教育センター センター長
志水　太郎　獨協医科大学総合診療医学講座 教授
白石　裕子　自治医科大学地域医療学センター総合診療部門・地域医療人材育成部門
鈴木　富雄　大阪医科薬科大学総合診療医学教室 教授
陶山　恭博　NTT東日本関東病院リウマチ膠原病科 医長
髙橋　亮也　聖路加国際病院循環器内科
竹林　正樹　青森大学社会学部 客員教授
徳田　安春　一般社団法人群星沖縄臨床研修センター／東京財団政策研究所
仲田　和正　西伊豆健育会病院 院長
中山久仁子　医療法人メファ仁愛会マイファミリークリニック蒲郡 理事長・院長
南郷　栄秀　社会福祉法人聖母会聖母病院総合診療科
西澤　　徹　関西医科大学総合医療センター呼吸器リウマチ膠原病内科 講師
西野　徳之　総合南東北病院消化器内科研究所 所長
平島　　修　徳洲会奄美ブロック総合診療研修センター／名瀬徳洲会病院
藤本　卓司　耳原総合病院救急総合診療科
前野　哲博　筑波大学医学医療系地域医療教育学 教授／同附属病院総合診療科
松村　真司　松村医院 院長
三澤　美和　大阪医科薬科大学病院総合診療科 診療医長
水野　　篤　聖路加国際病院循環器内科
矢吹　　拓　国立病院機構栃木医療センター内科 部長
山本　　剛　大阪大学大学院医学系研究科変革的感染制御システム開発学寄附講座 講師
横江　正道　日本赤十字社医療事業推進本部医療の質・研修部 次長

はじめに

　まず初めに，本書を最大限活用するために診療ハックの取扱説明書（トリセツ）をご紹介いたします。ぜひ熟読のうえ，本書をフル活用していただければと存じます。

---

1. 製品名
　『診療ハック～知って得する臨床スキル125』

2. 有効成分
- 豊富な知見エキス
- 各界の著名な臨床医による実践知
- 診療現場で即実践可能なスキル
- 長年の経験と知識に基づく安全性
- 患者との信頼関係を築くヒント

3. 用法用量
　①1日1回朝食前　1ハック
　②ハックパルス　125ハック一気読み

　　＊毎日1ハックずつ読み進めていただくと，4か月強で読み切れます。

　　＊診療チームでの振り返りの前後に，軽い気持ちで使用するのもお勧めです。

4. 効能効果
　①臨床能力の向上（見逃しを防ぐ思考，言語化しにくいスキル修得）
　②診療の効率化（外来診療の時短，検査・処置のスムーズな遂行）
　③患者コミュニケーションの向上（満足度向上，チームビルド）
　④エラー回避（失敗事例の共有，ピットフォールの示唆）
　　＊なお，効果発現には個人差があります。

5. 有効期限

- 無期限：時代に左右されない普遍的なハック満載
  ＊ただし，時に新知見が出ることもございます。

6. 有害事象や注意点

- ハック中毒（手軽すぎて，ついつい次のページへ進んでしまう）
- 診療欲増進（新しいスキルを早く試したくてウズウズする）
- 患者の個別性（文面どおりに行っても，必ずしも同じ効能効果が得られるとは限りません）

　本書は，医師たちが日常診療で培ったハックの宝庫です。臨床の最前線で膨大な経験を積んできた先生方が，実践知を余すことなく公開してくださっています。執筆にご協力いただきました先生方，本当にありがとうございました。責任編集として，特等席でハックを堪能させていただきました。本書の製作にあたり，医学書院医学書籍編集部の安部直子さんには本当にお世話になりました。あらためましてお礼を申し上げます。

　本書が読者の皆さまにとって，明日から使える診療ハックを身につけ，患者さんとの関係性をより深める一助となれば幸いです。

2025 年 2 月

矢吹　拓

目次

はじめに……iv
診療ハックを味方に｜矢吹 拓……1

① 診療前のスキル編

患者さんとスタッフの名前を覚えよう，意識しよう｜陶山恭博……6
毎朝のルーチンワークを決めておく｜雨森正記……9
再診外来では必ず予習をする｜清田雅智……11
診察前に情報を集めすぎない，カルテを作るのに時間をかけない
──働き方改革だからリーンでハックを｜勝倉真一・志水太郎……14
院内各所のオペレーションを把握する
──見えない動線は見なくていいわけではない｜勝倉真一・志水太郎……17
何かを始めるときは終わりを決めておく
──A good beginning makes a good ending!｜勝倉真一・志水太郎……20

② 問診スキル編

初診外来の最初の一言は「具合が悪いのはいつからですか？」がおススメ
｜南郷栄秀……24
症状の持続期間・時系列を手際よく聞き出す方法
──「患者さんが高齢で病歴が取れません」｜北野夕佳……27
患者さんの話の腰を上手に折ってみましょう｜崎山 弘……29
時系列に妥協してはならない
──時系列を制するものは問診を制する｜勝倉真一・志水太郎……32
数値化できるものは数値化して比較する
──比較のカギは数値化と apple to apple にあり｜勝倉真一・志水太郎……35
患者の「訴え」のほうが役に立つ！
──身体所見にだまされない4つの診療ハック｜岸田直樹……38
腹がにやにや？ 頭がしんしん？ 医療方言は難しい！｜横江正道……41
体重変化を見極める方法｜白石裕子……45
うつ病の診断基準の確認は，小分けにして後ろから聞く｜前野哲博……46

持続的な症状を確認するときは「症状がなかった時間」がないか聞く
｜前野哲博……48

生活習慣を正確に把握するために，少し高めのボールを投げてみる
｜前野哲博……50

女性患者に「妊娠の可能性は?」とは決して尋ねないこと｜酒見英太……52

定期受診している高齢者の認知機能の低下を見破る方法｜雨森正記……54

慢性疾患患者の定期外来を飽きさせない＆飽きないための方法
｜雨森正記……56

誕生日を一緒にお祝いできる外来に!
──birthday health check｜三澤美和……58

手から伝える温かさ──高齢者に触れる｜三澤美和……60

"推し" は元気の源! あなたの推しは何ですか?──推し活確認｜三澤美和……62

慢性の症状で悩む人に，症状のことばかりを尋ねない｜井上真智子……64

③ 診察スキル編

全身

外来診察は入室前から始まっている｜酒見英太……70

患者の発している音声情報も大切に｜酒見英太……71

比較的徐脈のみならず，比較的頻脈も役に立つ｜酒見英太……73

体幹の静脈拡張のパターン（分布と流れの方向）で深部静脈の閉塞部位が
推定できる｜酒見英太……75

Willis 先生から教わった「痛む部位」の診察｜酒見英太……77

初診こそ全身診察を行うべし!｜横江正道……79

不明熱ではひたすら Duke 探し! IE を見逃すな!｜横江正道……82

高齢者は時々衣服をきちんと脱いでもらって診察するべし｜北 和也……85

貧血がなくとも，潜在的鉄欠乏がないかを積極的に検査する
｜井上真智子……87

更年期の諸症状はあきらめず，患者をエンパワーしよう｜井上真智子……90

頭頚部

咽頭後壁を見るときは息を吸ってもらうべし｜矢吹 拓……94

胸部・聴診

聴診器はセーターの下，人肌で温める!? | 松村真司……96

心音聴取は目をつぶって集中する | 髙橋亮也・水野 篤……99

S4？ S1 分裂？ どう聴き分ける?──ベル型を押すだけじゃダメ! | 藤本卓司……101

mid-systolic click は蹲踞と立位で如実にタイミングが変わる | 酒見英太……105

乳暈の色（の変化）で副腎皮質の様子がわかる | 酒見英太……107

腹部

腹部診察では最初の左手が重要! | 鈴木富雄……109

鼠径部ヘルニアを疑った患者さんの診察は立位で行う | 松村真司……111

整形

高齢者で腰部下方の腰痛をみたら，胸腰椎移行部の骨折を考える
| 仲田和正……113

訪問診療で大腿骨頚部骨折を診る方法 | 白石裕子……116

小外科

指のとげを抜くときのコツ | 白石裕子……118

分厚い爪には「SUWADA のつめ切り」を! | 北 和也……120

悪性腫瘍

若年者で多発転移がんを見たら，AFP，hCG を測る | 勝俣範之……123

女性で原発巣不明のがん性腹膜炎では，腹膜がんを疑う | 勝俣範之……126

セカンドオピニオンや録音について聞かれたら，気前よく OK する
| 勝俣範之……128

余命を告げる代わりに，「最善を尽くし，最悪に備えましょう」と伝える
| 勝俣範之……130

小児

赤ちゃんを泣きやませる方法と，不安がる周囲の大人を安心させる方法
| 白石裕子……133

乳幼児の腹部診察は，家族の膝の上で! | 北 和也……136

「子どもの鼻水と咳が悪化したので抗生剤をください」という保護者への対応
| 児玉和彦……138

炎症反応の高い"元気な子どもの不明熱"ではアデノウイルスを検査しよう!
| 児玉和彦……141

「水様性下痢」をみたら胃腸炎のほかに便秘を疑え｜児玉和彦……144

子どもの結膜炎をウイルス感染と川崎病に鑑別する所見は眼脂である
｜児玉和彦……147

予防接種

子どもに予防接種を行う際には大きいシリンジも用意しておく｜松村真司……150

予防接種を楽しくする方法｜白石裕子……152

痛くないワクチンの打ち方｜中山久仁子……154

その他

患者さんが診察室を出た後でも，必要があれば呼び戻そう
｜井上真智子……157

宿題は自分で決めてね｜三澤美和……159

わざと昼食時に回診してみる
——見えなかった患者さんの一面が見えてくるかも！｜横江正道……161

④ 検査スキル編

ティッシュを用いたベッドサイドの呼吸機能検査｜平島 修……164

心電図は胸部誘導を見たあとに，もう一度四肢誘導を見直す
｜髙橋亮也・水野 篤……166

腹部単純X線による便秘の診断——便の溜まりをみる｜西野徳之……168

排便がなくてもできる便培養｜上田剛士……174

そんなとき，尿試験紙｜上田剛士……176

NSTI の早期診断にはグラム染色が使える｜窪田忠夫……179

「血液培養から GPC」では cluster か chain かを尋ねる｜山本 剛……182

「血液培養から GNR」では腸内細菌か緑膿菌かを尋ねる｜山本 剛……185

簡易起立試験では足元にマットを敷いておく｜鈴木富雄……189

病理検体の提出の仕方｜小島伊織……191

病理診断依頼書の書き方｜小島伊織……194

⑤ 治療・処方スキル編

救急外来での急性心不全の血圧上昇時にはニトログリセリンスプレーがお手軽
| 髙橋亮也・水野 篤……198

良性発作性頭位めまい症は急速補液で治す｜南郷栄秀……200

喉の痛みに効く（感じがしやすい）！ 桔梗湯を活用した簡単漢方うがい術
| 岸田直樹……203

便秘症は腹部単純X線で便の溜まりをみて，治療方法を考える
| 西野徳之……206

鉄剤を処方するときは1日半錠までにすべし｜酒見英太……208

薬物の前に「非薬物」を処方できるようになろう｜酒見英太……211

眼精疲労からくる頭痛には眼窩から後頚部のツボ押しが効果的！
| 鈴木富雄……214

ルート穿刺は1発で入れるように全集中しよう｜陶山恭博……216

処方箋のコメント欄を活用しよう｜陶山恭博……218

薬は偶数個で処方すべし｜北 和也……220

薬を減らすときは，同量を出しておく｜前野哲博……222

「毎日お薬を飲まないといけませんか」という質問に患者さんが納得できる回答
| 西澤 徹……224

内服薬は100 mL以上の水で服用する｜青島周一……226

薬は水よりも白湯で飲んだほうがいい!?｜青島周一……229

トリプタン系薬剤は，服薬のタイミングを明確に説明すべし!!
| 青島周一……232

子どもに嫌がらずに服薬してもらう方法｜青島周一……235

⑥ コミュニケーションスキル編

前回話したちょっとした話題に触れる｜矢吹 拓……240

患者さんにペットの名前を尋ねる｜徳田安春……243

入院中の患者さんとベッドサイドにある本について話し合う｜徳田安春……245

何気ない業界用語・習慣で患者さんは困っている──医師の常識を避ける
| 西澤 徹……247

診察中にノートパソコンやタブレットで情報検索して対話に活用しよう
│ 井上真智子……249

外国人の患者さんには世界地図を開き，どこから来たか教えてもらう
│ 松村真司……252

患者さんの話が終わらないときに，自然に会話を収束に導く裏ワザ
│ 松村真司……254

話がなかなか終わらない患者さんには「薬はきちんと飲めていますか」と聞く
│ 前野哲博……256

外来終了時は起立して一礼して，「お大事に」と伝える │ 横江正道……258

訪問診療時に昔のアルバムを一緒に見てみよう │ 北 和也……260

他職種には決して尊大な態度を取らない │ 清田雅智……262

⑦ 患者（家族）説明スキル編

診断がわからないときには，その理由を共有する │ 矢吹 拓……266

消化器内視鏡の検査後に必ず自分の診察予約を入れる │ 清田雅智……269

患者さんが不安にならない，記憶に残りやすい病状説明 │ 西澤 徹……272

患者取り違え防止──「え？ 骨折で運ばれたのに心不全ですか!?」│ 北野夕佳……274

患者家族から病状説明希望の電話があったときの対応
──「先生，1日中電話の前で待っていたんですよ」│ 北野夕佳……276

認知症の方の不穏に苦悩する介護者への対応 │ 白石裕子……278

⑧ マネジメントスキル編

「外来の予約を取る」ことを効果的に使う方法 │ 矢吹 拓……282

患者さんが職場に遠慮せずに外来予約を取る方法 │ 西澤 徹……284

外来一人診療で待ち時間を半分に減らす方法 │ 小田倉弘典……286

痛恨！ カルテ記載しないとやっていないことに！│ 横江正道……289

小児の予防接種で間違いを防止するために，バイアルと予診票を並べて確認
するとよい │ 児玉和彦……292

訪問診療や病棟回診は，時にはあえて食事時間に行ってみよう
│ 北 和也……295

調子がよいときも要注意！ 自分の状態をメタ認知して認知バイアスの予防を
| 井上真智子……298

ディスカッション活性化の秘訣——「2コイチ」メソッドで学びの場を変える！
| 岸田直樹……300

研修医の主体的な思考を引き出すための沈黙の技術——count to 10
| 岸田直樹……303

日勤と夜勤で制服の色を変えると，時間外勤務減少と離職防止に
| 竹林正樹……306

集中治療室で「手洗い実施率○％」と掲示したら，実施率が9倍に
| 竹林正樹……308

売店で加糖飲料を少し離れた場所に置くと，あまり買われなくなる
| 竹林正樹……310

目標を下げ，実行する時間と場所を宣言すると，高い目標に到達する
| 竹林正樹……312

⑨ 看取りのスキル編

看取り時に家族が求めていることを理解する｜矢吹 拓……316

傷をつけないエンゼルケア｜西澤 徹……319

病理解剖との向き合い方｜小島伊織……321

⑩ 研究・論文・学会スキル編

総合的な情報検索は UpToDate®，馴染みのあるテーマなら DynaMed®で，
AI も上手に活用を｜南郷栄秀……326

ランダム化比較試験の結果を報告した論文では，被験者の症例規模に着目
せよ！｜青島周一……330

学会発表や論文に使う病理写真を入手する方法｜小島伊織……333

索引……336

編者紹介……340

診療ハックを味方に

診療ハックとは

　「診療ハック」と聞いて何のこと？ と思った方は多いのではないでしょうか？ この言葉自体は，本書を発表するにあたって新たにつくられた造語です。巷では，IT業界や情報処理業界を中心に「ライフハック（lifehack）」という言葉が使われています。これは，日常業務において，いかに作業を効率よく簡便に行うかに着目したテクニックを指しています。

　そもそも「ハック」には，「必要なものを，それほど手際よくではないが，なんとかでっち上げるためのやっつけ仕事」といった意味合いがあり，当初はそれほどポジティブな意味はなかったようです。「ハッカー」とか「ハッキング」などの言葉は映画などにも登場して，格好いいなと思う反面，違法なイメージをもつ方も少なくないのではないでしょうか。ただ，近年では「やっつけ仕事」的なイメージよりは，「業務に役立つ情報技術」「知っていると便利な生活の知恵」といったポジティブな意味合いのものを指すことも出てきています。ファミコン世代の皆さまであれば『大技林』というゲームの裏技本があったのを覚えている方もいるのではないでしょうか。筆者としては，『大技林』に掲載されているような「小ネタ」的な内容がハックのイメージで，どこかクスリと笑えるウイットに富んだものも多い印象です。本書は診療における『大技林』を目指すものです！ といえば，わかる人にはわかるのではないかと思います（わからない人，すみません……）。

日常診療におけるさまざまなアプローチ

　日常診療における問題アプローチには，さまざまな手法や考え方があります。初学者においては，病態生理的仮説やアルゴリズム，チェックリスト，フレームワークなどを用いて標準的な手法で問題解決を図ろう

とするかもしれません。これらは結果的に診療ガイドラインに基づいたベストプラクティスを目指すというアプローチにつながっていきます。アプローチの"標準化・体系化"が鍵となります。このような背景から，知識を多く記憶し即座に実践する医師が"できる医師"とされてきた時代もありましたが，現在こういった領域は生成 AI に取って代わられようとしています。どんなに記憶力がよい人でも，すべての領域の知識を記憶して直ちに引き出すことは，まずできません。ある程度普遍的で妥当なアプローチ方法は，生成 AI の登場によって，AI で確認する内容になりつつあるのだともいえます。

　問題へのアプローチにはもう１つ，実践知に基づいた手法があります。本書で紹介する「診療ハック」はまさに実践知の１つですし，「ヒューリスティック」や「クリニカルパール」，「ブリコラージュ」をはじめとしたさまざまなノンテクニカルスキルがこういったアプローチ方法になります。

　ここで，ヒューリスティック，クリニカルパール，ブリコラージュ，ハックの概要を解説してみます。

◉──ヒューリスティック（heuristic）

　ヒューリスティックは経験則に基づいた直感的な意思決定の方法で，素早く判断できるものの，認知バイアスが入りやすいリスクもあります。人間の思考や意思決定において，システム１と呼ばれる直感的思考に関連するもので，経験者ほど多くのヒューリスティックの影響を受けています。多くの簡単な問題はヒューリスティックで解決されている一方で，思考の癖になってしまうことも多く，間違っている場合にも固定化してなかなか抜け出しにくいという課題があります。

◉──クリニカルパール（clinical pearl）─知っておくと役立つ臨床の知恵

　クリニカルパールは，臨床で経験的に得られた「知っておくと役に立つ知識やコツ」といってもよいかもしれません。診療ガイドラインには明記されていないものの，現場での診療において有効な実践知として機

表 1 | ブリコラージュ的思考の特徴（対になるエンジニア的思考とともに）

思考の種類	特徴	例
ブリコラージュ的思考	ありあわせのものを使い，その場で応用する	竹を削って釣り竿を作る，家にあるもので修理する
エンジニア的思考	必要な材料を集め，計画的に作る	最新技術を駆使して新しい釣り竿を開発する

能します。一方で経験知であるからこそその「誤り」もあり，過去にクリニカルパールとされていた知識が，後に根拠をもって否定されるということもあり得ます。あまり盲目的に従わないことが肝腎ですが，時には定量化できない真実を示していることもあります。

◉―――ブリコラージュ（bricolage）―手持ちの材料で工夫する

　ブリコラージュとは，限られたリソースの中で即興的に問題を解決することを指します。ハックと似ていますが，より「その場にあるものでどうにかする」ニュアンスが強い概念です。構造主義人類学者のクロード・レヴィ＝ストロースが著書『野生の思考』の中で提唱した概念で，科学的なアプローチとは異なる「未開社会における知の在り方」を説明するために用いたといわれています（表 1）。

◉―――ハック（hack）―現場での即興的な工夫

　ハックは，本来の用途とは異なる方法で問題を解決する「創意工夫」や「裏技」を指します。臨床の文脈では，診療を効率化したり，患者とのコミュニケーションを円滑にしたりするためのちょっとしたコツのことを指すことが多いです。基本的にハックもブリコラージュも同様に，即興的な問題解決手法ではあるのですが，ブリコラージュが既存のリソースを最大限利用するのに対して，ハックは既存のやり方を少し変えたり，追加したりしながら，効率化や最適化を目指すことが多いです。また，ブリコラージュは職人芸的なその場での創意工夫といった意味合いが多くなりますが，ハックは事前に工夫して準備をしておくことが可能であり，ブリコラージュよりも汎用性が高く，ライトなスキルといえ

るかもしれません。

＊

　これらのアプローチは，互いに補完し合いながら診療の質を高めるものです。アプローチ方法を以下のように分類してみると，全体像がわかりやすいでしょう。

□経験則系（クリニカルパール，ルール・オブ・サム）
□創造的解決（ブリコラージュ，診療ハック）
□標準化・体系化（EBM，プロトコール，チェックリスト，フレームワーク）
□認知・推論（ヒューリスティック，診断推論）

本書では……

　診療ハックなどの現場での実践知，創造的解決法は通常なかなか公開されることはありません。言語化しにくい内容だったり，本人は気づいておらず一緒に働いている同僚が気づいたり，なぜうまくいったのかを振り返ったり，経験を繰り返す中で初めて理解されたりすることもあるものです。当然，明確なエビデンスが不在なものも多く，それが「真」なのかどうかわからないものもあります。それでも，先人が積み上げてきたさまざまな手法が文章化され残っていくことは，何にも代えがたいことと思っています。

　「診療ハック」という言葉には，真面目な側面だけではなく，楽しい感じ，ウイットに富んだ感じ，お得な感じなど，どことなくポジティブな意味合いも含まれているように感じます。本書では諸先生方のハックを開陳いただきました。「明確なエビデンスはないしな……」とか「ほかの人に使えるかは何とも……」みたいなものもあったかもしれませんが，惜しみなく公開していただいた皆さまに心から感謝申し上げる次第です。

　読者の皆さまも，ぜひ「診療ハック」を楽しみながら，自分なりのアレンジを加えたり，検証したり，反論したり，していただければと思います。

［矢吹　拓］

診療前のスキル編

①

患者さんとスタッフの
名前を覚えよう，意識しよう

　私が学生時代に病院見学をしたときのことです。緊張しながらご挨拶に伺うと，部長の先生は自己紹介に続けて，「陶山さん，本日はお待ちしていましたよ」と声を掛けてくださったのです。「学生さん」と呼ばれることが多かったため，この「名前を呼ぶ」＋「お待ちしていました」という配慮は私に強烈な印象を与えました。自分に興味をもっていただいたことを実感し，幸せな気持ちになったのです。もちろん，ハラハラ・ドキドキする仕掛けのある見学内容も素晴らしいもので，20年経ったいまでもその1日を鮮明に覚えています。　　　　　　　　[陶山恭博]

どんな診療ハックスキル？

　臨床医とは診断と治療にとどまらず，病む人間をマネジメントする人です[1]。はじめの一歩は，名前を覚えて個人的な関心を示すことです。好奇心は，患者さんへの思いやりを育むうえでも問題を解決するうえでも中心的な役割を果たします[2]。英語圏で歴史上最も影響を及ぼした医師の1人と称えられるウィリアム・オスラー博士も，"人の名前と顔を記憶する能力"に長けていたことで知られています。マギル大学の講師を務めていた頃，ほとんどの生徒が特別に親しくしてもらっている自分こそがオスラー博士のお気に入りだと感じていたという逸話も残されています[3]。特に外来では匿名化が進み，個人情報保護の観点から番号で患者さんの呼び出しをすることが一般的になっています。名前を呼ぶことを1つのスイッチとして，マインドフルなコミュニケーションを心がけましょう。

用意するもの・準備するもの

　特になし。

実際の方法

　1年間のトレーニングで記憶力の全米チャンピオンに輝くまでを描いたドキュメンタリー書籍，『ごく平凡な記憶力の私が1年で全米記憶力チャンピオンになれた理由』[4] に記載されていた方法を紹介します。

◉───名前の音の感じを自分がはっきりと思い描けるものに結びつける

　こちらは，記憶力選手権の「名前と顔」という種目への対策として登場した方法で，「鮮明なイメージを思い浮かべることで，人の顔の視覚的記憶をその人の名前に関連した視覚的記憶にしっかりと結びつける」ように説かれています。たとえば，ジョシュア・フォアという名前は，自分の助手（ジョシュ）が何かを4つ（フォー）に分けている姿を想像します。心理現象のベイカーベイカーパラドクス（Baker/baker paradox）[5] に基づいた記憶術で，ある人物を思い浮かべたとき，その人の属性（容姿，趣味，職業，人柄，口癖など）のほうが名前よりも想起されやすいことを利用しています。ある顔写真を見せられて単なるラベルであるベイカーという名前を覚えるよりも，パンの香りや焼く様子，制服，店頭での仕事の光景など具体的なイメージが湧きやすいパン屋さん（baker）という職業を覚えるほうが記憶に残りやすいのです。

　筆者は，同じ苗字の知り合いの家族，同じ苗字の有名人や歴史的人物の子孫や親戚というイメージをつくるようにしています。

◉───名前に意識を向ける

　一般的に，初対面の相手の名前を覚えることが難しいのは，「名前に意識を向けるよりも，次に何を言おうかということで頭がいっぱいだからである」とされています。名前に意識を向けるためにできることは何でしょうか。個人的には，苗字の意味や漢字や音に興味をもつ，などがあるでしょう。別れ際に「○○さんありがとうございました」と相手の名前を口に出すことも1つの方法になると考えています。

1　診療前のスキル編　7

ハックポイント

　名前を呼ぶことは，思いやりを示す大切な行動です。patient centered care（患者中心のケア）を発展させた包括的なアプローチとして，relationship centered care（関係性中心のケア）[6]という概念があります。これは，患者さんのみならず医療提供者，家族，コミュニティ全体を含む，医療に関わるすべての人々の役割と相互作用を強化することで，効果的な意思決定や治療結果，患者満足度の向上，さらには持続可能なケアを目指す方法です。ぜひ，患者さんだけではなくスタッフに対しても名前を呼ぶ習慣を拡大し，医療の質を高めていきましょう。

参考文献

1) 日野原重明，他（訳）：よき臨床医をめざして―全人的アプローチ．p2，医学書院，1987.
2) Epstein RM：Mindful practice. JAMA 282（9）：833-839, 1999. PMID 10478689
3) 梶龍兒（監訳）：ウィリアム・オスラー―ある臨床医の生涯．p96，MEDSi，2012.
4) ジョシュア・フォア（著），梶浦真美（訳）：ごく平凡な記憶力の私が1年で全米記憶力チャンピオンになれた理由．エクスナレッジ，2011.
5) Cohen G：Why is it difficult to put names to faces? Br J Psychol 81（3）：287-297, 1990.
6) Beach MC, et al：Relationship-centered care. A constructive reframing. J Gen Intern Med 21（Suppl 1）：S3-8, 2006. PMID 16405707

毎朝のルーチンワークを決めておく

　予約がぎっしり埋まっている外来診療を時間どおりにうまく回すのは大変です。待ち時間が多くなったら患者さんや事務員さんの目が厳しくなり，診療がストレスフルになる元になります。こんなこと診療する前に済ませておけばよかったと思うと，余計にイライラするものです。

[雨森正記]

どんな診療ハックスキル?

　私の予約は 10 分ごとに割り振っているので，時間を有効に活用するために，朝の診察開始 1 時間前には出勤し，診療前に行うルーチンワークを決めてあります。

用意するもの・準備するもの

● 予約表，電子カルテ

実際の方法

　私の朝のルーチンワークを紹介します。
①環境整備
②予約空き情報を確認
③予約が入っている定期受診患者の予習
④家族で同時に受診している患者の次回予約の仮入力
⑤家族の受診状況をチェック

◉───①環境整備

　当院では複数の診察室を複数の医師で使用するためにすべての診察室を同じ仕様にしています。そのため診察開始前に自分に合った位置にすることから始めます。また発熱外来室の感染ゴミの始末などができてい

1　診療前のスキル編 | 9

るかは，責任者の仕事として必ずチェックしています。

②予約空き情報を確認

当日の予約表は診察室に用意されているので，その用紙に 4〜10 週後までの同じ曜日の空き情報を記入します。

③予約が入っている定期受診患者の予習

当日に予約が入っている定期診察の患者さんの前回のカルテを確認します。当日に行う予定になっている検査，前回話題になった行事，当日確認する必要がある事柄を記憶しておくか予約表に書き出しておきます。最近では生活習慣病療養計画書を前もって作成しておきます。

④家族で同時に受診している患者の次回予約の仮入力

現在の私の診察の予約はデフォルトでは 8〜10 週ごとになっています。すでに 20 年以上継続して診ている方が多数なので，夫婦，親子で同時受診する方が多くなっています。その方たちを 1 枠 10 分で診ることは難しいので，前もって予約表を見て次の予約を仮登録しています。

⑤家族の受診状況をチェック

当院はソロ開業ではなくグループ診療を行っているので，別の医師が当日受診予定の患者の家族を別の日に診察していることがあります。当院で使用している医療情報管理ソフト（RS_Base）では家族の受診もチェックできるので，特に変わったことがなかったかは確認しておきます。何か気になることがあった場合は，それとなく受診時に伺っています。家庭医としては，ほかの家族のことも気にかけていることが大切です。

ハックポイント

備えあれば憂いなし。ルーチンワークを決めておき，診療が始まってからあたふたするのではなく，流れるように，そして満足していただけるように診療しましょう。

再診外来では必ず予習をする

　初診外来の予習はできないが，再来予約の場合はフォローをする目的が本来明確にある。たとえば，感冒症状で受診し，ウイルス性の感染症と判断したが，1週後などにフォローをして自然軽快するのか，経過が悪ければ肺炎などの合併症がないか診ようといった理由があるだろう。しかし，そのことだけにフォーカスしていると，別に抱えている重要な問題を見落とすことがある。患者状態の把握には，手術室で行われる"サインアウト"[1]（ガーゼカウント確認など，定型的なチェックリストで見落としを確認する）の仕組みのように，患者に影響する問題がないかを概観することが大事である。思わぬ落とし穴に入らない，ということに役立つのがこのスキルである。　　　　　　　　　　　　［清田雅智］

どんな診療ハックスキル？

　ほかの医師の診療記録も含めて確認して患者状態を把握する。

用意するもの・準備するもの

- 電子カルテ

実際の方法

　電子カルテでは，他科の診療も含めて閲覧が可能なので，入院記録や救急外来への受診記録なども閲覧が容易になっている（紙カルテの時代は実質的に無理だった）。再診日にいきなり診察すると，目の前の問題点だけしか扱うことができないだろう。それを防ぐため，私は週に2度振り返っている。

　まずは週の初め（月曜日の外来なら週の終わりなどが妥当）に1週間の再来患者リストを概観して，その週の予定患者を把握する。だいたい30〜60分かけて行っている。このときには外注検査や生検結果な

ど，前回診察時には出ていない結果や，オーダー漏れなどを確認する。まだ結果が出ていない場合は，検査室や病理医に連絡して結果がいつ頃までに出るかを確認し，遅くなる場合は患者のスケジュールを先延ばしすることもある。長期にフォローを行っていて，ある程度状況を把握している患者でも，最近救急外来に受診していないか，入院していたらその情報を把握する。また，自分の診療以外で定期検診が行われているかなどを確認する。たとえば胸部X線を数年撮っていないことがわかると，無症状でもたまにオーダーを計画している。変化を見ることは大事で，実際に役立った事例もある（例：肺がんをたまたま発見したり，COPDや肺線維症など慢性に緩徐に進行する病気の場合に，できるだけ前の写真と比較することで進行に気づけるなど）。こうすることで，突然がんが見つかったときなどに，「長年，先生の外来にかかっていたのになぜわからなかったの」といった不満を抱かれずにすむだろう。

　検査結果がきちんと患者に反映されているかも重要である。病理結果やCTなどの画像読影レポートの結果で，実は悪性腫瘍の可能性を指摘されているのに，スルーされていることもある。自分の診療と関係なくとも，必ず一度目を通すようにしている（➡ p269）。私自身が画像診療のトレーニングを受けていたので，時間があるときにはオリジナルの画像もチェックして見逃しを発見することもある（例：不明熱の症例で，他科で別の理由で撮影されていたCTを見直したら，レポートに書かれていなかった頸動脈の壁肥厚を見つけ，巨細胞性動脈炎の診断に結びついた）。こういったことは，限られた再診の時間にはできないので，余裕があるタイミングで行う。

　他科の診療を確認することも大事である。精神面の問題などは，患者は多くを語らないが，過去の記録を見ると本人に心理的な問題があったり，性格的な傾向が読み取れたりすることもある。他科での診療状況や処方などを見ると，どういう問題に対して医師がどのように対処しているかも勉強になることがある。こういった周辺情報を把握しておくと，患者の臨床像が立体的に見えるようになる。

　当日は，診察開始を極力9時にして，8時台に30分かけてその日の患者の最終確認をしてプランを立てるようにしている。こうすること

で，各患者に対して当日に行うべきことを的確に把握でき，進行もスムーズとなる。

　Mayo clinic では1907年に内科医 Henry Plummer（Plummer 病，Plummer–Vinson 症候群の名祖）が，紙ベースのカルテの時代に統合患者記録システムを構築し，外科医 Mayo 兄弟の記録も患者 ID で一元管理した[2]。患者をさまざまな方向から統合して診ていくことが，患者サービスの基本にあることを示す実例である。あまり意識されていないかもしれないが，電子カルテは奇しくも同じコンセプトを具現化しているので，これを活用しない手はないだろう。

ハックポイント

☞ 外来予習で患者情報を広く深く把握することは，患者サービスの基本。

参考文献
1）日本麻酔科学会：WHO 安全な手術のためのガイドライン 2009. 2015.〈https://anesth.or.jp/files/pdf/20150526guideline.pdf（最終アクセス 2025 年 3 月）〉
2）レナード・L・ベリー，他（著），古川奈々子（訳）：すべてのサービスは患者ために―伝説の医療機関《メイヨー・クリニック》に学ぶサービスの核心. pp111-112，日本出版貿易，2009.

1　診療前のスキル編　13

診察前に情報を集めすぎない，カルテを作るのに時間をかけない
働き方改革だからリーンでハックを

　特に若手で真面目な先生にありがちですが，患者さんを診察するときに，本人と対面する前に過去の診療記録や予診票，紹介状をまんべんなく確認し，内容をカルテにまとめてから診察を開始する，ということがあります。確かにこのような事前情報が患者背景の把握や病態の推測に役立つことはよくあります。一方で，その事前情報があなたの意思決定を間違った方向に導いてしまうこともあります。また診察前にカルテをまとめることや，問診をしてから身体診察をする，といった教科書的な順番を忠実に守ることは，時間の有効活用という観点からすれば必ずしもベストではありません。医療現場における時間の浪費は関係者全員の時間を奪いかねず，働き方改革の観点からも望ましくありません。

[勝倉真一・志水太郎]

どんな診療ハックスキル？

- 事前の情報収集には時間をかけすぎない。内容を鵜呑みにしない。
- とにかく，まずは患者さんを診察してみる。必要に応じて問診と同時に身体所見もとる。
- カルテ記載など自分1人でやる作業は隙間時間を利用する。

用意するもの・準備するもの

　特になし。

実際の方法

　必要以上の事前情報とその収集がもたらすデメリットとしては，**認知バイアス**と**時間の無駄遣い**があります。

　認知バイアスの1つである**アンカリング**は「先に与えられた情報によってその後の評価や判断が歪められること」です。たとえば予診票に

「生活保護」や「アルコール多飲歴あり」と書いてあると，診察前から患者さんにネガティブな印象を抱いてしまうことがあります。また，紹介状の内容に「（疾患名）は否定的であり……」と書いてあると，真偽を吟味せずに最初からその疾患を除外してしまう，あるいは「（疾患名）が疑わしいので……」と書いてあれば，その疾患ばかりを考えてしまうことがあります。これはある種の**権威バイアス**で，「専門家や偉い先生の意見を無条件に鵜呑みにしてしまう」ことです。エキスパートの意見であってもさまざまな要因で間違えうるのが臨床の世界であり，必ず自分の目で確かめ，考えることが必要になります。そのため，事前情報としては主訴や既往歴くらいを確実に把握できればよく，それ以外の情報は確認こそすれ，固執しないようにしましょう。

　次に時間の無駄遣いですが，世の中には見るだけで一発診断できる疾患もあります。たとえば胸痛を主訴に来院され，長々と問診をしたあとに聴診をしようと服をめくってみると帯状疱疹だった，ということはよく経験します。また，腹痛の患者さんをじっくり問診し，いざ腹部を触診すると腹膜刺激徴候が陽性で緊急を要する状況であった，ということもありえるでしょう。これらのケースはいずれも時間を無駄にしていますが，特に後者のパターンでは急変のリスクが高まり，致死的疾患の治療のゴールデンタイムを逸するなど，患者さんに不利益をもたらしかねません。このように，忙しい現場において，すべての症例で愚直に問診を優先するのは非効率的であり，時には問診と同時にすぐに身体診察をすることが必要になります。

　また，これらに関連することではありますが，診察前にカルテをまとめすぎることもお勧めしません。カルテで情報をまとめる過程が認知バイアスを熟成し，完全に間違った仮説を事前に作ってしまうことがあります。一発診断できる疾患であったのなら，それまでにかけた時間や労力も水の泡になります。また，仕事を「回す」あるいは「さばく」という観点からも非効率的です。診察前にカルテをまとめることで発生する5分はその後に積み重なり，10人目の患者さんにとっては1時間近く待ち時間が上乗せされることになります。それは患者さんの満足度を損ない，診断治療のタイムロスになります。そしてほかの病院スタッフを

1　診療前のスキル編　15

残業に巻き込む可能性があります。そのため，カルテ記載はまずは要点のメモくらいにして，まとめたり整えたりといった自分1人でやる作業は隙間時間を利用しましょう。具体的には患者さんが途切れた合間や血液検査の結果を待つ時間です。このような隙間時間はほぼ確実に発生するはずなので，隙間時間の発生を見越して，本当にいまやるべきことを取捨選択できることが必要なのです。

　日本の有名な効率化の概念に**リーン**があります。リーンは「ぜい肉がない」という意味で，ぜい肉をそぎ落とすように業務の無駄を省いていく業務見直しは重要です。業務の多様化の昨今と働き方改革は逆行する概念のように見えますが，いまこそリーンによるタイムパフォーマンス（タイパ）を実現することで，結果的に業務の無駄が見つかり，より効率的な働き方が可能になります。

ハックポイント

☞ 事前情報は間違っている可能性もあるので固執しない。

☞ 問診をしてから身体診察をするという順番は守らなくてよい。

☞ 隙間時間を見越して効率的に行動の取捨選択をする。

院内各所のオペレーションを把握する
見えない動線は見なくていいわけではない

　皆さんは自分をとりまく自分以外の関係者（ステークホルダー）がどのように行動し，病院という機能が回っているのかを意識したことはあるでしょうか。たとえば，患者さんが自宅の玄関を出て，診察室の自分の目の前に現れるまでに，どのような道順をたどったのか，答えられますか。もちろん答えられなくても仕事は回ります。ですが答えられるくらいシステムを把握していれば，もっと臨床がうまくいくはずです。ひいてはそれが円滑なコミュニケーションと信頼獲得につながり，ミスを防ぐこともできるのです。　　　　　　　　　　　［勝倉真一・志水太郎］

どんな診療ハックスキル？

- 患者さんの動線（住所や交通手段）と負担を把握し，ねぎらいの言葉をかける。
- 他職種の業務フローを把握し，相手の状況を想定したコミュニケーションをとる。

用意するもの・準備するもの

- 想像と思いやり

実際の方法

　ステークホルダーの代表的な存在として，患者さんや看護師が挙げられます。ほかにも薬剤師やリハビリスタッフなど，実に多数のステークホルダーが存在しますが，ここでは特に接点の多い患者さんと看護師をリストアップしてみます。

──患者さん

　患者さんの動線を把握することは非常に重要であり，それは信頼関係

1　診療前のスキル編　17

の構築と臨床上の意思決定に影響します。まずは自宅から病院への動線に注目しましょう。ポイントとしては，患者さんを担当するときは必ず患者さんの住所を確認してください。カルテでも確認できます。すると，思いのほか遠方から来院されていることが多々あります。また交通手段を聞いてみると，遠方の家族に送迎をお願いしたり，介護タクシーを手配していたり，かなり労力をかけていることがわかります。仕事をわざわざ休んで通院される患者さんもいます。そう考えれば，無事に来院してくれたことだけでも自然とねぎらいの言葉が出てくるもので，それが患者さんのストレスを軽減し，信頼関係の構築につながります。また，通院が負担であるとわかれば，できるだけ少ない通院回数ですむように，検査や処方内容を工夫することもできます。同じように病院に到着してからの動線について想像しても，駐車場は混雑し，長い待ち時間で疲れていることでしょう。つまり病院を受診することはそれ自体が大きな負担なので，やはりここでもねぎらいの言葉や相応の配慮が必要になるかと思います。

◉━━━看護師

　看護師と医師は直接やりとりする機会が多く，スムーズな連携が必要になります。注意してほしいことは，それぞれの職種で活動の時間軸やリズムが異なることです。この違いを意識して行動することで，連携ミスを防ぐことや，連携に伴うお互いのストレスを軽減することが可能です。たとえば，医師の業務は単純な二交代制（日勤，夜勤）で運用されていることが多いですが，看護師の場合は三交代制（日勤，準夜勤，深夜勤）もあります。また同じ二交代制でも切り替え時間は医師と看護師で異なることが多いですし，病棟や部署単位で異なることもあります。そのため，たとえば医師Ａが日勤の看護師Ｂに何かを伝えたり依頼したりしていたとして，夕方に再度医師Ａが看護師Ｂに確認をとろうとしても，すでに看護師Ｂが退勤していることがあります。看護師Ｂが夜勤の看護師Ｃに申し送りできていればいいですが，うまく伝わっていないこともあります。また，切り替え時間は引き継ぎなどで現場がバタついており，その時間帯にいつもと同じ感覚で何かをオーダーするの

はミスのもとになります。つまり，相手職種の業務フローを把握し，現在相手がどのような状況にいるのかを想像し，それによって起こりうるエラーを想定しながら自分のアクションを決めることが重要なのです。

　では，どのように他職種の業務とフローを把握すればよいのでしょうか。最もよいのは実際に自分で経験してみることです。患者さんの動線を知りたいなら，自分がテスト患者として自院を受診してみてください。看護師や他職種の仕事内容を知りたいなら，現場で実際に見学してみましょう。もう1つの方法は，他職種と業務改善目的の意見交換会を開催することです。当院でも外来や病棟スタッフと定期的に意見交換会を開催していますが，驚くほどたくさんの意見や要望が飛び交います。それくらい，水面下では職種ごとにフラストレーションが溜まっているということなのです。

ハックポイント

☞ 患者さんを担当するときは，どこからどのように受診しているのか聞いてみる。

☞ 病院を受診することはそれだけで負担になるので，ねぎらいの気持ちを忘れない。

☞ 他職種は業務内容だけではなく活動の時間軸も異なることを理解する。

☞ 他職種とやりとりする前に相手の現在の状況を想像する。

1　診療前のスキル編　19

何かを始めるときは
終わりを決めておく

A good beginning makes a good ending！

　日本語には「始めよければ終わりよし」ということわざがあります。あるいは「始めよければすべてよし」とさえ言われることもあります。これは，物事に取り組む際は，最初がうまくいけばすべてが順調に進み，最後によい結果を得ることができるだろう，ということを示しています。つまり物事を始める前の準備を怠るなということですが，臨床現場でもこの原則が適用されます。このようなマインドセットで行動する最大の意義は，これから解決しようとしている問題のゴール設定をあらかじめ明確にできることです。そもそもゴールを決めなければ何をすればよいのかわかりません。逆にゴールさえわかれば，ゴールに向けて何を準備すればよいのか，何を検討すればよいのか，という問題解決に必要な要素がクリアになります。そうすることで，経過中にあれが足りない，これを忘れていた，といって後手に回り，時間の浪費やミスをする可能性を少なくすることができるでしょう。　　　　[勝倉真一・志水太郎]

どんな診療ハックスキル？

- 問題解決に取り組む前に解決のゴールを設定する。
- ゴールに至るまでの道筋と必要な要素を事前に洗い出しておく。

用意するもの・準備するもの

　特になし。

実際の方法

　ゴールには，**大きなゴール**と**小さなゴール**があります。大きなゴールとは，病気ではなく患者さんそのものが最終的に「あるべき状態」のことを指します。外来患者さんであれば通院が終了すること，入院中の患者さんであれば退院すること，そして退院するのであれば自宅なのか転

院なのか，転院するのであればどの形態の病院や施設なのか，ということです。救急外来の患者さんにおける，帰宅か入院か，という議論もこれに相当します。一方，小さなゴールとは，プロブレムリストごとのゴールのことを指します。たとえば低 Na 血症というプロブレムリストにおける Na の正常化，が相当します。

　ゴール設定を忘れがちで問題になるのは「大きなゴール」のほうで，特に入院患者さんの場合です。小さなゴールを達成することに気をとられ大きなゴールを考えておらず，体調はよくなったのに退院調整に着手していなかったせいで，調整がつくまで無意味な入院を続けてしまうことがありえます。そのせいで ADL や認知機能が低下したり，入院に伴う合併症を生じたりすることもあるでしょう。そうならないように，入院した時点で，この患者さんは自宅退院できそうなのか，転院になりそうなのか，予想することが必要になります。退院できそうという見立てならば入院と同時にリハビリを導入する，逆に病気が改善しても自宅に帰れないほどの ADL 低下が見込まれるなら，早めに転院調整を開始します。救急外来においても，来院時の全身状態から入院が必要そうと予想されるなら，最終的な診断名にかかわらず，最初から入院に必要な検査をオーダーします。造影 CT 検査が必要そうならあらかじめ耐圧チューブでルートを組み，また腎機能の結果が造影可否の判断材料になるので，いち早く血液検体を検査室に持っていきます。このような，ゴールとその道程における予想と行動の精度を高めるためには，ある程度の臨床経験が必要になり，若手のうちは難しいかもしれません。しかしながら，間違えたとしても予想しようと意識したこと自体が重要なのです。慣れないうちは指導医の意思決定を参考にしながら，感覚を磨いていきましょう。

　小さなゴールについても同様です。特に「開始した治療（薬）をいつやめるのか」は問題になりやすく，これも明確なゴール設定が有効になります。治療のゴール設定は効果の有無が目安になりますが，たとえば感染症治療として抗菌薬を開始するなら，開始の段階でいつ効果判定をしていつまで投与する予定なのかを明確にしておきましょう。「胃が痛い」と言われて処方した胃薬，「膝が痛い」と言われて処方した鎮痛薬

1　診療前のスキル編　21

なども，いつ効果判定をして，いつやめるのかを考えてから処方してください。このような対症療法薬はやめどきが難しく，そのまま退院や転医した場合，引き継がれた医療機関でも漫然と処方が続いてしまうことがあります。こうした不要な薬が積み上がり，ポリファーマシーとして有害事象につながりかねません。

　検査についても同様に考えます。検査のゴールは異常の有無ですが，異常の有無によって次はこうする，という行動選択をあらかじめ想定してから検査をしましょう。とりあえず検査をする，ということはお勧めできません。行き当たりばったりの診療は時間を浪費するだけではなく，偽陽性や偽陰性に振り回されることになります。

ハックポイント

☞「木を見て森を見ず」にならないよう，最初にゴールを設定し，全体像を俯瞰しながら，ゴールを見据えた行動をする。

問診スキル編

初診外来の最初の一言は
「具合が悪いのはいつからですか?」
がおススメ

　外来診療で，患者さんの話を聴きながらカルテを書くのは大変だと感じたことはありませんか。特に，話が行ったり来たりすると，聴いている側は混乱しがちです。何度も聴き直すと手間がかかり，診察時間も長くなってしまいます。

　学生時代のOSCEでは，挨拶と自己紹介を終えたあとの最初の一言は「今日はどうなさいましたか?」と尋ねるように習ったと思います。すると，患者さんはとりあえず「今日」のことを話し始め，そのあとこれまでの経過を説明することになりがちです。時系列に沿っていない断片的な話を整理しながらカルテを記載するのは，なかなかに難しい作業です。

　初診外来での診療は，患者さんとの信頼関係を築くための重要なステージです。ここでの第一印象がよければその後の診療もスムーズに進むことが多いのですが，逆に出だしでつまずくと，患者さんが本音を話さなくなってしまうこともありえます。多くの医師がルーティンにしている「今日はどうなさいましたか?」という質問に少しだけ工夫を加えることで，診療効率は大幅にアップします。　　　　　　[南郷栄秀]

どんな診療ハックスキル?

　初診患者さんの医療面接で，自己紹介後の最初の一言は「具合が悪いのはいつからですか?」と症状の始まりを尋ねる。

用意するもの・準備するもの

　患者さんがどんなストーリーをもっているのかという興味と，できるだけ患者さん自身に話してもらおうという心構え。

実際の方法

　初診患者さんの医療面接は挨拶から始まります。診察室に入って，座るように促したあと，まず自己紹介をします。そして，続く一言は「**具合が悪いのはいつからですか？**」と尋ねてみましょう。

　予診票がある場合は，診察室に入ってもらう前に一通り経過を確認することができるので，「**○日前から具合が悪いのですか？**」と尋ねてもいいでしょう。

　症状の始まりのポイントをおさえたら，その後の経過を順に聞いていきます。そのまま話し続けてくれる場合が多いですが，話が途切れてしまったときは，「それからどうなりましたか？」「その後はいかがでしたか？」と促すと続けてもらえます。

　来院したところまで話がつながれば，時系列に沿って一連の経過がまとまるので，そのままカルテに記載すればいいのです。話を聴きながら同時にカルテを書くことだって可能です。

●────解説

　どんなに忙しい外来でも，急かさないように，穏やかなトーンで声を掛けましょう。

　最初の1～2分間は遮らずに患者さんに話してもらうのがよいとよくいわれますが，この方法でも同様です。症状の始まりから来院するまでの一連の話をしている間は，原則として言葉を挟まないように心がけましょう。途中で割り込むと，患者さんも続きを話し忘れたり，こちらもその後の経過を聞くのを忘れたりしてしまうこともあります。

　open-ended question で聞くように教わったと思いますが，open-ended question を用いるのは最初だけで構いません。時系列に沿って一通りの話を聞いたら，focused question や closed question で肉付けしていきましょう。

　患者さんが「2日前から」と言っても，実はその1週間前からなんとなく調子が悪かった，なんてこともあります。症状の始まりが曖昧な場合には，「その前の日までは普段どおりだったのですね」のように，本当の症状の始まりがいつなのかを必ず確認しましょう。

2　問診スキル編

予診票があるとつい，書いてある内容を医師が読み上げてしまいがちですが，すると患者さんが話す機会を逸してしまい，重要な追加情報を見逃すことになりかねません。予診票があっても，症状の始まりを確認するにとどめ，患者さんに自分の言葉で話してもらうのがコツです。その際，予診票の記載を見て「○○の症状があったのはいつからですか？」のように聞いてしまうと，その症状よりも前に起こっていたことが聞けなくなってしまうので，限定しないようにしましょう。「具合が悪いのはいつからですか？」と真に open-ended question になるように気をつけましょう。

ハックポイント

☞ 初診外来の質問は，時系列を意識すると患者さんが話しやすくなり，医師も経過を把握しやすく，何よりカルテが書きやすい。

☞ 「具合が悪いのはいつからですか？」と尋ねるのが，症状の経過を効率的に把握するのに最適。

☞ 穏やかな態度と声のトーンで，患者さんが安心して話せる環境を作る。

☞ 医療面接の基本に従って，まずは患者さんに話す機会を提供し，必要に応じて追加の質問をする。

症状の持続期間・時系列を
手際よく聞き出す方法
「患者さんが高齢で病歴が取れません」

　内科外来で 85 歳の発熱症例を対応しています。発熱，咳嗽，喀痰，咽頭痛，頭痛，腰背部痛，体重減少があることまではわかりましたが，時系列を聞くのに，このペースだと 1 時間くらいかかりそうです。

［北野夕佳］

どんな診療ハックスキル？

　問診に時間がかかりそうなときは，semi-closed question で必要な情報を聴取する。

用意するもの・準備するもの

　特になし。

実際の方法

　問診〔病歴（history）〕が，臨床判断上で強力な武器であるのは，あらためていうまでもないと思います。上記のような高齢者ですと，鑑別疾患として「肺炎，結核，上気道炎，尿路感染症」，見逃したくないものとして「細菌性髄膜炎，椎体炎・椎間板炎」などが挙がると思います。検査技術の進んだ現代とはいえ，上記の鑑別をすべて一斉に評価することは困難です。

　すなわち，病歴でテスト前確率を上げる・下げることが強力な武器になります。ですが，高齢の患者さんなどに「いつから咳が出ますか？」と聞くと，「えっと，○○の法事の前だから，先週の水曜日？　いや違うな，金曜日？」「でもね，ヘルパーさんの日の次だったんですよ。手帳を見なくちゃ」と延々時間を取られて進みません。ここで「患者さんがうまく病歴を伝えられない人なので」と患者さん側の要因にしてしまい，問診をあきらめてしまう医師もいます。ですが，認知症がひどい場

2　問診スキル編　　27

合などではなくて，ただ少し話が冗長な高齢者なら，こちらがうまく聞き出せばかなりの情報を得られますし，そのことで鑑別も絞ることができます。臨床がスピードアップするコツをお伝えします。

　私がしているのは，以下です。「いつから咳が出ますか。この 2～3 日ですか，この 2～3 週間ですか，2～3 か月ですか。だいたいでいいですからね」と semi-closed question で聞きます。そのことで，患者さんも「3 日間か 5 日間かは正確じゃなくてもよくて，数日 or 数週 or 数か月という情報をこの医者は知りたいのだ」と理解してくれます。この聞き方で，情報がガンガン取れます。

　上記を駆使して問診したら，冒頭のサンプル症例で並列だった「発熱，咳嗽，喀痰，咽頭痛，頭痛，腰背部痛，体重減少」が一変し，「発熱・咳嗽・喀痰は数日，咽頭痛・頭痛は数か月，腰背部痛・体重減少は数年」の情報が得られました。まずは肺炎疑いで評価介入する方針でよさそうですね。

ハックポイント

☞「咳が出だしたのはいつからですか」ではっきりしないときは，「数日，数週間，数か月，数年のどれですか」と semi-closed question で聞く。

患者さんの話の腰を
上手に折ってみましょう

　私たちが患者さんから行う病歴聴取は，鑑別診断を除外するとともに，確定診断と重症度判断に必要な情報を集める作業ですから，それ以外の情報は不要です。しかし，患者さんが不満を感じる会話をすると，必要な情報を提供してもらえなくなるおそれがあります。患者さん側からすれば，「言いたいことは全部言えた」，医療者側からすれば，「必要な情報は全部収集できた」という病歴聴取が理想です。多忙な外来で時間を有効に使うためには，不必要と思われる患者さんの語りについては上手に話の腰を折って，次の話題に進むことが有用です。

[崎山　弘]

どんな診療ハックスキル?

● 効率的に病歴聴取する話術

用意するもの・準備するもの

　特になし。

実際の方法

　「いつからどのような症状がありましたか?」と病歴聴取を始めたときに，「1か月前から咳が続いています」など概ね1週間以上の病歴があるときは，時系列ではなく，さかのぼって話を聞き出します。「いまの時点で一番気になるのはどのような症状ですか?　その症状，昨日はどうでした?　2日前は?」こんな感じです。

　時系列で話を聞くと，食事やストレスなどの生活上の出来事と自分にみられた症状との間に時間的前後関係があることから因果関係があると思い込んで話を続けることがあります。いったん患者さんの主観による物語が完成してしまうと，その主張を覆す必要があったときに，患者さ

んが納得できる説明が求められ，診断の本筋とは異なるところで時間がかかってしまいます。

　「1か月前に家族で温泉旅行をして，その宿がちょっと古い旅館でかび臭い感じがしていたのですが，そこから帰って来てからずっと咳が続いているのです。そのあとも雨が降った日とか，片付けものをした日などに咳が出ました」などという話をずっと時系列に聴かされても，疾患特異的な症状や原因と関連のある出来事に言及するとは限りません。これを避けるために，最初の1分間ほどは何も遮ることなく話を語ってもらったあとで，「記憶が新しい最近のご様子から時間的にさかのぼるような形で症状を教えてください」と言って，時系列の物語は中断させましょう。

　主訴とは患者さんの訴えなのですが，患者さんの口から教科書にある疾患の三主徴がもれなく出てくることはありません。患者さんが時間をかけて語るのは，ご自身が最も困っている症状あるいは気になっている症状であり，疾患特異性のある症状には触れないことがあります。強い腹痛で夜間ほとんど眠れなかった4歳の子どもの親は，昨夜どれほどまでに子どもが苦しんでいたのか，親も対応に苦慮したのかを説明するのに時間をかけますが，下肢に直径5mm程度の発疹が数個あったことに気がついても，そこに痛みなどのつらさがなければまったく言及しないこともあります。実はIgA血管炎に特徴的な皮疹なのですが，親からみると些細な症状です。「腹痛が強くてよく眠れなかったことは理解できました。腹痛以外に何か気がついたことはありましたか？」と話題を変えましょう。

　特に発熱が長く続く子どもの場合，「一昨日の夜は39℃あって，昨日の朝はいったん36℃ぐらいに下がったけれど，朝食後に37℃，昼前には38.3℃，昼寝の前は38.8℃まで上がったので解熱剤を使って夕方は36.5℃まで下がったにもかかわらず寝る前はまた39.5℃でした」などの熱の細かい推移の情報は一般的には重要ではありません。このような状況になったら，「熱の上がり下がりが激しかったご様子ですが，昨日測ったなかで一番高い体温は何度でしたか？　一昨日は一番高いのは何度でしたか？　今日はここに来るまでで一番高い体温は何度ですか？」

と聞いて，その日の最高体温だけをカルテに書き込みます。そしてこのように伝えます。「本人のつらさや親から見て可哀そうに思えるという状況が理解できました。ただ，実はこの情報は病気の種類や重症度とはあまり関係がないのです。私たちの診断に役立つ情報は，その日の最高体温が何度だったかということと，何日熱が続いているかということなのです。必要であればまたあとで熱の様子について伺いますが，とりあえず次に熱以外の様子についてお伺いします」と言って，次の話題に移ります。

　診断に必要な情報を集めているということと，症状のつらさ，対応の苦労については理解しましたと伝えることで，一定の満足感を与えながら，診断に必要な情報に話題転換します。「もっと言いたいことがあったのに」という不満を残すことなく話題を変えることが「上手に話の腰を折る」テクニックです。

ハックポイント

　主訴や現病歴を聞くときに，手短に，正確に，かつ患者さんの満足が得られるような手段として，「話の腰を上手に折って聴取したいことへ適切に誘導する」方法が有用です。

2　問診スキル編　31

時系列に妥協してはならない
時系列を制するものは問診を制する

　問診にはさまざまな心得や技術が存在しますが，特に強調したいのは「病歴の映像化」です[1]。映像化とは，患者さんの体験したエピソードが目の前で映像として浮かび上がるほど詳細に情報を集めることです。そうして得られた病歴は，客観性が高まり，診断学的な示唆を漏れなく拾うことができるため，診断精度の向上や診断エラーを回避することにつながります。では，この「病歴の映像化」に必要な要素にはどんなものがあるでしょうか。

　たとえば，これから映画を撮影しようと考えたときに，必要なのはストーリーです。映像は突然空から降ってくるわけではなく，まずストーリーが必要になります。

　では，ストーリーの構成要素は何でしょうか。これにはテーマ（主訴），キャラクター（患者さん），セリフやアクションなどありますが，何よりその根底には「時系列」が存在しています。どんなに優れたキャラクターを作成し，セリフを細かく設定しても，時系列が正しくなければ，ストーリーとして成り立ちません。桃太郎が鬼退治をしてからサルやキジを仲間にしても，意味がわかりませんよね。また映画や小説では，この時系列をあえて誤認させることで（叙述トリック），大どんでん返しの名作を生みだすこともあります。つまり時系列はストーリー構成において重大な役割を担っているものの，目に見えないものであるがゆえに，意識しなければ誤認させられ，そのまま勘違いし続けることがあります。そして時系列を間違えればまったく違う映像，つまり病歴となってしまうため，診断を間違えるか，大きな遠回りをしてしまうのです。そのため，問診では時系列に妥協しない病歴聴取が重要であると考えます。

［勝倉真一・志水太郎］

どんな診療ハックスキル？

- 時系列を正しく把握できるように病歴を聴取する。
- 患者さんに協力してもらうことで正確かつ効率的に病歴を得る。

用意するもの・準備するもの

特になし。

実際の方法

　繰り返しになりますが，病歴における時系列の要素は超重要事項です。時系列の誤認によってまったく異なる診断や意思決定になることもあります。いくつか例を挙げていきます。転倒後に腰痛を訴える患者さんがいた場合に，直感的には転倒したから腰を痛めた，と考えたくなるところですが，実際には何かしら別の原因により腰が痛かったから歩行が安定せずに転倒した，というストーリーも考えられます。低 Na 血症と嘔吐で入院した患者さんも，低 Na 血症のせいで嘔吐したのか，何かしら別の原因により嘔吐したことで低 Na 血症になったのか，どちらの可能性もありうるため，やはり十分に病歴や経過を吟味する必要があります。また，薬剤の使用歴や使用順序を正確に確認していないことで，薬剤による副作用にいつまでも気がつけないこともあるでしょう。このように時系列の正しい把握は，診断の確定，診断エラーの回避，いずれにおいても非常に有効であることがわかります。

　では，どのようにして時系列を正しく把握すればよいのでしょうか。まず前提として，時系列の重要性に気づき，意識することが必要になります。冒頭で述べたように，時系列とは目に見えず意識しづらいものなので，時系列に注意しようというマインドセットをもつこと自体に効果があります。そして実際に問診する段階で重要なのは，患者さんにも時系列の重要性について理解してもらうことです。具体的には，問診の最初の時点で患者さんに時系列に沿って話をしてもらうようお願いをします。まったく症状や問題がなかったときを起点として，そこから起こったことを，できるだけ時系列に沿って順番に話してもらいたい旨を伝えるのです。外来という非日常的なセッティングでは不安や緊張が入り混

2　問診スキル編　33

じり，患者さんの発言内容も不安定になりがちです。そのため，このような前置きで会話のガイドをすることで，その後の問診がとてもスムーズになります。さらに時系列を意識して話してもらうことは，情報を受け取る医師側はもちろん，患者さんの頭の中も整理され，問診時間の短縮につながります。忙しい医療現場で患者さん1人にかけられる時間は限られているため，ある程度の効率性が求められるのも現実です。そのような観点からも，時系列を意識した問診は，会話が脱線したり右往左往したりすることを防ぎ，時間の節約もできる優れたテクニックなのです。

ハックポイント

☞ 正確な時系列の把握が正しい病歴と最終診断につながる。

☞ 時系列は目に見えないので，あらためて意識することが必要である。

参考文献
1）志水太郎：診断戦略―診断力向上のためのアートとサイエンス．pp83-119，医学書院，2014.

数値化できるものは
数値化して比較する
比較のカギは数値化と apple to apple にあり

　臨床は比較の連続です。臨床だけではなく，日常のほぼすべての場面において，人の意思決定や行動は比較のもとに成り立っています。それほどに重要な比較という行為ですが，どう比較するのがよいのか？まで意識している人は少ないのではないでしょうか。たとえば痛みで治療中の患者さんに痛みの程度を聞いたところ，昨日は「そこそこ痛い」，今日は「けっこう痛い」と答えました。しかしこれだけでは昨日と今日でどちらが痛かったのか判断できません。なぜなら「そこそこ」と「けっこう」という表現は極めて主観的であり，本人以外がその高低や優劣を決めることはできないのです。では，どのように答えてもらえばよいのでしょうか。
[勝倉真一・志水太郎]

どんな診療ハックスキル？

- 情報は客観性を高め比較可能にするために数字で表現する（数値化）。
- 比較は比較対象同士の前提や条件をそろえて行う（apple to apple）。

用意するもの・準備するもの

　特になし。

実際の方法

　物事を比較するときは，その情報が客観的であることが望ましく，特に数字として表現されるものでなければ正確な比較ができません。比較できないということは，正しい評価や意思決定が難しいということです。そのため，そもそも情報収集の段階で客観的なものを集めることは重要です。しかしながら，情報はすべて数字の形で存在しているわけではありません。たとえば「痛みの強さ」のような自覚症状は，そのままでは数字で表現できないものです。そのため，このような情報は意図的

に「数値化」する必要があります。

　一例として痛みの数値化手段として有名なものにNRS（numerical rating scale）があります。これは痛みの程度を「痛みがない状態を0，考えうる最大の痛みを10としたとき，現在の痛みは0〜10のどれくらいか」というスケールで表現するものです。昨日の痛みが「NRS 7」，今日の痛みは「NRS 4」であれば，今日のほうが痛みは改善していることになります。これなら主観的になりがちな自覚症状もそれなりの客観性をもって比較でき，治療効果の判定も可能となります。NRSに限らず，5段階評価で聞いてもよいですし，0〜100点で表現してもらっても間違いではありません。

　重要なのは，同じ患者さんの同じ現象を測定している限り，同じスケールを使って比較することです。たとえば昨日は痛みをNRS（0〜10）で答えてもらったのに，今日は「100点満点中何点か」と聞いても，スケールが違うので比較できません。昨日は「NRS 7」，今日は「78点」と言われても，これらを単純に比較できないことは感覚的にもわかるかと思います。このように，何かを比較するときは前提や条件をそろえることを「apple to apple」と呼びます。このりんごが甘いかどうかを評価するときは，りんご同士で比較しないと意味がない，ということです。反対に，前提や条件が異なる無意味な比較を「apple to orange」と呼びます。このりんごの甘さをオレンジと比較しても，このりんごの評価には適さないということです。

　この話は，自覚症状のスケールに限ったものではありません。たとえば炎症反応を例に挙げます。ある研修医Aが「この患者さんは炎症反応が低いので……」と評価したとしましょう。まず炎症が「低い」というのは主観的なので，このままでは評価ができず，具体的な数値が必要になります。では，この患者さんの炎症反応が「CRP 2.4 mg/dL」だったと仮定しましょう。発言者の研修医Aはこれを低いと考え経過観察しようとしましたが，指導医Bはすぐにそうとは考えませんでした。それはなぜでしょうか。そもそも炎症反応の数値は患者さんの状況によって解釈が変わります。この患者さんが元気な若者であればそこまで気になりませんが，免疫抑制状態の患者さんであれば油断はできない

と考えます。というのも，検査会社が設定している CRP の基準値は健常人を基準に作成しているため，基準値をそのまま使いたいなら「普段から健常な人」が解釈の対象でなければなりません。よって，仮にこれから CRP の高低を解釈したい患者さんが「普段から高度な免疫抑制状態で CRP が上昇しにくい」のであれば，検査会社の想定している健常人の前提条件とは異なっている，つまり apple to apple ではないので，単純に比較することができなくなります。このような考え方は CRP に限った話ではなく，すべての検査データに当てはまります。そのため，数字を単独でみて，それだけで物事を判断することは避けるべきなのです。

ハックポイント

☞ 主観的な情報では正しい比較や評価が難しい。

☞ 主観的な情報でも意図的に数値化することが可能である。

☞ 比較する前に前提条件が適切かどうか確かめる。

患者の「訴え」のほうが役に立つ！
身体所見にだまされない4つの診療ハック

身体所見は，臨床推論に欠かせない重要な情報源です。しかし実際の診察場面では，他覚所見よりも患者自身の訴えが病態をより正確に反映していると感じることが多々あります。特に開口障害，関節炎，浮腫，しびれといった症状については，患者の訴えを重視することで診断の精度が向上します。本項では，現場で役立つ「"患者の訴え重視"の聞いたほうが100倍速く正確な診療ハック」について具体的に解説します。

［岸田直樹］

どんな診療ハックスキル？

患者の訴えを優先し，身体所見の限界を補う診療スキルです。患者の自己認識に基づく「感覚」を重視することで，身体所見で見逃されがちな徴候とともに，うまく取りにくく身体所見で陽性と勘違いしてしまいがちなものを的確に評価します。身体所見の質がまだ高くはない，研修医など初学者に有用なスキルです。

用意するもの・準備するもの

特に必要なものはありません。大切なことは，自分の身体所見の限界を常にしっかり把握できているか？　ということでもあります。

実際の方法

◉──開口障害

通常，医師は患者に「口を大きく開けてください」と指示し，2横指入らなければ開口障害と判断しますが，これは体格や口のサイズにより偽陽性・偽陰性のリスクがあります。

診察では，患者に「いつもと比べて口が開けにくいですか？」と聞くだけでOK！「いつもと比べて開けにくい」という場合は開口障害陽

性と取りましょう。

　身長や体格が小さい成人ではもともと口を大きく開けられない場合が多く，偽陽性を防ぐのに役立ちます。よくよく聞くと，「もともとお寿司がギリギリです」とか，「歯科治療の際に，もっとちゃんと口を開けてくださいと怒られるんです」という方が一定数いらっしゃいます。また，この質問は，もともと口が大きい方での偽陰性も防げます。

　こうした患者の訴えを重視することで，過剰な検査や不必要な治療を避けることができます（例：咽頭痛の患者で開口障害ありとして，扁桃周囲膿瘍を確認するため造影CTをしたが，いつも口が大きく開かない人だった）。

●────関節炎

　関節の発赤，熱感，腫脹，疼痛がある場合，関節炎が疑われますが，診察上は特に熱感や腫脹の有無が難しいことがあります。また，関節炎にはなっていなくても，関節痛がある場合は少なくありません。

　患者に「いつもと比べて関節が腫れている感じがありますか？」と直接尋ね，「腫れている」という場合は，関節炎としてアプローチするのがよいでしょう。関節炎まできたしているか？　で大きく鑑別が変わります。このアプローチにより，発見しづらい軽度の関節炎の診断につながります。

●────浮腫

　浮腫は身体所見で診断されることが一般的ですが，初期の浮腫は見逃されやすいです。患者が「普段より足や手がむくんでいる」と感じる場合，診察ではっきりしなくても，浮腫があるとみなしたほうが正確な診断につながります。

　実際，浮腫のつらさは患者の日常生活に顕著に表れ，たとえば「靴がきつくなった」「指輪が外れにくくなった」などの訴えがあれば，見た目がわかりにくくても浮腫の存在を疑うべきです。たとえば，成人のパルボウイルス感染症の浮腫はわかりにくく，上記のような指輪のきつさの病歴が有用です。

2　問診スキル編　39

●────しびれ

　診察上，しびれの所見を正確に取るのは難しいことがあります。特に軽度のしびれや一時的なしびれは診察で検出するのが困難であるという認識をもつことが，まずは重要に思います。

　患者が「しびれている」と感じる部位については，診察で明確に感覚障害（の左右差など）が確認できなくても，しびれ陽性としてアプローチしましょう。「下手な（雑な）診察による偽陰性」が研修医では多発します。

＊

　上記ハックをかっこよく述べていますが，すべて私が経験し，患者さんから怒られたことがある切り口なのです。「この手首，腫れてますね」と言ったところ「私の手はいつもこのくらいの太さです！」とか，「ホントにむくんでいますかねぇ」と言ったところ「私はむくんでいてつらいんです！」と言われたことがあります。これはすべて私の身体所見のスキルが未熟であるだけなのですが，未熟ゆえに生まれたハックだともいえます。髄膜炎を疑う身体所見の neck flexion test も，顎が胸につくかではなく，「いつもと比べて首を曲げにくいですか？」のほうが有用に感じます。

ハックポイント

☞ 他覚所見に頼らず，患者の訴えに耳を傾けることが診療精度の向上につながる。

☞ 開口障害，関節炎，浮腫，しびれの症状では，患者の訴えを重視することで，より正確な評価が可能になる。

☞ 患者の訴えと身体所見を上手に組み合わせ，偽陽性・偽陰性を減らし，無駄な検査や治療を避けることができる。

☞ 上記以外にも，基本的に診断推論は，病歴でほぼほぼ片がついていることを，身体所見や検査で再確認しているだけのことが多い，という事実に気がつくことも重要です。

参考文献
1）岸田直樹：誰も教えてくれなかった「風邪」の診かた―感染症診療 12 の戦略，第 2 版．医学書院，2019.

腹がにやにや？
頭がしんしん？
医療方言は難しい！

　医師不足地域の支援で津軽や信州の病院に派遣されて活動した際に，津軽では「腹がにやにやする」（＝お腹がしくしく痛い），信州では「頭がしんしんする」（＝鈍い頭痛がある）と言われて，おいおい，これってどんな感じなの？　と思った記憶があります。実臨床におけるコミュニケーションの重要性は理解していますが，同じ日本語のはずが言葉の壁にぶつかり，思わぬエラーにつながる可能性もあります。「おしょくじけん」は「汚職事件」にも「お食事券」にもなりうるわけで，シチュエーションで意味が変わります。ましてや，**方言は微妙なニュアンスがあるだけに地域性や文化への理解も必要です**。津軽の病院で「先生さ，たんげまいね」と言われて，ポカンとなることもありました。

　本ハックでは，医師不足地域への医師派遣の経験から，医療にも方言があること，方言を学ぶことの大切さを伝えます。震災などで地域の力になろうと果敢に赴く方がおられますが，ぜひ方言も理解しようという熱意ももって，支援に出かけてほしいのです。現地の文化や言語，すなわち方言も意識して被災者支援にあたってほしいと思います。方言は地方によって異なりますが，今回は津軽弁と信州弁に絞って，地域医療での方言の一端を考えてみましょう。　　　　　　　　　　　［横江正道］

どんな診療ハックスキル？

　同じ日本であっても，地域特有の症状や病気の表現，医療用語があることを理解するハックです。

　もちろん，津軽弁や信州弁も日本語ですから，なんとか無理やり理解しようとトライすることはできますが，自分流に解釈しようとすると時に痛い目に合います。悪気はないとしても，結果として患者さんとの間に齟齬がないようにしたいものです。そんなときこそ，コーチングでいうところのゼロポジションに立つ必要があるのかもしれません。では，

2　問診スキル編　　**41**

方言の実例をみていきましょう（お断り：あくまで筆者が見聞きした言葉，表現ですので，現地の方でちょっと違うぞ，という意見はどうかご容赦願います）。

用意するもの・準備するもの

　方言を理解しようとする心構え。最近は方言翻訳アプリやツール[1] があります。

実際の方法

●──津軽弁（表1）

　「け」だけで，①痒い，②ください，③食べろ，の3つの意味があります[2]。「か（ゆ）い」→「け」，「くれ」→「け」，「くえ」→「け」，なのでしょうか。とにかく言葉が短くなります。一方で，痛いには3つの使い分けがあり，①「いで」（押して痛い），②「やむ」（歯痛など内側からの鈍痛），③「にやにやす」（腹がシクシク痛い）があります。

　青森の地元の人は，子どもがうずくまっていたら「イデノガ？　ヤムノガ？　ドッチャ？」（ぶつけて痛いの？　それともおなかが痛いの？　どっち？）と声をかけるそうです。患者さんが「いだぐね。やむんだ」と言ったら②のやむなので，「痛む」と「病む」を使い分けていることになります。そもそも使われる単語が違う場合もあります。「どんずあな，け」[3] は，「肛門周囲がかゆい」になります。「どんずあな」がわからないと，もはやどん詰まりです。

　「わがんね」はわかりそうでわからない方言で，「寒ぐでワガンネ」は「寒くてだめだ。寒くて仕方ない」の意味であって，「寒くてわからない」ではないのです。もう，わがんね……ですね。個人的には意味を想像すらできない，「グダラドなる」（筋弛緩する），「アズマシグネ」（身体に違和感がある），「グシラメグ」（気だるい，気分がすぐれない），「グシャラメグ」（感冒の鼻炎で鼻がぐずぐずする），「タンヘルモノケ」（たんを入れるものをください）といった表現もあります。

表 1 | 津軽弁（一部）

	言葉	意味
グ	グシャラメグ（動詞）	感冒などで鼻炎を起こし，鼻がグズグズする
	グシラメグ（形容詞）	気だるい，気分がすぐれない
	グズメグ（動詞）	自分の意に満たないとき，独り言にも似たような，大部分は口の中だけでブツブツ言うこと
	グダメグ（動詞）	くどくどと不平不満を言う，おしゃべりをする
	グダラどなる（動詞）	筋弛緩する
	グヤメグ（形容詞）	どことなく体の具合が悪く，体がしゃっきりしない
ケ	ケ	痒い（形容詞）／ください（動詞）／食べろ（動詞）
	ケス（動詞）	嘔吐する
	ケツケル（名詞）	後ろ向き
	ケツタブ（名詞）	尻の垂れ下がった肉の部
	ケツマゲル（動詞）	つまずく，のめる
	ケツメグ（動詞）	つまずく
	ケネ（形容詞）	弱い
	ケペ（名詞）	小児男子性器
	ケヤグ（名詞）	友達
	ケリ（名詞）	靴

（石戸谷忻一：医療用津軽のことば，p9，1997 より作成）

例文 1「ぼんのごからへがいで」

　「お盆の頃から背中が痛い」かと思いますよね。ですが，「首の後ろから背中が痛い」になります。「ぼんのご」は首の後ろで，盆の頃ではないのです。

例文 2「ひんじゃかぶやめでやめで。ズガズガって眠れないのさ」

　「膝が痛くて痛くて。ズキズキして眠れないのさ」になります。

例文 3「診察ベッドにくたばりへ」（誤用）

　「のたばる」（腹ばいになる）と「くたばる」（死ぬ）という 2 つの言

葉を取り違えた医師が，覚えたての津軽弁を使ってみたら，「死にたくないから病院に来たのに」と患者さんが怒って帰ってしまった，なんて話もあります。1字違いで縁起でもない言葉になってしまうことがあります。言葉って難しいですね。

◉───信州弁

「胸がワクワクする」（胸が気持ち悪い），「足がすびた」（足のむくみがとれた），「おつくべができない」（正座ができない），「ずくない」（元気がない），「体がごしたい」（からだがしんどい）などの方言があり，なかなか信州弁も手ごわいものです。

*

ポイントは，やはり英単語と同じく，きちんと単語から勉強しなくてはいけません。

ハックポイント

☞ 方言は，その土地で暮らす人たちの生の言葉，生活で用いられている言葉です。今回は津軽弁と信州弁を取り上げましたが，日本の地域にはさまざまな方言があり，言葉のニュアンスをとらえたとしても，患者さんの意図するところと違う可能性もあります。

☞ 被災地で活動したいという熱意があっても，言葉が通じなければ診療がスムーズにいかないため，地域によって特有の症状や病気の表現があることを理解しておきましょう。

参考文献
1) 弘大×AI×津軽弁プロジェクト．〈http://tgrb.jp/research.html（最終アクセス2025年3月）〉
2) 石戸谷欣一：医療用津軽のことば．1997．（非売品，弘前大学図書館所蔵）
3) 中野創：「どんずあな，け」．臨床皮膚科 61（5）：103, 2007．

体重変化を見極める方法

「体重が増えたと思うのだけど，いつからかわからない」「なんとなく自然に」とお話しになる方は多いです。ベルトなどで体重変化を確認する方法もありますが，患者さんのスマートフォンを見せてもらうと……。

[白石裕子]

どんな診療ハックスキル？

探偵気分で，体重変化がわかるものを捜索します。

用意するもの・準備するもの

● スマートフォン

実際の方法

「1年前はどうでしたか？ お正月は？ お盆の頃は？」と，この1年の動向を聞きます。「数年来は変わっていない」となると，高校に入る頃と卒業する頃，30歳くらい，お子さんのいる方では1人目のお子さんが誕生した頃，退職した頃など，ライフイベントに合わせて，だいたいどのくらいの体重だったかを聞き出します。この2年以内くらいの急激な変化の場合は運転免許証やマイナンバーカードなどの写真を確認するのが効果的でしたが，最近はスマートフォンの中に近影を数年分持ち歩いておられる方も多く，確認しやすくなりました。

ハックポイント

☞ スマホアルバムで一目瞭然。

うつ病の診断基準の確認は，
小分けにして後ろから聞く

身体症状を訴えて受診し，病歴や身体所見，検査所見でも明らかな異常を認めない場合，うつ病の存在を確認するのはプライマリ・ケアの定石です。その診断に用いられる DSM-5-TR の診断基準では，抑うつ気分については，「ほとんど 1 日中，ほとんど毎日の抑うつ気分」が 2 週間続くことが条件になっていますが，この基準どおりに患者さんに尋ねても，正しい答えが返ってこないことがあります。　　　　　［前野哲博］

どんな診療ハックスキル？

うつ病の診断基準を効率よく，間違いなく確認する方法。

用意するもの・準備するもの

特になし。

実際の方法

DSM-5-TR でうつ病を診断するうえで必須の質問に，以下の 2 つがあります[1]。

①その人自身の言葉（例：悲しみ，空虚感，または絶望を感じる）か，他者の観察（例：涙を流しているように見える）によって示される，ほとんど 1 日中，ほとんど毎日の抑うつ気分

②ほとんど 1 日中，ほとんど毎日の，すべて，またはほとんどすべての活動における興味または喜びの著しい減退

いずれも「ほとんど 1 日中，ほとんど毎日の」という言葉が付いており，また症状が 2 週間以上続いていることも条件になっています。ところが，診断基準どおりの言葉の順番で「ここ 2 週間以上，毎日のようにほとんど 1 日中，気分が沈んで落ち込んだり，憂うつな気持ちになったりしますか？」と尋ねても，多くの患者さんは最後の部分だけ

が耳に残っていて，その部分に対して「はい」「いいえ」と返事をすることがあります。もちろん，普通の人でも日によって気分が落ち込むことはよくあることですので，これが**「1日中，毎日，2週間以上」続いているかどうかを確認する**ことは，うつ病の診断基準としての「抑うつ気分」の存在を判断するうえで必須です。

　そこで，私が用いているのは，**診断基準を小分けにして，1つずつ後ろから聞いていく**方法です。具体的には「気分が沈んで落ち込んだり，憂うつな気持ちになったりしますか」と尋ねて，患者さんが「はい」と答えたら，「それは毎日ありますか」→「はい」，「それは1日中ですか」→「はい」，「それは2週間以上続いていますか」と順に聞いていき，最後まですべて「はい」であれば，抑うつ気分ありと判断します。もちろん，途中で「いいえ」と答えた場合は，そこで質問終了です。

　私のプライマリ・ケアにおける経験では，最初の質問で「はい」であっても，最後まで「はい」と答える人は半分に満たない印象をもっています。このように質問することで，より効率よく，かつ間違いなく，診断基準でいうところの抑うつ気分や興味または喜びの喪失の確認ができます。

　うつ病の診断基準では，ほかの項目にも「ほとんど毎日」という条件が入っていますから，こちらの確認にも同じ方法が使えます。実際聞いてみると，不眠を訴えていても，眠れないのは週に3日程度だったり，集中力の減退があっても仕事が立て込んだ時期だけだったりなど，「ほとんど毎日」でないこともよくあります。このように小分けにして尋ねることは，症状の正確な把握にも役立つと思いますので，ぜひ使ってみてください。

ハックポイント

☞ うつ病の診断基準は，小分けにして後ろから1つずつ聞く。

☞ 「1日中，毎日，2週間以上」をしっかり確認することで，精神症状を正確に評価する。

参考文献

1) American Psychiatric Association. 2022／髙橋三郎，他（監訳）：DSM-5-TR 精神疾患の分類と診断の手引．pp96-97，医学書院，2023.

2　問診スキル編　47

持続的な症状を確認するときは
「症状がなかった時間」がないか聞く

　患者さんの訴える症状が連続性か，断続性かを確認することは，鑑別診断を考えるうえで非常に重要な情報です。ただ，患者さんに「その症状はずっと続いていましたか？」と聞いて「はい」と答えたにもかかわらず，よくよく聞いてみると，実際には断続性の症状だった，ということもよく経験します。そこでお勧めなのがこの方法です。　　［前野哲博］

どんな診療ハックスキル？

　「症状がなかった時間はありましたか？」と聞く。

用意するもの・準備するもの

　特になし。

実際の方法

　症状が持続的か，断続的かを確認することは，鑑別診断を考えるうえで重要です。断続的な症状であれば，可逆的な病因が考えられるため，（ケースバイケースではありますが）一般に悪性腫瘍や感染症，変性疾患などは考えにくく，安心して経過観察ができる可能性が高くなります。

　外来などで問診を行う際には，症状が持続性かどうかはきちんと確認していると思うのですが，実際には断続性であっても，「ずっと症状がある」と答える患者さんは多いように思います。たとえば，以前私が経験したケースでは，「3日前からずっと頭が痛い」と訴えて受診した患者さんによく話を聴くと，症状は2秒の右後頭部痛が5回だけだった，ということがありました。この患者さんは，3日前に仕事中に2回，昨日は出勤中と昼休みに1回，今日は朝仕事中に1回ピリッとする痛みを自覚して，それを「ずっと痛い」という言葉で表現していたわけで

す。これは決して患者さんが意図的に嘘を言っているわけではなく，症状が出現するのは時々でも，日常生活の中で，何度もつらい症状を自覚せざるをえない状況は「ずっと続いている」からなんでしょうね。

　そこで，病歴を確認するために私がよく用いているのは**「症状がなかった時間はありましたか？」**という質問です。本当に持続的であれば，この質問に対する答えは「いいえ」であるはずです。もしこれが「はい」であれば，症状がある時間とない時間がある，すなわち持続性ではないということですから，次に「一度症状が始まるとどれくらい続きますか」「そのエピソードはどれくらいに1回ありますか」「どんなときに症状が出現（消失）しますか」と質問を続けていって，症状の経過の全体像を明らかにしていきます。もし「症状がなかった時間はあるが，始まりと終わりははっきり言えない」場合は，「気がつくと症状があるが，何かほかのことに集中していると忘れている」状態である可能性が高く，MUS（medically unexplained symptoms）でよくみられる病歴です。

　このように，患者さんが持続的な症状を訴えてきた場合は，「ずっと続くか」という質問に加えて「症状がない時間はあるか」という「ウラをとる」質問を必ずセットで聞くことにより，病歴をより正確に評価することができます。患者さんは，症状を自覚している時間に意識が向いていることが多いので，**症状がない時間に意識を向ける質問を投げかけることで，病歴の「輪郭」をより明確に描き出す**ことができますので，ぜひ使ってみてください。

ハックポイント

☞ 持続的な症状を訴える患者には「症状がなかった時間はありましたか？」と聞く。

☞ 「いいえ」であれば持続的症状。「はい」であれば，持続時間，頻度，寛解増悪因子などを確認して，症状の経過を明らかにする。

2　問診スキル編 | 49

生活習慣を正確に把握するために，少し高めのボールを投げてみる

食事，運動，飲酒や喫煙などの生活習慣を確認する場合，患者さんは少し「盛って」答えることがよくあります。たとえば，飲酒量を尋ねた場合，患者さんから「普段は 2 合くらいですかねえ。まあ，たまに 3 合飲むこともありますが……」という答えが返ってきたときは，たいていの場合「ほとんど 3 合，たまに 2 合」と思ったほうがよいと思います。患者さんの心理としては，医師の前では，後ろめたいことは少しでも控えめに言いたいもの。こちらが正確な情報を得るためには，どのような言葉をかけたらよいでしょうか。

[前野哲博]

どんな診療ハックスキル？

生活習慣を尋ねる際に，あえて悪い数値を投げかけてみる。

用意するもの・準備するもの

特になし。

実際の方法

生活習慣について，患者さんが正直に答えることをためらうのは，患者さんの心の中に「医師から期待されているよい生活習慣」のイメージがあり，それと現実のギャップがある場合に後ろめたさを感じてしまうからではないかと思います。そのため，正直に話すと怒られるのではないか，心証を損ねるとよく診てもらえないのではないか，先生をがっかりさせるのは申し訳ない……といった心理が働き，つい答えを「盛って」しまう，ということになりかねません。

患者さんに正直に答えてもらうためには，患者さんが「医師が期待している（＝守らないと医師が気を悪くする）」と感じてしまう「圧」を，意識的に下げる必要があります。そのために有効なのが，**「こちらから，**

あえて悪い数値を投げかけてみる」という方法です。たとえば，飲酒量を尋ねるときは「多いときで1日5合以上飲む日はありませんか」と，あえて大きめの数字をぶつけます。そうすると，患者さんは少しほっとした表情を浮かべながら「いえ，そんなには飲みませんよ。多くても3合くらいです」と，比較的正直に答えてくれます。同じように，「間食するのは毎日ですか」「たばこ1箱を1日で全部吸ってしまう日も多いですか」のように聞くと，「いいえ，間食は週に3日くらいです」「いいえ，多くても1日10本くらいです」のように，患者さんが罪悪感を抱くことなく，正直に生活習慣を答えてもらうことができます。ちなみにこの方法は，服薬状況を確認するときにも使えますので，ぜひ試してみてください。

ハックポイント

☞ 生活習慣を正しく把握するために，あえて悪い数値を投げかけてみる。

☞ 患者は，その悪い数値を否定する形で，自分の生活習慣について正直に話してくれることが多い。

2 問診スキル編 51

女性患者に「妊娠の可能性は？」
とは決して尋ねないこと

　私が勤務先で定期的に行っている診察に関する講義シリーズでは，20年以上前から口を酸っぱくしてこれを伝えているが，私の影響力の及ぶ範囲など所詮知れているので，巷では依然カルテに患者による妊娠可能性の否定が記載されているのを垣間見る。わが国において約半世紀前まで若い女性の性行動の自由化が広まっていない時期に，性行為の有無をダイレクトに尋ねることが憚られていたことは想像に難くないが，「性交なくして妊娠なし」は数少ない真理の1つであるので，妊娠可能年齢女性において性行為の有無について適切な記載のないカルテは，妊娠の可能性がまったく否定できていない。　　　　　[酒見英太]

どんな診療ハックスキル？

　「実際の方法」に示す病歴聴取とカルテへの記載。

用意するもの・準備するもの

● プライバシーが確保された診察室

実際の方法

　❶最終月経はいつであったか，❷その月経はタイミング，経血量，出血パターンともいつもどおりであったか（すなわち，それが最終**正常**月経であったかどうか），いつもどおりでなければ，その前の最終正常月経はいつであったか，❸確認できた最終正常月経があってから1回でも性行為があったかを尋ね，❸にイエスならどんな避妊対策をしていても妊娠している可能性は常にあると判断する。

　ここでは❸について患者からいかに正確な（＝**正直な**）返答を引き出せるかが肝であるため，以下のポイントが極めて重要になる。すなわち，①患者が中学生以上であれば「もう正確に症状をお話しになれるで

しょうから」と付き添いにはいったん診察室の外で待ってもらうこと（医師が男性なら，この段階から女性スタッフに立ち会ってもらうのが無難），②医療者側のプロフェッショナルな態度（患者の目を見て誠実に話す）をくずさないこと，③正確な回答の医学的重要性についてわかりやすく説明すること，④患者が若く羞恥を感じているようであれば，ボーイフレンド（彼氏）の有無，（EB ウイルスのような唾液で感染する疾患を引き合いに出しつつ）キスの有無など，比較的答えやすい質問から入るなどの工夫をすること。

ハックポイント

月経歴，性交歴については❶〜❸の 3 段階で可能な限り正確な情報を引き出すことを習慣化してほしい。これを尽くさずして「女性を見たら妊娠を疑え」などという荒っぽい常套句に従って妊娠可能年齢女性（ならば 13〜53 歳?）全員に妊娠反応検査をオーダーするようなことは避けてほしい。

2 問診スキル編 | 53

定期受診している高齢者の
認知機能の低下を見破る方法

　慢性疾患で定期受診している方の診療は，特に忙しい外来診療のなかではあっさり済ませてしまうことが少なからずあります。そしてあるとき家族から相談されて「あっ！」となることがあります。特にアルツハイマー型認知症の場合はうまく取り繕われることがあるので要注意です。　　　　　　　　　　　　　　　　　　　　　　　　　　　　［雨森正記］

どんな診療ハックスキル？

- ちょっと考えさせる質問をする。
- ほかの人からの情報も集めるようにする。

用意するもの・準備するもの

　特になし。

実際の方法

◉──「最近，家でどうしてるの？　何してるの？」とまず伺う

▼回答例①「テレビの守りをしているの」

　家ですることがなくてテレビを見ているというのは危険な徴候です。「どんなテレビを見ているの？」と続けて，答えられないようなら次の段階の検査を考慮します。

▼回答例②「畑をしてる」

　地方では多い答えと思います。必ず続けて「何を作ってるの？」と伺います。野菜の名前をちゃんと挙げてくれたら OK です。しかし「いろいろ」と言われるときがあります。これは取り繕いの可能性が高い回答です。「"いろいろ"という野菜があるの？」などと言って，一発笑いをとってから続けて伺うようにしています。

▼回答例③「草むしり」

　これも地方では多い答えと思います。草むしりをしている方は必ず日焼けをしているはずです。顔や後頚部が日焼けしていない場合は，取り繕いの可能性が高くなります。ただし草むしりしかしていない場合や，草むしりといって野菜までむしっている場合もありますので，怪しい場合は家族に確認する必要があります。

●───ほかの医療スタッフからの情報

　よくあることですが，「受付・会計時の様子がおかしい。以前と違う」ということは事務員さんからの情報として大切です。また院内での様子を見た看護師さんから情報があることも少なくありません。

●───家族，近所からの情報

　家庭医の外来では，家族丸ごと受診されていることも少なくありません。家族の仲が悪くなかったら，家族が受診したときに「○○さん，いつも診ているんだけど，家ではどうですか？」と，ひと言伺うようにしています。また長年の付き合いだと「誰と仲良し？」と伺って，交友関係から探ることもあります。

　ただし，あくまで個人情報なので，慎重に伺う必要はあります。

ハックポイント

☞ 漫然と診療していたらだまされる。
☞ 面白おかしく質問して見破る。

慢性疾患患者の定期外来を
飽きさせない＆
飽きないための方法

　高血圧症，糖尿病などの慢性疾患，生活習慣病で定期的に受診していただく必要のある患者さんは多いです。漫然と診察して薬を出しているだけでは自分が面白くないだけでなく，患者さんも面白いと思っているはずがありません。ましてや「説教外来」になると受診するのも嫌になっても仕方がないのではないでしょうか。受診してよかったと，少しでも満足してもらえるように心がけていることがあります。

[雨森正記]

どんな診療ハックスキル？

- 1回くらい笑わせて帰す。
- いつもニコニコを心がける。

用意するもの・準備するもの

　特になし。

実際の方法

◎———笑わせる定番のネタを用意しておく

▼体重測定時

　定期受診患者には必ず体重を測定してもらっています。夏痩せする人，夏肥えする人，冬場に増える人，それぞれのパターンがあり，例年から逸脱していると何らかの疾患を考える必要があるからです。

　「体重計さんがお待ちです」「大金は出して測ってください」などと面白おかしく勧めます。

▼よう焼けて

　地方では農作業などで夏場に日焼けしている方が多いです。常連のマダムたちとは，

「いやー，よう焼けて」

「そんなん見んといて」

「あんたが白い手で来たら，そのほうが怖いわ。元気に気張れている証拠」というのが定番です。

▼血糖さん

自己血糖を測定している方には，

「この日はなんか血糖が高かったけど，思い当たることありますか？」

「いやー，アイスがおいしかったので食べたんよ」

「血糖さんて，正直やからねえ」という感じです。

◉──いつもニコニコ

診察室に入ったら，いつもニコニコするように心がけています。医師が不機嫌だったら患者さんがいい気分になるはずがありません。診察室に入ったら桂文枝さんのように「いらっしゃ～い」という感じで迎えます。

◉──いろいろな情報を集める

町の広報，地方新聞，文化祭，お祭りなどにいつも目を配り，知っている人が出ていないかチェックしています。患者さん本人や家族が出ていたら次の診察のときにそれとなく話題にします。自分や家族のことを話題にしてもらえるのは嬉しいものです。そこからまた新たな情報が得られて，外来が楽しくなるものです。

ハックポイント

☞ 自分も楽しいと思える外来診療にする。

☞ また来たくなるような診療を心がける。

2　問診スキル編　57

誕生日を一緒に
お祝いできる外来に！
birthday health check

　誕生日は等しくどの患者さんにも1年に1回やってきます。そしてプライマリ・ケア医の外来診療にも1年に1回チェックしておきたい合併症評価や予防医療のスクリーニング項目があります。誕生日を目印に年に1回の health check をすれば，もれなく患者さんとお誕生日のお祝いもできてしまう，そんな便利なスキルです。　　　　［三澤美和］

どんな診療ハックスキル？

　birthday health check として，年に1回のスクリーニングを提案しよう。ついでに「お誕生日ですね，おめでとうございます」と伝えれば，みんな喜んでくれるはず。

用意するもの・準備するもの

　特になし。

実際の方法

　患者さんの誕生日をカルテのプロブレムリストの続きに記載しておきます。そうすればいつも意識することができ，「あ，次の受診は誕生日に近いな」と思ったときに「もうすぐお誕生日ですね，今年も年に1回の健康チェックをしましょうか」とお話しできます。

　検査を終えた次の受診日には「お誕生日おめでとうございました！」と声をかけることができ，「先生，もうめでたくないで」と笑いあうこともできます。

　図1にカルテの例を示します。予防医療の観点からエビデンスのあるスクリーニング項目は，亀田総合病院総合内科・家庭医診療科のページが役立ちます〈https://www.kameda.com/pr/health/ForHealth202408.pdf（最終アクセス2025年3月）〉。

プロブレムリスト
#1）高血圧
#2）2型糖尿病
#3）腰部脊柱管狭窄症
#4）高齢独居

誕生日3月24日
家族：妻と二人暮らし，子・孫は他府県
ADL 自立，IADL 自立
仕事：畑の野菜を市場に出す
趣味：阪神タイガースの応援

birthday health check
・上部消化管内視鏡：4/6　慢性胃炎
・便潜血：4/6　−/−
・腹部エコー：4/6　脂肪肝

・喫煙歴なし
・帯状疱疹ワクチン未
・インフルエンザワクチン済
・肺炎球菌ワクチン：65歳済

糖尿病合併症評価
・眼科受診：2024.3　網膜症なし
・腎症：2024.3　ACR 28 mg/Cr
・神経障害自覚症状−　便秘−
・フットケア：2024.04　爪白癬
・歯科受診：2023.12
・大血管スタチン済

図1 | **70歳男性のカルテ（例）**

ハックポイント

☞年に1回のチェックを忘れないようにしながら，どの患者さんに対しても毎年誕生日をお祝いできるなんて，素敵だと思いませんか。

2　問診スキル編　59

手から伝える温かさ
高齢者に触れる

　外来診療で「触れる」ことを意識したことはありますか？「触れる」ケアは主に看護領域ですでに研究されており，皮膚に触れることでオキシトシンなどの分泌を通して人の不安感を軽減したり，リラックス効果をもたらしたりすることがわかっています。特に高齢者の場合，「処方薬で治癒させる」疾患は減り，痛みや老いとの付き合い，認知機能の変化など根本的な解決は難しい問題が増えてきます。私たち医療者はhealing の役割も担っていますが，具体的にどんなことができるのか？　その 1 つのスキルとして提案します。　　　　　　　［三澤美和］

どんな診療ハックスキル？

　高齢の方が来院されたら，手や肩に優しく触れよう。

用意するもの・準備するもの

- 温めた手

実際の方法

　「触れる」スキルに方法論はあるのでしょうか？　気持ちよさを感じる触れ方として，1 秒に 5 cm ほどのゆっくりしたスピードで最もリラックス効果が得られることが報告されています。また副交感神経系のリラックス効果を引き出すには，触れる圧力が 400〜800 g ぐらいが適切ともいわれています。さらには触れるケアでリラックス効果が高いのは，肩と手背であるとも。このような研究をする人がいるんですね。私はスピードや圧力まで考えて触れているわけではありませんが，特に高齢の方では目線の高さを合わせ，手をさすったり握ったりしながら「いかがお過ごしでしたか？」「体調はどうですか？」と聞きます。手が冷たいな，握り返してくれる力があるな，などの情報も得られますし，何

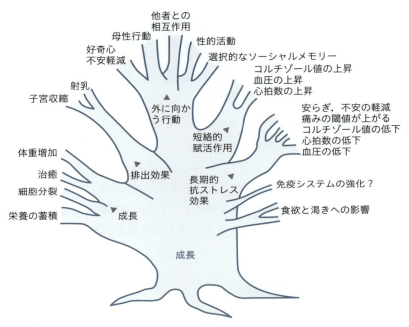

図1│オキシトシンの木
(シャスティン・ウヴネーズ・モベリ：オキシトシン—私たちのからだがつくる安らぎの物質．晶文社，2008より)

より心のつながりを感じることができます。非言語的なケアも自然とできることで、診療の質はぐっと上がるはずです。

　オキシトシンの木、というものがあります（図1）。触れることで皮膚を通じて分泌が促され、さまざまな効果が生まれているようです。「触れる」も奥深いですね。ぜひ実践してください。

ハックポイント

☞ 触れることも診察やケアの一部。手を温めて患者さんに触れてみよう。

参考文献
1) 山本裕子：触れるケアの効果．千里金蘭大学紀要 11：77-85, 2014.
2) シャスティン・ウヴネーズ・モベリ（著），瀬尾智子，他（訳）：オキシトシン—私たちのからだがつくる安らぎの物質．晶文社，2008.
3) 山口創：手の治癒力．pp74-77, 草思社，2012.
4) 山口創：皮膚感覚の不思議—「皮膚」と「心」の身体心理学．pp156-161, 講談社，2006.

"推し"は元気の源！
あなたの推しは何ですか？
推し活確認

　読者のあなたにはどんな"推し"がいますか？　患者さんには多くの場合，いわゆる「元気のもと」「生きがい」があります。患者中心の医療の方法でいうと，第2のコンポーネント，「その人の文脈」に入ってきますね。診察室は症状や薬の話だけをする場ではなく，患者さんが毎日生き生きと過ごせているのかを確認し，お互いを理解し合う場でもあると思います。信頼関係を築き，患者さんの笑顔を引き出す，「推しの問診」のスキルです。

［三澤美和］

どんな診療ハックスキル？

　診察のなかで患者さんの"推し"を聞いてみる。

用意するもの・準備するもの

● 笑顔

実際の方法

　関係性ができていない初診で聞くのは難しいかもしれませんが，問診の続きで引き出せることが多くあります。

　―趣味とかはまっている活動なんかはありますか？
　　「趣味といってもそうないよ。テレビ見てるくらいやね」
　―そうなんですね。テレビはどんな番組を見るのですか？
　　「野球ばっかりやな～」
　―高校野球ですか？　プロ野球？　私もよく見ますよ。
　　「阪神や！　去年は優勝して，おいしいビールが飲めたわ」

　この患者さんの"推し"は阪神タイガースなんですね。メモメモ。そして次回からはその患者さんを診察室に呼び込む前に，「昨日の試合結

果」は確認しておきます。「昨日勝ちましたね！」と声をかけると，患者さんは一気に笑顔になり，会話も弾みます。元気な会話ができるということは，その人が健康である 1 つの指標かと思います。

　高齢者だけではなく，推しの話は思春期の子などにもとても役に立ちます。最近の若者は「推し」といえばわかるので，「推しとかあるの？」と聞けば会話もはずみ，患者さんの状態や環境もわかります。

> 「Snow Man の○○くん！ 今度ライブに行くんです」（ライブ行くだけの元気が出てきたな〜）
> 「アニメの△△。この間その舞台になっている聖地といわれるところへ家族で遊びに行った」（家族関係はなかなかよさそう）

　自分の知らない“推し”を話してくれたときは，ぜひその場でパソコンやタブレットで一緒に確認しましょう。診察室で Snow Man の○○くんの映像をみられるとは思っていなかった思春期さんは，きっと笑顔をみせてくれるでしょう。ちなみに，筆者の推しはサッカー J1 リーグ，ガンバ大阪です。

ハックポイント

☞ 推しを知っておくことで，患者さんが診察室に来るのを楽しみにしてくれます。

☞ 病気以外の話を織り交ぜることは，患者さんの心を「とかす」スキルだと思います。

2　問診スキル編　63

慢性の症状で悩む人に，症状のことばかりを尋ねない

　身体症状症や MUS（medically unexplained symptoms）のマネジメントにおいては，患者が困っている症状の程度や変化を継続的に評価することは基本的なアプローチである。たとえば，症状日記を活用し，治療に伴う変化やストレス，生活習慣との関連を探る方法はよく用いられている。また，時折，器質的な原因や治療可能な病態が隠れていないかを再評価することも重要である。

　一方で，診療が毎回症状の話だけで終わってしまうことに，行き詰まりを感じることはないだろうか。患者は症状を「問題」だと考え，それを解消することを目的に受診を継続している。しかし，身体症状症や MUS では，症状の背景に複雑な心理社会的要因が絡んでおり，抑うつや不安が症状に影響していることもある。これらの症状は，複合的な背景の一部であり，氷山の一角ともいえるだろう。

　そこでもし，毎回「症状＝問題」という枠組みで患者と接し続けると，医師自身も患者と同じように症状に囚われてしまい，"沼"にはまるような状況に陥る可能性がある。

［井上真智子］

どんな診療ハックスキル？

　患者への質問を工夫して，症状だけに焦点を当てない会話を目指そう。

用意するもの・準備するもの

　特になし。

実際の方法

　身体症状症や MUS の治療目標は，症状が完全に消失することではなく，症状がいくらかあってもそれに囚われすぎず，患者が**創造的自己**

(creative self)[1] を取り戻し，前向きに生活を送れることである。患者は，症状の原因が特定され，それを治療すれば症状が消失し，問題が解決すると信じている。しかし経過の中で，医学的に原因が特定されないこと，また治療によって症状が速やかに改善しない現実に直面すると，多くの患者は落胆し，症状に囚われやすくなってしまう。

　症状に囚われることで**破局的思考**を抱くようになると知られている。特に慢性疼痛では，破局的思考が強いほど重症である[2]。Pain Catastrophizing Scale（PCS）は「反芻」「無力感」「拡大視」の3つの下位尺度によって構成されている[3]。診察時に毎回症状について繰り返し話し合うことは，反芻を強化し，無力感や拡大視を助長しかねない。

◉ーーー解決志向型ブリーフセラピー

　そこで，解決志向型ブリーフセラピーの手法を取り入れてみよう。このアプローチでは，問題そのものよりも解決（望む未来）に焦点を当てた質問を行い，患者が「どうなりたいのか」「どんな未来を望むのか」を考えることを促していく[4]。これにより患者は現在の枠組みから離れ，自分の強みや行動の可能性に目を向けるきっかけとなる。この変化は，反芻や無力感から無意識のうちに抜け出すための助けとなりうる。

【解決志向型ブリーフセラピーの質問例】

● ミラクルクエスチョン

　「今晩寝ている間に奇跡が起きて，あなたの問題がすべて解決したとしたら，明日の朝，最初にどんな違いに気づきますか？ 周りの人たちはどのように気づくと思いますか？」

　この質問に対して，「自然と笑顔になっている」「家族に明るく挨拶している」「体が軽くなり，元気に職場に向かっている」などという回答が返ってくるかもしれない。

● 例外探し

　「それ（問題が解決した状態）に少しでも近いことは，最近どんなときにありましたか？」

　「症状が少し和らいでいるときは（問題が起きているときと比較し

て）何がどんなふうに違っていましたか？」

● **スケーリング**

「望む状態が実現されてきた（安心/大丈夫）と思う状態を 10，その反対（症状が最悪だったとき）を 0 としたら，いまはいくつですか？」

「どのようにして，その数まで進んできたのでしょうか？」

「数字が 1 つ上がると何が違ってくるでしょうか？」

これらの質問を通して，患者は具体的に身体感覚や行動をイメージする。また「未来」を想起することによって，「希望」を生成することができるといわれている[4]。

◉──── ナラティブ診療

また，別の枠組みとして，ナラティブ・メディシンでは，医療面接を解決の場ではなく，患者の「語り」を通じて「意味」を紡ぐプロセスととらえている[5]。この語りは独立して存在しているものでなく，医師との対話の中で変化し，新たな転換が生じる可能性をもつものである。ナラティブ診療実践のための手法として conversations inviting change（CIC：変化を招く会話）が John Launer らによって紹介されている[5]。

● **模擬面接動画**（7:50〜 約 7 分間）〈https://www.youtube.com/watch?v=yRia3KlZ5mg（最終アクセス 2025 年 3 月）〉

「今日，この診察でどんなことを私に期待していますか？」

「あなた自身について，もう少し詳しく教えていただけますか？」

「症状と付き合ううえで，どういった対処法だったら役立つとご自分では思われますか？」

いくつかのこのような質問を通して，患者の症状や診療に対する姿勢が変わっていく様子を観ることができる。

> **ハックポイント**
>
> 　診療の会話そのものを治療としてとらえよう。質問の仕方を工夫することで，患者の内面に変化をもたらす可能性が広がる。尋ね方や受け止め方を試行錯誤しながら，患者が変化に気づくまでのプロセスを見守っていこう。

参考文献

1) Reeve J：Medical generalism, now! CRC press, 2023.
2) Sullivan MJL, et al：Theoretical perspectives on the relation between catastrophizing and pain. Clin J Pain 17（1）：52-64, 2001. PMID 11289089
3) 松岡紘史，他：痛みの認知面の評価：Pain Catastrophizing Scale 日本語版の作成と信頼性および妥当性の検討．心身医学 47（2）：95-102, 2007.
4) 黒沢幸子：解決志向ブリーフセラピーにおける不確実性と未来．シンポジウム 不確実性と未来．ブリーフサイコセラピー研究 31（2）：75-78, 2022.
5) Launer J：Narrative-based practice in health and social care：Conversations inviting change, 2nd ed. Routledge, 2018.

3

診察スキル編

全身

外来診察は入室前
から始まっている

　私は外来診察ではなるべく患者の診察室への呼び入れは自分で行っている。待合の椅子から立ち上がり，診察室の椅子に到達するまでの患者の様子にさまざまな情報が潜んでいるからである。　　　　　［酒見英太］

どんな診療ハックスキル？

　呼びかけへの反応，椅子からの立ち上がり，診察室までの歩行，診察室の椅子に座った直後の息づかいまでの一連の様子を観察するだけである。

実際の方法

　診察室のドアを開け「○○さんお入りください」の声かけに対する反応で，聴力や意識状態（眠気や注意力）の程度がわかることがある。椅子からの立ち上がりは，近位筋力低下，麻痺，失調の有無のチェックになるし，歩行の様子からは，麻痺や失調，固縮・寡動などの神経学的問題のみならず，痛みがなるべく悪化しないような歩き方（antalgic gait）が見て取れる。さらには，この軽労作負荷後，診察室の椅子に座った直後の息づかいや気道の音で，心肺機能の推定もできる。要は，この小さな一連の動作で小さくても異常に気づいたら，カルテ上では「外観」の1項目として記載しておき，自覚症状の確認や，関連する身体診察（バイタルサインを含む）につなぐとよい。

ハックポイント

　待合からの様子を観察してやろうという意識をもつだけで，患者の体が発しているさまざまな情報は拾い上げられるものである。

全身

患者の発している
音声情報も大切に

私は大学生時代から今日まで合唱を趣味としているせいか，人の声の質が人一倍気になる。そして患者の発している声そのものが診断学に大いに役立つという実感をもっている。　　　　　　　　　　　　［酒見英太］

どんな診療ハックスキル？

初対面から患者がどんな声を発しているかに気を配り，カルテに記載する。

用意するもの・準備するもの

● 「聞く」ではなく，「聴く」つもりの耳

実際の方法

鼻声か，鼻をすすっているか，声の質はどうか，声が嗄れていないか，痰が絡んでいないか，咳をするか，声は大きいか小さいか，抑揚はどうか，などに気を配る。

鼻をすすっていれば鼻汁があるはずなので，ティッシュを渡して目の前で鼻をかんでもらい，鼻汁の性状を観察する。少しでも**鼻声**に気づけば，本人にその自覚を尋ねる。鼻声は鼻炎や副鼻腔炎の存在を示唆する。患者の息が鼻に抜けすぎていると感じたときは，軟口蓋が弛緩している（脳神経Ⅹ・Ⅴ運動神経麻痺，筋神経接合部疾患，近位筋ミオパチー）かもしれないと考える。その際はご飯粒が鼻から出てきたことがあるかも尋ねてみるとよい。

咽頭痛を訴える発熱患者が**くぐもった声**になっているときは喉頭蓋炎を疑わねばならない。

声が年齢・性別不相応に**低かったり，嗄れている**と感じたら，本人にいつからその状態か尋ねる。嗄声は，単に衰弱（肺活量低下や声帯萎

3　診察スキル編　｜　71

縮）によるものもあるが，声帯そのものの変化（喫煙習慣，謡人結節，喉頭炎，喉頭腫瘍，甲状腺機能低下症，先端巨大症，男性化）か，反回神経の不全（息漏れ型の嗄声となり，頚部や縦隔の腫瘍や術後，胸部大動脈瘤や肺動脈の拡大，迷走神経やその枝である反回神経の麻痺）を反映している。一方，ほかの症候を伴わない**失声**（ささやき声でしか話せない）はまず心因性である。

　診察中に**咳**を認めれば，喉頭から気道末梢までのどこかが刺激されていると考え，**痰がからんだ音**がしていたら，肺胞あるいは上下気道のどこかからの分泌が盛んであろうことは言わずもがなである。

　声の**大きさや抑揚**は，患者の聴力や精神状態を反映するし，パーキンソニズムの影響も受ける。

ハックポイント

　患者の話す様子を観察する際に，構音障害の有無（呂律がまわっているか）について記載されることは多いが，**声の質そのものに言及しているカルテはまれである**。少し心がけるだけで，上記のような診断推論ができるので，患者の声質にも気を配って記録してほしい。

全身

比較的徐脈のみならず，
比較的頻脈も役に立つ

　発熱している割に脈拍数が増えていない患者を見て，比較的徐脈というキーワードから下記のような疾患リストを思い浮かべる機会は多いが，全身状態や体温の割に安静時脈拍数が多すぎるのでは？と感じた場合も，診断の手がかりになることがある。　　　　　　　　　　　［酒見英太］

どんな診療ハックスキル？

患者の体温と安静時の脈拍数の関係に気を配るだけである。

用意するもの・準備するもの

- 体温計
- 秒針つきの時計

実際の方法

　発熱している患者においては，体温が 1℃上昇するごとにおよそ脈拍数は 18/分上昇するといわれている。したがって，患者の体温が38.5℃で（普段より 2℃高いとして）脈拍数が 80/分であった場合，普段の安静時脈拍数は 50/分を下回るのかということになり不自然であるため，以下の可能性を考えることは知られている。すなわち，①βブロッカーやベラパミル，ジルチアゼムの使用，②（なぜかほとんどにおいて）病原体が宿主細胞内で増殖する感染症（レジオネラ，クラミドフィラ，コクシエラ，さまざまなリケッチアやウイルス，結核，ブルセラ，腸チフス・パラチフス，マラリア，バベシアなど），③悪性リンパ腫，菊池病，④薬剤熱，中枢神経疾患（髄膜脳炎を含む），⑤閉塞性黄疸，甲状腺機能低下症，徐脈性不整脈の合併，最後に⑥詐病である。

　一方，ほかのバイタルサインの乱れがなく一見安楽にしている外来患者で，体温の割に安静時脈拍数が多すぎないか（例：体温が 37.0℃で，

3　診察スキル編　73

脈拍数が再現性をもって 100/分で整）と感じるときは，①微妙に交感神経のトーンが上がっている状態，すなわち甲状腺機能亢進症，アルコールやベンゾジアゼピン系薬剤常習者における軽い離脱状態（前者では結膜充血を伴っていることがヒントになることがある）と，②洞結節を支配している迷走神経の機能低下（糖尿病などによる自律神経障害）の存在や抗コリン作用のある薬剤使用を考える。

ハックポイント

> 　発熱患者における「比較的徐脈」はすでによく知られ，その意義も理解されているが，低血圧，低酸素や低血糖など当然ながら交感神経を刺激してしかるべき病態がなさそうな患者における「**比較的頻脈**」も，微妙な交感神経機能亢進あるいは副交感神経機能低下を疑うきっかけとなる。

全身

体幹の静脈拡張のパターン（分布と流れの方向）で深部静脈の閉塞部位が推定できる

　心臓の左室から拍出された血液は，あまねく酸素や栄養素を届ける必要があるため，比較的個人差の少ない動脈ルートをたどって末梢組織に運ばれる必要があるが，いったん運び終われば，次はなんとかして心臓の右房にたどり着けばよいので，帰りの静脈走行ルートはもとより個人差が大きく，どこかで閉塞が起こったとしても，比較的簡単に側副血行路を開拓できるようになっている。上下の大静脈やそこに流入する主要な支流に閉塞が起こった際は，閉塞部位により，特徴的な体幹の表在静脈の拡張が起こるので，知っていると閉塞部位を推定できる。

［酒見英太］

どんな診療ハックスキル？

　体幹の静脈が浮いていると気づけば，両手の示指で拡張部位の中央から左右に静脈をしごき，指を交互に離すことで静脈血がどちらへ流れているかを判断する。

用意するもの・準備するもの

● watch する目と，左右の人差し指

実際の方法

　両手の示指で拡張部位の中央から左右に静脈をしごき，5〜10 cm ほどの虚脱した分節をつくる。続いて，片方の指を離して静脈血の充満してくる速さを観察する。再度同様の虚脱分節をつくった後，今度はもう片方の指を離して同様に充満のスピードを観察する。速く充満した方向に静脈血は流れていると判断して次の解釈に入る。

　深部静脈の閉塞とそれを迂回する静脈の流れを理解するには奇静脈システムの解剖学的理解が必須である〈https://medicoapps.org/m-

3　診察スキル編　75

azygous-venous-system/（最終アクセス 2025 年 3 月）〉。細かい解説は字数を要するため省くが，たとえば，①左の鎖骨下静脈が閉塞すると左上肢からの血流は胸壁を左から右へ横切り，左右（主に右）の肋間静脈を用いようとする，②上大静脈が奇静脈流入部より頭側で閉塞すれば，顔面のうっ血とともに胸壁で静脈が上から下あるいは左右へ流れつつ拡張し，肋間静脈・奇静脈系を用いて心臓に帰ろうとする，③上大静脈が奇静脈流入部より心臓側で閉塞すれば，肋間静脈・奇静脈系は使えないので，上半身の静脈血は胸壁・腹壁を下り，下大静脈へなんとか流入し，そこから上行して右心房に戻ろうとする，④後腹膜線維症やBudd-Chiari 症候群によって下大静脈が閉塞すると，下半身の静脈は腹壁を上行して胸壁に至ることで，肋間静脈・奇静脈系を用いて上大静脈から右心房に戻ろうとする，といった具合である。

ハックポイント

胸壁や腹壁の静脈拡張を見たら，血流の流れを確認し，深部静脈系のどこが狭窄・閉塞しているかを推定してから画像で確認するようにしよう。

全身

Willis 先生から教わった
「痛む部位」の診察

　G. Christopher Willis 先生（1923〜2012 年）は私の医師としての人生に最も大きな影響を与えてくださったカナダ人医師で，彼の実践する病歴と身体所見に基づくベッドサイド診断学の威力を目の当たりにして，若かった私は目からウロコが落ちた思いがした。彼の教えに多少肉付けをして，患者が痛みを訴える部位の診察法を紹介する。　　　　［酒見英太］

どんな診療ハックスキル？

　患者が痛みを訴える部位について，解剖学的にアプローチをする。

実際の方法

　患者が痛みを訴えたとき，詳細な病歴聴取から病巣の存在する臓器・組織を予想することがまず求められるが，身体診察はより特異的に障害された臓器・組織の同定に役立つ。患者に最も痛む部位を示してもらい，そこにある臓器・組織を体表に近いものから順に診察をすればよい。

　①**皮膚・皮下組織**を意識し，皮膚変化（皮疹や腫脹・発赤），対側と比較した知覚変化，なぞるだけで誘発できる痛みの有無を確認する。特に初期の帯状疱疹をとらえることで，それ以外の無駄な診療を省略できることはしばしば経験される。

　②直下にある**筋膜と筋肉**を意識し，そこに及ぶような圧力をかけた圧痛，直下にある筋肉を能動的に収縮させて誘発できる痛みを確認する（その際，それぞれの筋肉の起始部と停止部についての解剖学的知識をもっている必要がある）。これは，胸部なら大胸筋・小胸筋，背部なら菱形筋や脊柱起立筋，腹部なら腹直筋や皮神経（➡ Carnett 徴候で検出）など，体表由来の痛みであることを示すため，そこより深部にある内臓病変の否定に役立つ。なお，痛んだ筋肉やそれに続く腱（さらに関節周囲では腱付着部）は，能動的収縮時のみならず，受動的に伸展され

3　診察スキル編　77

た場合にも痛みが誘発される。ここでは詳述しないが，psoas 徴候，obturator 徴候も，腹痛・腰痛・大腿痛を訴える患者の診察に同様の理屈から有用である。

③筋肉の深部にある**骨**（胸郭なら肋骨）を意識して，骨膜由来の直接圧痛と同時に，介達痛（痛む場所を押さず，直下にある骨の両端から長軸方向に圧をかけて誘発される痛み）を確認する。介達痛の存在は，打撲の診察時に骨折（胸郭なら位置によっては肋骨肋軟骨接合部の損傷）の強力な証拠となる。

④痛みが関節周囲にある場合は，皮膚・皮下組織・腱・腱付着部・骨以外に，**靭帯と滑膜**も意識する必要が出てくる。靭帯は関節を安定化させる強靭な線繊維性組織であり，損傷を受けた際（＝捻挫）に，直接の圧痛は当然あるが，そこに触れずに靭帯のある側を他動的に伸展させると痛みが増強し，弛緩させると軽減することで診断できる（なお，靭帯は血流が豊富であるので，断裂していれば出血斑を伴っていることがある）。一方，滑膜由来の痛みには関節炎，滑液包炎，腱鞘滑膜炎があり，関節炎であれば，熱感・腫脹に加えて，直接の圧痛とともに，関節最大可動域の全方向に他動的運動時痛が起こるはずである。手足の腱鞘滑膜炎は周辺の腫脹とともに当該腱の運動に支障をきたしていれば疑うことができるが，滑液包は大小織り交ぜて実にさまざまな筋肉・腱と骨，骨と骨の間に存在するため，診察のみでは同定は難しい。

⑤病歴聴取と①〜④の診察を尽くしても，患者の訴える部位の痛みに対して，その直下の臓器や組織に病変の存在を疑うことができないときは，**関連痛**（referred pain：横隔神経や交感神経・副交感神経の求心路を介した内臓由来の疼痛）ではないかと考え，そちらの診断推論に向かうとよい。

ハックポイント

解剖学，特に機能解剖学的知識を駆使して診察をすると，患者の訴えている痛みが，どの臓器や組織由来かを推定することができる。

参考文献

1）酒見英太：Dr. Willis から学んだ筋骨格系診察のウロコ．Doctor's Magazine（211）：13, 2017.

全身

初診こそ全身診察を行うべし！

　初診患者は，多くの場合が初対面です。ですが，どこかの病院やクリニックから紹介されてくる場合，どこまで診察されているかは紹介状だけではわかりません。よって，そんなときこそ**初心に戻って全身の診察**をして，しっかりと評価をすることが大切です。隈なく全身診察をすると，「こんなにあちらこちらちゃんと診てもらったのは初めてです」と，患者さんに少なからず感動を与えることにつながります。　[横江正道]

どんな診療ハックスキル？

　必ずしも初診で全身は診なくてもよい[1]という意見もありますが，私は初診患者では，頭のてっぺんから足の先まで，全身診察を行います。ここはあらゆるバイアスを一度排除して，今回の主訴とは関係ない部位でも診察するようにします。なぜならば，世の中には残念ながら腹痛があってもお腹を触れられないこともあり，「前の先生はお腹も触ってくれなかった」と不満をもらす患者さんもいるからです。個人的には，長い間診断がつかなかった患者さんにおいては，パンツの中と靴下の中，そして背中も診るようにしています。つまり，ほかの医師が診ていないところをきちんと診るというのが，このハックです。見落とし，見忘れは痛い目に合う可能性があることを日頃から意識しているので，プライバシーや心情に配慮しながら全身診察を行います。ただし，過度に時間をかけすぎることや過度にとらわれすぎる[2]ことがないようにバランスは考慮して行います。

用意するもの・準備するもの

　ひとまず，聴診器・ペンライト・舌圧子ですが，神経診察が必要ならば筆やルレットなども用意します。

3　診察スキル編

実際の方法

　総合内科の外来には，臓器専門内科に比較して，さまざまな主訴の患者さんがやってきます。だからという部分もありますが，しっかりと患者さんの状況を知る必要があります。主訴や症状に関係があるもの，ないもの，そのときの状況をすべて把握しておくことが重要です。特に不明熱の場合は，鑑別診断は非常に多く，また，どの臓器に病気があるのかわからないため，慎重な身体診察と評価が必要です。もちろん，十把一絡げ的な対応を行う場合もあれば，そこまでしなくても大丈夫という場合もあります。

　で・す・が，やはり，特に初診患者さんの全身を隈なく診ておけば，患者さんから「この先生は，ちょっとほかにはいない先生だ。ここに来てよかった」と思われるでしょう。

　例として，不明熱患者の全身身体診察の一例を示します。

- 顔面：強皮症様顔貌（仮面様顔貌），蝶形紅斑，ヘリオトロープ疹，口唇ヘルペスのチェック
- 目：眼瞼結膜の貧血，眼球結膜の黄疸，眼脂，充血，結膜出血のチェック
- 耳：聴力のチェック，左右差のチェック，鼓膜・耳漏のチェック
- 副鼻腔：前頭洞・篩骨洞・上顎洞の圧痛，左右差のチェック
- 側頭動脈：圧痛・膨隆，左右差のチェック
- 口：咽頭発赤，扁桃腫大・左右差，扁桃白苔，頬粘膜 Koplik 斑，口腔内潰瘍のチェック
- 甲状腺：腫大，圧痛のチェック
- 頸部・腋窩・鼠径部リンパ節：腫脹，圧痛の有無，大きさ，可動性，癒合性の有無のチェック
- 心音・呼吸音：III音・IV音，心雑音，脈の不整のチェック，crackle・wheeze の有無
- 腹部：膨隆（腹水・腸管），平坦，軟・硬，圧痛，肝叩打痛，Murphy徴候，各種最強圧痛点（McBurney, Lanz など），脾腫のチェック
- 背部：視診，CVA 叩打痛
- 四肢：浮腫（片側，両側のチェック），大腿・下腿の把握痛，アキレ

ス腱圧痛，straight leg raising テスト，psoas 徴候

- 関節：DAS28 のチェック（腫脹・熱感・発赤），膝蓋跳動の有無
- パンツの中：陰茎病変，毛嚢炎，尖圭コンジローマ，肛門周囲膿瘍，痔瘻など。場合によっては直腸診を追加
- 靴下の中：爪白癬・足白癬（趾間含め），Janeway 発疹，Osler 結節など

ハックポイント

☞ パンツの中，靴下の中には評価すべき大事な所見がある！

参考文献

1) 鈴木富雄：15分で行う！─初診外来で聞くべきこと・なすべきこと．総合診療 26（8）：641-645, 2016.
2) 谷口純一：全身の観察．medicina 40（12）：68-78, 2003.

全身

不明熱ではひたすら Duke 探し！
IE を見逃すな！

不明熱とは，Petersdorf の古典的不明熱の定義のように，3 週間程度，連日発熱だけの症状が続くものです。不明熱では，咳や頭痛，胸痛，腹痛も顕著ではありません。また，敗血症性ショックのような重症感もなく，とにかく発熱だけがずっと続く状態ですから，本当に発熱だけなのか，それとも発熱以外の症状や，患者さんが気づいていない所見があるのかをひたすら探していくことになります。不明熱の原因は多岐にわたり，粟粒結核や前立腺炎，悪性リンパ腫（血管内リンパ腫を含む）や Castleman 病なども考えなくてはなりませんが，やはり感染性心内膜炎（infective endocarditis：IE）は絶対に見逃してはいけないのです。なぜならば，見逃せば弁破壊，心不全，全身の膿瘍が待ち受けているからです。　　　　　　　　　　　　　　　　　　　　　　　　　　　　　［横江正道］

どんな診療ハックスキル？

IE を診断するためには，まずは積極的に疑っていくことが大切です。病歴聴取も身体所見も，とにかく攻めの姿勢が大切です。感染性心内膜炎において，修正 Duke 診断基準は感度と特異度が高く，実臨床においては常にこの診断基準に照らし合わせて診断することが勧められている[1] ことから，すなわち Duke 探しが大切だというのがこのハックです。診断には，修正 Duke 診断基準（表 1）[2] が頻用されています。

用意するもの・準備するもの

● 血液培養（複数セット，複数回），聴診器，自分の目と耳

実際の方法

IE の診断を詰めていくうえで，まずは，①ひたすら血液培養を適切なタイミングで複数セット，複数回採取していくこと，②経胸壁心エ

表 1 | 修正 Duke 診断基準

大基準		小基準
血液培養 1〜3 いずれか該当	**1. 典型的な起炎菌が 2 セットの血液培養から検出** *Staphylococcus aureus, Streptococcus viridans, S. bovis*, HACEK group, 市中感染 *Enterococcus*（その他の感染巣なし）	1. **素因**：心疾患または静注薬物常用 2. **発熱**：38℃以上 3. **血管現象**：主要血管塞栓，敗血症性梗塞（肺），感染性動脈瘤，頭蓋内出血，結膜出血，Janeway 発疹 4. **免疫学的現象**：糸球体腎炎，Osler 結節，Roth 斑，リウマトイド因子 5. **微生物学的所見**：血液培養陽性（大基準を満たさない），IE と合致する活動性感染の血清学的所見
	2. 起炎菌による持続的な菌血症 ・12 時間以上間隔をあけて採取した血液培養が 2 回以上陽性 ・3 回の血液培養すべて，あるいは 4 回以上の血液培養の大半が陽性（最初と最後の採取間隔が 1 時間以上）	
	3. 1 つの血液培養から *Coxiella burnetii* 陽性もしくは抗 IgG 抗体価＞1：800	
エコー所見 1, 2 いずれか該当	**1. 心エコーで以下のいずれかの場合** ・疣贅（弁または支持組織，逆流ジェット上，人工物上の解剖学的に説明困難な振動性の心内腫瘤） ・膿瘍 ・人工弁の新たな部分的裂開	
	2. 新規の弁閉鎖不全 （既存の雑音の悪化または変化のみでは不十分）	
判定	・IE 診断：「大基準 2 つ」または「大基準 1 つ＋小基準 3 つ」または「小基準 5 つ」 ・IE 疑い：「大基準 1 つ＋小基準 1 つ」または「小基準 3 つ」	

〔Li JS, et al：Proposed modifications to the Duke criteria for the diagnosis of infective endocarditis. Clin Infect Dis 30（4）：633–638, 2000 より〕

コー（transthoracic echocardiography：TTE）のみならず感度・特異度を考慮して，経食道心エコー（transesophageal echocardiography：TEE）の実施を真剣に考えること，③毎日，胸部聴診を行い，新規に出現する心雑音がないかどうかを評価すること，④そして結膜出血，Janeway 発疹，Osler 結節，Roth 斑の有無を毎日チェックすること，これらをひたむきに実施することを「**Duke 探し**」と呼んでいます（図 1）[3]。不明熱の患者が入院したら，「まずは Duke 探しやね」とか，「あの人，Duke どうやった？」みたいな会話が飛び交います。もちろん，経食道エコーはできる医師が限られているので，その医師にも協力いただかなくてはなりませんが，まずは自分が率先して Duke 探しを

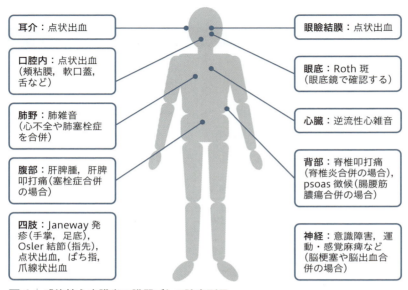

図 1 感染性心内膜炎の臓器ごとの診察所見

〔土井朝子：感染性心内膜炎．medicina 49（9）：1500-1503, 2012 より改変〕

することが IE の評価に直結します。

> **ハックポイント**
>
> ☞ 心臓の病気ですが，所見は心雑音しかありません。きっちりと聞きましょう。
>
> ☞ 心内膜炎があるならば，弁に付着した疣贅がちぎれて飛んでいった先，すなわち体の端の部位の塞栓所見をチェックします。眼瞼結膜の視診で貧血もみますが，結膜出血がないかどうかを評価し，そして指先（趾先）の Osler 結節を探し，手掌と足底の Janeway 発疹を探します。靴下を脱がすことをためらってはいけません。

参考文献

1) 岡秀昭：なぜ見逃されるのか？―感染症不明熱の西の横綱．medicina 56（11）：1734-1737, 2019.
2) Li JS, et al：Proposed modifications to the Duke criteria for the diagnosis of infective endocarditis. Clin Infect Dis 30（4）：633-638, 2000. PMID 10770721
3) 土井朝子：感染性心内膜炎．medicina 49（9）：1500-1503, 2012.

全身

高齢者は時々衣服をきちんと
脱いでもらって診察するべし

　診察の際，衣服の上から聴診することは，薄手の衣服（シャツやカットソーなどの肌着）であれば実際には問題なく行えることが多いです。肺音については問題ないという論文もあり[1]，「衣服の上からの診察で問題なし」と拡大解釈している医師が増えていると思うのは気のせいでしょうか。高齢者の診察では，時には衣服を脱いでもらい，視診や触診を行うことが重要です。　　　　　　　　　　　　　　　　　［北　和也］

どんな診療ハックスキル？

　高齢者の診察時，時々は衣服をきちんと脱いでもらい，視診や触診を行う。

実際の方法

　皮膚の乾燥や瘙痒に悩む高齢者は多く，衣服をめくってみて皮膚が乾燥し引っ掻き傷が多くてビックリ！ というケースはよくあります。視認するまで語られないことが非常に多いのです。医師が忙しそうにしていたら気を遣って言わない，皮膚のことは皮膚科に行かなければならないと思っている，伝えるのを忘れていたなど，さまざまな理由があると思います。衣服の上からの診察では，皮疹や皮膚の乾燥，搔破痕を見逃してしまうことがあり，入浴・洗浄に関するアドバイスをするかどうか（石鹸をつけてナイロンタオルでゴシゴシしない），保湿剤やジフェンヒドラミン（レスタミン®）クリームを処方するかどうかで QOL が大きく変わるケースはあるのではないでしょうか。

　また，重大な疾患を見逃さないという側面ももちろんあります。かかりつけ医が患者さんの乳がんや腹部腫瘤などの重大な所見を見逃してしまうと，その後の患者-医師関係に悪影響を及ぼす可能性があります。高齢者のがんを早期に発見し治療につなげることが必ずしも正解とはい

3　診察スキル編　85

えませんし，認識しないことが幸福なこともあるかもしれませんが，患者さんやご家族はかかりつけ医にその辺りも診てもらえているものと考えている方が多いと思います。触診で一目瞭然の進行がんを長年見過ごし，ほかの医師に初めて診断されるというのは，患者さんやご家族の病い体験として理想的とは言いがたいでしょう。

「手当ての医療」という言葉があります。タッチング―触れること―という行為そのものが，診察における重要な非言語的コミュニケーションになります。その時々に患者さんに安心感を与えるほか，かかりつけ医として長らく診療し続ける中で，医師と患者の心をつなぐ大切なプロセスにもなっているように感じています。

ハックポイント

時々でも衣服を脱いでもらって診察することで，皮膚の状態を確認でき，重大な疾患の見逃しを防げるうえ，患者さん（ご家族も）との関係も良好に。

参考文献
1) Kraman SS：Transmission of lung sounds through light clothing. Respiration 75(1):85-88, 2008. PMID 17202806

全身

貧血がなくとも，潜在的鉄欠乏がないかを積極的に検査する

　一般に，鉄欠乏性貧血と診断されれば治療するが，ヘモグロビン値が正常範囲であれば鉄欠乏の有無は評価しないことが多いのではないだろうか。しかし，貧血がなくとも潜在的鉄欠乏（もしくは貧血のない鉄欠乏）は鉄欠乏性貧血と同様に，抑うつ，不安，倦怠感など精神症状や脳機能，自律神経に影響しうる。非特異的な症状のため不定愁訴として扱われている場合もあるため，このような症状を訴えて受診したケースでは鉄欠乏を見過ごしていないか注意したい。　　　　　　　　　［井上真智子］

どんな診療ハックスキル?

　貧血がなくともフェリチン（貯蔵鉄）を測定し，潜在的鉄欠乏の有無を評価する。

用意するもの・準備するもの

● 血液検査結果（フェリチン，血清鉄，TIBC）

実際の方法

　鉄欠乏は「貧血」による症状が問題となるだけでなく，貧血はなくとも「鉄欠乏状態」が精神・身体症状を起こしうる。メンタルヘルスの問題や易疲労感，気力低下などがあるときは鉄欠乏の有無をチェックしたい。潜在的鉄欠乏と関連のある主な症状・病態には以下がある[1]。

①易疲労・倦怠感，活力低下，運動能低下，集中力・注意力低下
②抑うつ，不安，イライラ
③筋痛症状
④睡眠障害，レストレスレッグス症候群（むずむず脚症候群）
⑤甲状腺機能低下症治療後の症状の持続
⑥児の神経発達異常（母体の鉄欠乏がある場合）

3　診察スキル編　87

⑦毛髪・爪・皮膚のコラーゲン生成異常（抜け毛など）

⑧起立性調節障害などの自律神経障害

　メカニズムとして，まず鉄は脳内神経伝達物質（セロトニン，ドーパミン，ノルアドレナリン）の合成過程における補因子である。たとえばセロトニンはトリプトファンから合成される過程で鉄が補因子として機能し，ドーパミンやノルアドレナリンはフェニルアラニンやチロシンから合成される過程で鉄が必要となる。ノルアドレナリンの合成低下は脳由来神経栄養因子（brain-derived neurotrophic factor：BDNF）の発現減少にもつながるとされる。これら神経伝達物質の働きが低下すると，抑うつ，不安，意欲低下，認知機能低下などにつながりうる[2]。ドーパミンの機能障害とレストレスレッグス症候群との関連が指摘されている。

　また，鉄はミトコンドリアにおいてATPを産生するTCA回路と電子伝達系でいずれも酸化還元反応の活性中心として機能している。ATP合成，つまりエネルギー産生に寄与しているため，鉄不足は疲労・倦怠感，活力低下，運動能低下につながりうる。

　日本鉄バイオサイエンス学会では，血清フェリチン値の基準値は男女ともに25～250 ng/mLとされている。その他ではヘモグロビンやフェリチンの基準値に性差が設けられていることがあるが，「正常範囲」の基準は，女性では月経や妊娠・分娩による鉄喪失が前提となっていることから設定されている。各国ガイドラインによって，また心不全や腎不全の有無によって鉄欠乏症診断のためのカットオフ値が異なる[3]。併存症のない成人の場合，12～15 ng/mLから45～50 ng/mLまで開きがある。慢性炎症や感染がない場合，フェリチン値30 ng/mL以下が鉄欠乏の診断目安となる[4]。

　2009年の国民健康・栄養調査報告では血清フェリチン値の測定が行われた（それ以降は実施されていない）。このとき，貧血治療を受けていない20～40代女性の57％において血清フェリチン値が20 ng/mLを下回っていた。つまり，日本では月経を有する年代の女性の大多数が潜在的鉄欠乏状態であるといえる。症状の自覚・発現には個人差が大きいと考えられている。月経を有する，貧血のない女性において，抜け毛はフェリチン値が20 ng/mL以下で，レストレスレッグス症候群は

50 ng/mL 以下で有意に多くみられると報告されている[5]。

妊娠中の鉄欠乏と周産期うつとの関連も報告されている[6]。妊娠中は鉄需要が増加し，出産でさらに喪失する。妊娠中から産後にかけて十分な鉄補充がなされない場合，産後うつ病のリスクとなる。また，母体の鉄欠乏は児の鉄欠乏，そして児の神経発達とも関連する[7]。児の発達障害や起立性調節障害においても鉄欠乏の有無をチェックしたい。

また，鉄需要の多い成長期に，激しいスポーツによって鉄が喪失されるといっそう鉄欠乏となる。女子中学生・高校生が運動部で強度の高いトレーニングをしている場合，鉄欠乏のリスクは極めて高い。月経困難症や月経過多で苦しんでいた女性が OC（低用量ピル）・LEP（低用量エストロゲン・プロゲスチン）製剤を使い続けることで元気になるケースを多く診てきたが，それは疼痛や出血量の減少で月経そのものの負担が減るだけでなく，貯蔵鉄が回復したために鉄欠乏による精神・身体の不調が改善したことも考えられる。

諸外国では食品への鉄添加が進んでいるが，日本では行われておらず，貧血のない鉄欠乏は非常にコモンである。月経および出産歴のある女性はもちろんのこと，小児や男性でも偏食が強い場合は，鉄欠乏となりうることに注意したい。

ハックポイント

☞ 貧血がなくとも易疲労感や活力低下，抑うつ，不安・イライラなどがある場合は，潜在的鉄欠乏がないか確認しよう。

参考文献

1) Balendran S, et al：Non-anaemic iron deficiency. Aust Prescr 44 (6)：193-196, 2021. PMID 35002031

2) Berthou C, et al：Iron, neuro-bioavailability and depression. EJHaem 3 (1)：263-275, 2021. PMID 35846210

3) Jäger L, et al：Ferritin cutoffs and diagnosis of iron deficiency in primary care. JAMA Netw Open 7 (8)：e2425692, 2024. PMID 39102268

4) Camaschella C：Iron deficiency. Blood 133 (1)：30-39, 2019. PMID 30401704

5) Beatrix J, et al：Non-anemic iron deficiency：correlations between symptoms and iron status parameters. Eur J Clin Nutr 76 (6)：835-840, 2022. PMID 34811510

6) Ohsuga T, et al：Association between low MCV in early pregnancy and perinatal mental health in the Japan Environment and Children's Study and the possible effect of iron deficiency. J Affect Disord 356：34-40, 2024. PMID 38583601

7) Georgieff MK：Iron deficiency in pregnancy. Am J Obstet Gynecol 223 (4)：516-524, 2020. PMID 32184147

全身

更年期の諸症状はあきらめず，患者をエンパワーしよう

更年期女性の不調では，「更年期だから誰もが経験すること」「自然な経過」としてあきらめられがちではないだろうか。ホルモン療法は未だハードルが高い。漢方で多少よくなることもあるが，多岐にわたる各症状に対して，対症的に何かをやればすぐに改善するということもない。更年期は数年かけて身体が変化するプロセスである。薬物療法以外に，非薬物的アプローチでは栄養，運動・身体ケア，睡眠，ストレスマネジメントなど総合的な取り組みが必要である。症状の程度に差は大きいものの，やはり女性の QOL を損なうものであり，労働上はプレゼンティズムやアブセンティズムと関連がある。たとえば NHK の調査（2021年）では，更年期症状がある女性のうちその症状のために「仕事を辞めた」「雇用形態が変わった」「労働時間や業務量が減った」「降格した」「昇進を辞退した」女性は 15.3％を占め，更年期障害が原因での離職による経済損失は年間約 4,200 億円と試算されている[1]。社会にとっても職場・家庭にとっても重要な問題であることを認識して取り組みたい。

［井上真智子］

どんな診療ハックスキル？

更年期特有の症状の特徴をよく理解し，あきらめずにサポートし続ける。

用意するもの・準備するもの

● 更年期症状評価のための質問票，情報提供のためのパンフレットなど

実際の方法

教科書には，狭義の更年期障害と広義の更年期障害があることや，心理社会的要因が絡み合っていること，血管運動症状にはホルモン療法，

その他の症状には対症療法といった薬物療法が詳しく載っている。それらに加えて，当事者としての体験や患者ケアの経験から体感としてわかったことをいくつかハックとして紹介する。

●───体調には波があり数年かけて経過する

女性ホルモンの分泌はスロープを降りるように，滑らかなスピードで減少するわけではない。分泌の変動には波がある。数年かけて上下を繰り返しながら全体として徐々に下降していく。よって症状にも波がある。ホットフラッシュ1つとっても，調子がよいときとよくないときがある。よくなったとか悪くなったとかで一喜一憂することはあまり意味がなく，根気強く対処方法を探ることになる。なお，ホルモン療法は血管運動症状には効果的であるため，試す価値がある。禁忌がなければきちんと情報提供したい。

●───個々の症状でなく全体像を理解する

質問票にあるように多様な症状は多系統にわたって出現する。たとえば，日本でよく使われる簡略更年期指数（SMI）は10項目，「日本人女性の更年期症状評価表」やGreene Climacteric Scaleでは21項目ある。全体像をみずに1つひとつの症状について精査を行っても特段の異常はなく，対応は対症療法になるがそれでも容易に改善しない。たとえば皮膚のしわ（萎縮）や蟻走感などは単なる皮膚乾燥とは異なるので，保湿剤のみでは十分に改善しない。もちろん器質的疾患の除外は重要なので，ある程度の検査は実施することになるが，最終的に「検査で異常なし」「更年期障害によるものでしょう」という説明を患者が聞いて，「医療で対処する問題ではない/特にできることはない」「時期が過ぎるまで我慢するしかない」と理解されてしまうと残念である。本人にはつらい症状があるので，ドクターショッピングにもつながりうる。

●───統合医療的アプローチが必要

不定愁訴のようにみえる場合も，不定愁訴や心理的ストレスによるものとして片づけてしまうのは対処法としては適切といえない。原因と対

3　診察スキル編 | 91

処法は1対1で対応するものではなく，何か1つの原因を見つけ，対処すればすべて改善するということはない。西洋医学的にできることは限られており，身体システム思考で，統合医療的アプローチを意識し，薬物療法に加え，生活面におけるアプローチを段階的に行う必要がある。つまり，栄養改善，身体的アプローチ，睡眠，運動（有酸素運動，筋力トレーニング，柔軟・バランス），ストレスマネジメント（心理的アプローチ）などである。

　医師・医療機関のみでなく東洋医学や統合医療など，ほかのリソースを活用することも選択肢となる。たとえば，肩こりや体重増加，筋力低下を自覚して運動しようと思い立つことは多い。ただ，体調が悪いと運動があまりできず，やったとしても逆に疲れてしまったり膝や腰を痛めたりすることがある。そのような場合は，まず先に栄養の改善，身体ケア（鍼灸などの東洋医学的アプローチ），睡眠で体を整え，運動ができる身体に戻す必要がある。特に女性は糖質が多めの食事となりやすいが，血糖値スパイクを防ぐためにも糖質を制限し，蛋白質を標準体重1 kg あたり 1.0〜1.2 g/日以上摂取し，鉄欠乏は放置しない（➡ p87）ことは基本としてお勧めしたい（その他のビタミンやミネラルも重要である）。

◉───無意識の陰性感情や無理解の姿勢に注意

　更年期は仕事・子育て・介護と，女性にとって最も忙しい時期である。特に女性活躍推進などの動きもあり，仕事で求められる役割や業務量は増加している。以前は主婦の「空の巣症候群」として子どもが巣立った後の空虚感が更年期の1つの特徴でもあったが，最近では出産年齢の上昇により，更年期でもまだまだ子育て期の最中で，仕事ではキャリアアップの時期，そこに時に親の介護問題が発生することもある。多くの役割を担ううちに，自分自身のケアは後回しになってしまう。日常生活をこなしながら，時にプレゼンティズムやアブセンティズムにつながる。そんな女性が意を決して受診したときは，とても困っており治療に対する期待が大きい。そのときの切羽詰まった表情やイライラした様子をみて，医療者は「大した病気じゃないのに面倒な患者さん

だなあ」と思うかもしれない。更年期に対してネガティブなイメージや，「男性には理解できないこと」「どう対応していいかわからない」という印象をもつ人は多いことも，自分がその年代になってわかった。そういった医療者の姿勢が更年期の不十分な治療（undertreatment）につながらないよう，自身のネガティブなステレオタイプに気をつけたい。

◉───エンパワメントを

　更年期は，日々の体調をもとに生活の見直しに取り組み，じっくり心身のセルフケアについてアウェアネスを高める機会である。それまで培ってきたさまざまなスキルを総動員し，統合することになる。健康のための知識・行動習慣化に加え，たとえば，完璧主義などの認知の歪みへの気づき・省察や，職場・家庭内での調整・問題解決のためのコミュニケーションスキル，対人関係能力，周囲に助けを求める力，過去のトラウマへの理解などである。医療者が関われるとしたら，そのプロセスを歩む患者のエンパワメントだろう。更年期以降に続く30〜50年をアクティブに過ごすためにも，この時期から得た学びが活かされるのである。

> ### ハックポイント
>
> 　あらゆるアプローチを併用することで，患者さんがこの変化の時期を乗り切り，その後のサクセスフル・エイジングにつなげられるよう根気強くエンパワーしよう。

参考文献
1）NHK："更年期ロス" 100万人の衝撃. 2021.〈https://www.nhk.or.jp/minplus/0029/topic042.html（最終アクセス2025年3月）〉

3　診察スキル編

頭頚部

咽頭後壁を見るときは
息を吸ってもらうべし

　口腔内の診察で咽頭後壁を見たいときがありますよね。扁桃腺の診察
やインフルエンザのリンパ濾胞など，咽頭後壁の所見が診断の決め手に
なることは決して少なくありません。ただ，実際はよく見えないことが
多くないですか？　舌圧子を使うとえずいてしまって，さらに見えにく
くなってしまいます。そんなときに役立つのが，このスキルです。

［矢吹　拓］

どんな診療ハックスキル？

　口腔内診察時に，口を大きく開けたまま息を大きく吸ってもらう。

用意するもの・準備するもの

● ペンライト

実際の方法

　口腔内診察では従来，「大きく口を開けて」とか「『あー』と声を出し
て」などと声をかけて，舌圧子で舌を下方に押しながら診察することが
多いのではないでしょうか？　もちろん，これらの方法で咽頭後壁が見
えることもありますが，意外と見えにくいことも少なくないと思います。
無理矢理舌圧子を押し込むと，咽頭反射で「おえっ」とえずいて一瞬，
咽頭後壁が見えることもありますが，十分観察できるとはいえません。

　こんなときは，声を出してもらうのではなく，逆に息を大きく吸って
もらうことをお勧めします。まさに「押してダメなら引いてみな」で
す。吸気によって口腔内にも空気が入り，スペースが広がることで咽頭
後壁が見やすくなります。このことに気づいたのは，自分の咽頭後壁を
見たくて，鏡の前で開口して観察していたときでした。「あー」と声を
出しながら診察してもなかなか見えなかった咽頭後壁が，大きく空気を

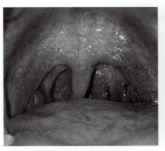 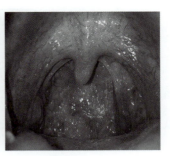

図1｜呼気時　　　　　　図2｜吸気時

吸い込んだときに非常によく見えたのです．以降，患者さんでも何度も試していますが，吸気と呼気では口腔内の見え方がまったく異なります．

注意点は，
- 息を吸うときに口をすぼめてしまう方がいること
- 調子に乗って吸い込みすぎると，咳嗽反射が誘発されることがあること
- 吸気・呼気の指示が伝わる人にしか使用できないこと

などでしょうか．

　百聞は一見にしかず．この原稿を書きながら，私自身の口腔内をスマートフォンで撮ってみました（図1, 2）．いかがでしょうか？ あらためて，吸気のほうがよく見えますよね！ 吸気によって舌が下方に押し下げられ，咽頭後壁が非常に見やすくなります．両側の扁桃も下のほうまでよく観察できますよね．ある意味，「舌圧子いらず」ともいえるかもしれません．

　もちろん，人によっては吸気がうまくいかない場合もありますが，ちょっと見えにくいときの1つのやり方として，知っておいて損はないのではないかなあと思います．

ハックポイント

☞ 咽頭後壁を観察するときは，大きく息を吸ってもらう！

胸部・聴診

聴診器はセーターの下，
人肌で温める!?

　寒い時期の訪問診療などのときに，聴診器を患者さんの胸にそのまま
当ててしまうと，ヒヤッとするチェストピースが当たって患者さんが
びっくりしてしまうことがあります。それを避けるため，あらかじめ
チェストピースを温めておくことが勧められていますが，皆さんは実際
にはどうされていますか？　当てる前に手でごしごし温めて，自分の手
や頬に当ててみて十分温かくなっているか確認している人や，ポケット
の中に使い捨てカイロを入れている人など，それぞれが工夫されている
ことと思います。ただ，手で温める方法だと時間がかかってしまうこと
があるし，カイロを用いると逆に熱くなりすぎることがあるので，使い
たいときにちょうどよい温度を維持できるようにしておくのは意外と難
しいものです。冷たすぎず熱すぎず，聴診器を適温にする簡単な方法を
お教えいたします。

[松村真司]

どんな診療ハックスキル？

　寒い日には，訪問前に聴診器をシャツの上に入れておき，その上から
セーターを羽織って覆い，聴診器全体を自分の体温で十分温めておく。

用意するもの・準備するもの

- セーター（できれば厚手のもの）
- 聴診器

実際の方法

　①聴診器を肩の部分からシャツの上に置き，特にチェストピース全体
が体部分に当たるようにしておく。

　②その上に厚手のセーターを羽織り，一定時間，体温で温めておく。
だいたい15分程度たてばチェストピースは人肌（＝37℃前後）程度に

温まっているので，使用時に取り出せばその時点では適温となっている。

　③念のため，手あるいは頬に当ててみて，冷たいかどうか温度を確認したうえで聴診を行う。

　聴診器全体をセーターの中に入れておくため，ダイアフラム面もベル面も双方適温になっています。もちろん時間がたてば温度は下がっていくため，室温・外気温によっては過信せず，当てる前に温度は適宜再確認することが大切です。

　私が研修医やレジデントだった頃は，在宅に出かける機会がほとんどなく，暖房の効いた外来や病棟で診療を行うことが多かったため，聴診器がびっくりするくらい冷たくなっていることはそれほど頻繁にはありませんでした。地域に出て，在宅診療に携わるようになってから，聴診器を胸に当てる際に患者さんがその冷たさに驚かれる経験をすることが何回かありました。その後，北国で働いていた先輩医師が，寒い時期の往診・訪問診療の際に，チェストピースを手のひら全体を用いてごしごし摩擦しながら十分温めて，そのうえで温度を自らの肌で確認し，さらに「冷たくないですか？」と患者さんに確認しながら聴診している姿を目にしました。当時，その医師の患者さんへの気づかいに感銘を受け，自分でも行おうと決心したのでした。

　ただ，手で温めようとしても，特に寒い日などはちょうどよい温度になるまでに時間がかかってしまったり，手のひらで十分確認したつもりでも，患者さんの胸に当ててみると「冷たい！」とお叱りを受けてしまったりと，うまくいかないことが続いていました。そんなとき，「そうか，体全体で温めておけばいいんだ」と気がついて，この方法を開発しました。コツは聴診器全体を体に密着させておくことです。経験上，15分もあれば十分に人肌程度まで温まります。

　最近普及してきた電子聴診器でも上記の方法で十分チェストピースは温まりますが，チェストピースが分離しているタイプの聴診器は体に密着させることが難しいかもしれません。なお，首から聴診器をかけることは感染管理上問題とされたり，首にひっかかったりすることが医療安全上問題視されることもありますが，使用の都度，聴診面をアルコール綿で拭き取ったり，聴診器を洋服の下に完全に入れておけば医療安全上

3　診察スキル編　97

問題となることは少ないため，訪問診療のような場面では許容されるの
ではないかと考えます。

ハックポイント

☞ 人肌に温めておいたチェストピースなら，すでに適温になっているのですぐに使用できる。

☞ 聴診時，聴診器を当てる前にチェストピースが冷たすぎないか，気を配るところからまずは始めよう！

胸部・聴診

心音聴取は目をつぶって集中する

　日々の診療で胸部・腹部の身体診察を行う際に，外来や病室では周囲の音により聴診が難しいことも多いです。よくわからなくて，ついついカルテには前回の所見をコピーしておく，なんてことはないでしょうか？　心音を聴取するときは，全力で集中する必要があります。

［髙橋亮也・水野　篤］

どんな診療ハックスキル？

　聴診器での心音聴取の際に目をつぶり，全神経を集中させる。

用意するもの・準備するもの

- 聴診器

実際の方法

　さまざまな検査法が発達した現代でも，心音聴取はいつでもどこでも非侵襲的に行うことができ，多くの情報をわれわれに与えてくれます。Ⅲ音やⅣ音といった過剰心音の存在が心不全や心筋のコンプライアンス低下などを示唆することは有名です。しかし，Ⅲ，Ⅳ音はかなり低音でⅢ音は 20 Hz くらいであり，聴診器のベル型で聴くのはもちろんですが，そもそも非常に聞こえにくいものです。Ⅰ・Ⅱ音という比較的高音成分でも，注意しなければ聞こえません。

　聴診しにくいものを聴くために，脈をとり（触覚でのサポートを行い），視覚情報が聴診に新しい情報を与えてくれない場合は目を閉じましょう。視聴覚相互作用があること，さらにわれわれのワーキングメモリは限定されていることを考えると，聴診するには目をつぶるほうがより効率的であると考えられます（耳に全注意を払ってください）。ただし，これは自分の環境を安全にしてから行ってください。患者から暴力

3　診察スキル編　99

を振るわれたり，自分が安定したところで静止できないような状況で行うと自らの身を危険にさらします。また雑音成分のほうが高音なこともあり，聴取時間が長くなるので，音の中でも主たるI・Ⅱ音にまず集中することも重要です。つまり環境的に目を閉じて耳に集中，その次に音成分の中でのI・Ⅱ音への2段階集中，階層的注意，フィルタリングと考えておいてください。外来や病室ではモニター音や環境音などでただでさえ聴取しづらいことが多いので，心音聴取するときは目をつぶるくらい集中して行いましょう。

ハックポイント

☞ 心音聴取をするときは目をつぶるくらい，全力で集中する！

胸部・聴診

S4？ S1 分裂？ どう聴き分ける？
ベル型を押すだけじゃダメ！

　心臓第4音（以下，S4）は心室のコンプライアンス（＝拡張しやすさ）が低下したときに心房収縮によって発生する音です。太鼓にたとえるとわかりやすいです。ピンと張った太鼓の膜（心室）をばち（心房）で叩くと出る音，すなわち S4 は心房ではなく心室から出る音です。鈍なこもった音色で，"音"というより"音と振動の中間のような"感じです。S4 を生じる病態や疾患は**表1**のとおりです。

　心臓第1音（以下，S1）の分裂は成因により2つに分類されます。まず，① M1T1 です。収縮期の始まり（＝等容収縮期）に僧帽弁と三尖弁が閉まるときの音です。M1，T1 はいずれも S4 よりは明瞭な音で，M1 のほうが音が大きいです。単一で聴こえるときの S1 は M1 です。次に，② M1A1 です。僧帽弁が閉鎖した後，間髪入れずに同じく等容収縮期に大動脈弁が開くときの音が A1 です。A1 は駆出音（ejection sound）とも呼ばれ，より高調で音が鋭く大きい場合は ejection click といいます。M1A1 はたいてい M1T1 よりも音の間隔が広く，M1A1 の2つ目の音である A1 は強く聴こえます。M1T1 あるいは M1A1 を聴いたら，**表1**のように疾患や病態を考えます。

　心臓の拍動周期では，S4＋S1（＝M1）と S1 分裂は同じようなタイミング（**図1**）で発生するため，両者の鑑別には診察のスキルが求められます。若い医師たちとベッドサイド回診を行うと，実際には S1 分裂であるにもかかわらず，S4 であると誤って解釈しているケースをよく経験します。「S4 を聴き逃したくない」という気持ちから生まれるバイアスかもしれません。

[藤本卓司]

どんな診療ハックスキル？

　S4 か S1 分裂かの鑑別は，ベル型聴診器（以下，ベル型）だけで聴こうとせず，ベル型と膜型聴診器（以下，膜型）を素早くクルクルッと

表 1 | S4, S1 分裂の原因となる主な病態・疾患

S4	高齢, 高血圧症, 虚血性心疾患, 肥大型心筋症, 大動脈弁狭窄症（AS）
S1 分裂（M1T1）	生理的（40〜80%）, 右脚ブロック, 心房中隔欠損症
S1 分裂（M1A1）	大動脈弁硬化（弁尖がよく動く時期の AS）, 高血圧症, 大動脈二尖弁

切り替えて聴く。ベル型を強く押さえるときに生じる音量の低下に惑わされない。聴取される部位も参考にする。

用意するもの・準備するもの

● 聴診器

実際の方法

　心尖部〜第 4 肋間胸骨左縁（4LSB）で, S4＋M1 か? S1 分裂か?を迷う音が聴こえたとき, ベル型を用いた以下の方法で鑑別します。
　ベル型を強く押して

A 2 つの音が 1 つになれば, 消えた音が S4
B 2 つの音がそのまま聴こえれば S1 分裂（M1T1 あるいは M1A1）

　ベル型を強く押し付けることによって, 皮膚がピンと張り, 膜型と同じ効果を生むといわれています。私自身, このスキルを初めて学んだときには "目からウロコが落ちる" 感じがしました。
　しかし, 落とし穴があります。ベル型だけを用いるこの方法では, S1 分裂であるにもかかわらず, S4 であると誤認することがあります。理由は以下のとおりです。図 1 の 2A, 2B に示したように, ベル型を強く圧迫すると, 理由はわかりませんが, 聴こえる音がかなり小さくなります。そのため, S1 分裂であっても, 慎重に耳を凝らして聴かないと "音が 2 つある" と認識できないのです。ベル型の聴診が済んだら, 間髪入れずに, 膜型に換えて確認します。膜型にすると S1 分裂では容易に "音が 2 つある" と認識でき, S4 であれば消えたまま, M1 のみが聴こえます。ベル型から膜型への切り換えは素早く行います。ほんの数秒でも時間が空いてしまうと直前の音が脳に正確に残らないからです。

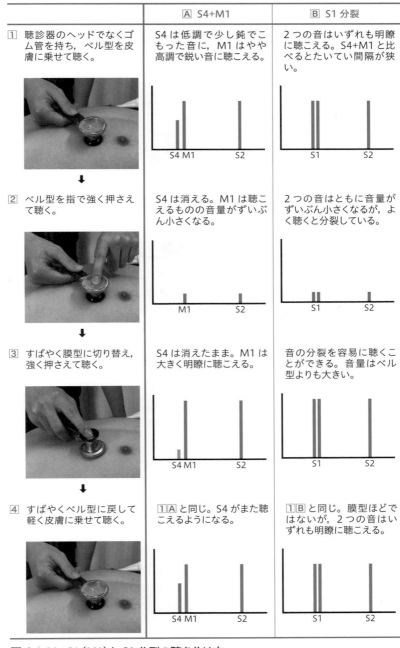

図1 | S4+S1(M1)とS1分裂の聴き分け方

表 2 | S4，M1，T1，A1 が聴取される部位

S4	心尖部〜4LSB
M1	心尖部〜2RSB，どこでも
T1	3〜4LSB
A1	心尖部〜2RSB（大動脈領域＝いわゆる "SASH 領域"）

　S4，M1，T1，A1 が聴取される部位も鑑別に役立ちます（表 2）。たとえば，2RSB では S4，T1 はいずれも聴こえませんから，分裂していれば M1A1 です。また心尖部では T1 はあまり聴取されませんから，S4＋M1 か M1A1 のいずれかと考えます。

ハックポイント

　S4＋M1 か S1 分裂かを判断するために，ベル型を強く押さえて聴診すると音量が小さくなる。音が 2 つのままか 1 つになったか，神経を集中して聴く。それを判断したら，さらにクルッと素早く膜型に換えて確認する。聴診部位による鑑別も併せて行う。

参考文献
1）Constant J：Essentials of bedside cardiology for students and house staff. Little, Brown and Company, 1989.
2）山崎直仁：循環器 Physical Examination. p34, p57，医学書院，2017.

胸部・聴診

mid-systolic click は蹲踞と立位で如実にタイミングが変わる

　同一人物において心臓のサイズは蹲踞時と立位時で実は大きく異なっている。蹲踞時には腹部が圧迫されて下大静脈からの静脈還流（前負荷）が増加する一方，大腿動脈は屈曲を余儀なくされるため動脈抵抗（後負荷）も増大する。その結果，心臓はパンと張って内径は増大する。逆に立位をとると下大静脈からの静脈還流は減り，下肢動脈抵抗も減るため，心臓は（多少大袈裟にいうと）スッと細くなって内径は減少する。中隔肥大型心筋症などにおける左室流出路狭窄による収縮期雑音の大きさもこの体位変換で変化するが，それよりもこの血行動態の体位性変化をもっと如実に実感できるのが，mid-systolic click（MSC）のタイミングの変化である。

[酒見英太]

どんな診療ハックスキル？

　MSC を聴取したと思ったら，聴診器を心尖部に当てたまま，患者に蹲踞，続いて立位を取ってもらい，クリック音の移動を確認する。

用意するもの・準備するもの

● 聴診器（膜型でよい）

実際の方法

　Ⅰ音（S1）とⅡ音（S2）は音質に差がありながらも，音程差はだいたい短 3 度（La と Do の関係）である。S1 と S2 との間にもっとピッチが高く（たとえば Re や Mi）かつ鋭いクリック音を聞いたとき，冗長な腱索や緩んだ弁尖のおかげで収縮中期に左房側へ捲れ込む僧帽弁尖の存在を想像してほしい。そのクリック音（以下，「ク」と表記する）は，S1 を「ラ」，S2 を「ダ」として，患者に蹲踞位をとってもらうと，心内腔は広がるため腱索の冗長性は緩和されて捲れ込みが遅れる（収縮

3　診察スキル編　105

期の後半に来る）ので，「ラックダ，ラックダ」と聞こえる。聴診器を当てたまま，続いて患者に立位を取ってもらうと，今度は心内腔が狭くなるため腱索の冗長性は顕著となり弁尖の捲れ込みが早まるので，心音は「ラクッダ，ラクッダ」と聞こえる。これで心エコーをとらずとも僧帽弁逸脱（mitral valve prolapse：MVP）の診断は確定する。これが聴き取れるようになれば，MVP に合併した僧帽弁逆流による特徴的な late systolic murmur（MSC に続いて収縮期後半に起こるクレッシェンド型の雑音）も聴き取れるようになる。この逆流も，もちろん立位を取らせると増大して聞こえる。

ハックポイント

　漏斗胸やストレートバックのような胸郭前後径の減少のある患者や，Marfan 症候群，Ehlers–Danlos 症候群，常染色体優性多発性嚢胞腎（autosomal dominant polycystic kidney disease：ADPKD）のような結合織が脆弱となる疾患をもつ患者に MVP は多く，僧帽弁逆流まできたすと予後に影響するため，読者の皆さんにはぜひベッドサイドで MSC が拾い上げられるようになってほしい。

胸部・聴診

乳暈の色（の変化）で
副腎皮質の様子がわかる

　人体がストレスにさらされた際，視床下部から CRH（副腎皮質刺激ホルモン放出ホルモン）が分泌され，それに応じて下垂体前葉から ACTH（副腎皮質刺激ホルモン）が分泌され，それが副腎皮質からのコルチゾールの分泌を促すことは医師なら誰もが知っているが，ACTH の前駆体のプロオピオメラノコルチンはその名からも想像できるように，MSH（メラニン細胞刺激ホルモン）と内因性オピオイド（βエンドルフィン）の前駆体でもある。それゆえ ACTH が分泌される際は MSH も増加する（ACTH 自身も N 末端 1-13 ペプチドは αMSH としての働きがある）ため，それが 1 か月も続くと皮膚＞粘膜の順に色素沈着が起こる。

　妊娠すると血中コルチゾールは増加し胎児に対する免疫寛容を促すが，ACTH 増加が同時に乳暈の色素沈着を促している──視力の発達していない乳児にもコントラストよく見えやすいようにという合目的的説明もある──ことは妊婦をみたことがある人は気づいているはずである。したがって，妊娠と関連のない乳暈の色素沈着，あるいは逆に色素脱失は，ACTH の分泌状態を推定する手がかりとなる。　　　［酒見英太］

どんな診療ハックスキル？

　臨床的に副腎皮質機能低下を疑った際には，患者の乳暈の色をチェックする。

用意するもの・準備するもの

　特になし。

実際の方法

　倦怠感，食欲不振・体重減少，血圧低下傾向，低 Na 血症傾向，低血

3　診察スキル編　　107

糖傾向，好中球分画の減少傾向などの組み合わせから副腎皮質機能低下を疑った際には，乳暈の色をチェックし，色が濃い，あるいは薄いと感じたときは，本人に以前と比べてどうかと尋ねてみる。そもそも乳暈の色は個人差が大きいため，変化が大事である。濃くなっている場合はAddison病を疑い，薄くなっている場合は下垂体からのACTH分泌不全を疑う。私は後者の症例で，病悩期間のせいか，まだらに色素脱失が起こっていた段階をみたことがある（なお，疾患のために治療量のステロイド投与を受けている患者では，急に使用を止めない限り，あるいは大けがや大病で相対的不全状態に陥らない限り副腎不全症候はきたさないが，薬剤歴が不明の場合，Cushing症候とともに乳暈の色が落ちていることで，ステロイド長期使用を疑うことができる）。

ハックポイント

　Addison病における色素沈着は，皮膚全般とともに手掌の皺や瘢痕に起こりやすいので比較的簡単に認識できるが，乳暈の色素脱失に注目することで，副腎不全の原因が視床下部〜下垂体にあることも比較的簡単に推測できる。

腹部

腹部診察では
最初の左手が重要！

　腹痛の患者さんを診察する際，適切な腹部触診はとても大切です。ただし，患者さんが不安や緊張でお腹に力が入ってしまうと，腹壁が硬くなり，診察が難しくなることがあります。特に痛みを訴える子どもなどは，お腹を触るとわかった瞬間に泣き出し，診察が困難になることも少なくありません。患者さんがリラックスして診察を受けられるよう，私は次のように工夫しています。　　　　　　　　　　　　［鈴木富雄］

どんな診療ハックスキル？

　腹部診察時，ベッドサイドに座って右手で触診を行いながら，左手を患者さんの肩に優しく置く。

用意するもの・準備するもの

　特になし。

実際の方法

　腹部触診には，浅い触診と深い触診があり，それぞれで意義が異なります。初めに浅い触診を行い，腹壁の硬さや圧痛の場所を確認することが大切です。しかしながら，痛みや不安から患者さんがお腹に力を入れてしまうと，随意的な筋性防御が起き，不随意な筋硬直との区別が難しくなることがあります。特に子どもは，お腹を触られると泣き出してしまうことがあり，診察がさらに困難になります。

　患者さんの緊張を和らげ，リラックスした状態で診察するために，以下の点を心がけています。浅い触診の際にはベッドサイドに座り，右手で患者さんの腹部触診をすることになりますが，触診を始める前に，必ず自分の左手を患者さんの肩に優しくそっと置き，微笑みながら「いまからお腹を触診しますが，大丈夫ですよ」と声をかけるようにしていま

3　診察スキル編　　109

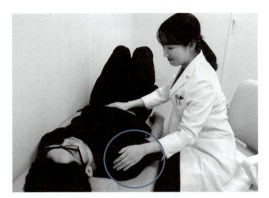

図1 浅い腹部触診時に自分の左手を患者の肩に置く

す（図1）。状況に応じて，患者さんの肩を2回ほどポンポンと叩く場合もあります。これで，患者さんの意識は腹部から肩に向かい，緊張が解けて腹部の余分な力が抜けますので，触診で正しい評価をすることが可能となります。

　嫌がって泣いている小児の場合は，左手に好きなキャラクターの人形を持って小児の顔のそばで動かし，意識をそちらに引きつけることで，腹部の触診がスムーズに進むこともあります。

＊

　この方法を用いることで，患者さんの意識が腹部から肩に向かうだけでなく，医療者との心理的距離も縮まり，よりリラックスした雰囲気の中で，腹部触診での正確な評価をすることが可能となります。

ハックポイント

☞ 腹部触診のときに肩に置いた左手は，患者さんの体を支えるだけでなく心も支えます。

腹部

鼠径部ヘルニアを疑った
患者さんの診察は立位で行う

　腹壁ヘルニアのうち，鼠径部ヘルニア（外鼠径ヘルニア，内鼠径ヘルニア，大腿ヘルニア）はその8割を占め，男性の4人に1人が生涯に罹患するよくある疾患です。そのため内科系の一般外来でもよく遭遇します。軽度の違和感程度の自覚症状があることもありますが，まったく症状がない場合もあります。一般的に行われることの多い臥位での腹部の診察では膨隆が目立たないこともしばしばです。立位にして診察をすることにより膨隆が明瞭になり，診断が容易になりますので，鼠径部周辺の膨隆あるいは違和感を訴える場合は，まずは立位で診察を行いましょう。　　　　　　　　　　　　　　　　　　　　　　　　　　　［松村真司］

どんな診療ハックスキル？

　鼠径部ヘルニアを疑わせる「片側性の下腹部の違和感」や「下腹部・鼠径部周辺の膨隆」を訴える患者さんの診察は，臥位で行う前に，立位のままで行います。視診で膨隆を認めれば，鼠径部ヘルニアの診断に近づきます。

用意するもの・準備するもの

　特になし。

実際の方法

　鼠径部ヘルニアの患者さんは，通常は問診の段階で「鼠径部の膨隆」「片側性の下腹部の違和感」などの症状を訴えることが多く，この段階でかなりの確度で本疾患を疑います。ただ早期には常時膨隆が出現していないこともあり，咳をするなど腹圧がかかったときにのみ膨隆することもあります。この場合には患者さんは膨隆を自覚していないこともまれではありません。鼠径部ヘルニアは時間とともに進行し，増大するに

3　診察スキル編　　111

つれて膨隆や違和感は大きくなっていきます。自然治癒することはほとんどなく，嵌頓/絞扼リスクもあるため，できるだけ早期の外科的治療が勧められています。また，鼠径部ヘルニアが疑われても，まれに精索脂肪腫，精索水腫などのヘルニア類似疾患があるため，腹部超音波やCTなど鑑別のための画像診断も必要になります。いずれにせよ，いたずらに診断に時間を費やさず，疑った場合には早期に外科への紹介を行う必要があります。

　したがって問診の段階で鼠径部ヘルニアを疑った場合，立位にしたままで患部の視診・触診を行います。この段階で膨隆が目立たない場合には，「呼吸を止めて，おなかに力を入れてください」と伝えて腹圧をかけてもらうことによって，膨隆がより明瞭になることがあります。膨隆を確認したら，臥位になってもらい，当該部位や周辺の詳細な所見や，脱出部分が還納可能かどうかなど，より詳しい診察を行います。

　鼠径部ヘルニアは現在ではメッシュ法による修復手術が行われることが標準的であり，腹腔鏡による手術も多くなってきています。いずれにせよ，早期の診断により適切な治療方法を選択することが必要になります。

ハックポイント

　「下腹部の膨隆」「片側性の下腹部の違和感」など鼠径部ヘルニアを疑わせる所見のある患者さんは臥位にする前に立位のままで当該部位の診察を行うことで，迅速に診断に近づくことができます。

（整形）

高齢者で腰部下方の腰痛をみたら，胸腰椎移行部の骨折を考える

　「高齢者で腰部下方の腰痛をみたときに，胸腰椎移行部の骨折を考える」。このことを私が知ったのはずいぶん昔になりますが，Ian Macnabの『Backache』（Williams & Wilkins, 1977）を読んだときでした。

［仲田和正］

どんな診療ハックスキル？

　Macnab によると，**高齢者が尻もちの後で殿部痛を訴える場合に X 線を撮ると胸腰椎移行部付近の骨折が見つかる**ことが多いというのです。主病変は胸腰椎移行部なのに，痛みはたいてい**腰部下方**に感じます。しかし，**打痛は胸腰椎移行部に限局**してあります。実験的に Th12-L1 の棘上靱帯に高張食塩水を注射すると，**腰部下方への関連痛を生じ，時に殿部や大転子部に放散する**とのことです[1]。

　ただ，私の経験からは立位や座位では打痛がはっきりしないことが多く，腹臥位または側臥位にさせて叩いたほうが打痛ははっきりします。おそらく座位，立位だと骨折椎体が咬みこんで安定してしまうために打痛がはっきりしないのかなあと思っております。

実際の方法

　腰痛では 50 歳を越えたら赤旗徴候（red flag）でがん転移も考慮して血算・生化学の検査をしています。また 70 歳を越えての腰痛は，外傷の既往がなくても圧迫骨折を疑う必要があり，私は高齢者の腰痛では必ず胸椎 2 方向と腰椎 2 方向の X 線を撮るようにしています。

　胸腰椎移行部骨折で殿部を痛がる患者さんは非常に多く，私の外来でも週 2~3 人はあります。このことは古くから知られているにもかかわらず，意外にご存じない医師が多いのです。

　これは横隔膜（C3-5 神経支配）下の膿瘍病変の痛みを右肩に感ずる

3　診察スキル編 | 113

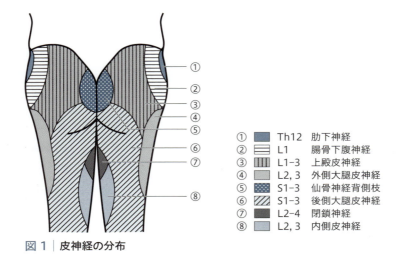

①	■	Th12	肋下神経
②	☰	L1	腸骨下腹神経
③	‖‖‖	L1-3	上殿皮神経
④	▨	L2, 3	外側大腿皮神経
⑤	▦	S1-3	仙骨神経背側枝
⑥	▨	S1-3	後側大腿皮神経
⑦	■	L2-4	閉鎖神経
⑧	▨	L2, 3	内側皮神経

図1 | 皮神経の分布

のに似た放散痛です。なぜこうなるのか，解剖を調べてみました[2]。

　第12胸椎神経（Th12）の外側皮枝は内腹斜筋，外腹斜筋を貫き，上前腸骨棘の5 cm後方で腸骨稜を乗り越えて外側殿部皮膚（図1①）に分布します[2]。腰神経は5対あり，後枝（dorsal ramus）と前枝（ventral ramus）に分かれます。第1腰椎神経（L1）から腸骨下腹神経（iliohypogastric nerve）が起こり，この分枝の外側皮神経は腸骨稜のすぐ上で内腹斜筋，外腹斜筋を貫いて殿部の外側皮膚に分布します。すなわち第12胸椎皮神経は外側殿部皮膚に分布しますが，このL1からの腸骨下腹神経の外側皮神経はこのすぐ内側，すなわち殿部後方（図1②）になります。

　同様に，第1-3腰椎神経（L1-3）の背側枝が殿部の後方皮膚（図1③）に分布します。**第1-3腰椎神経の後枝外側枝は上殿皮神経（superior cluneal nerve）を作り，殿部上部の皮膚に分布**します。なお，この上殿皮神経が腸骨稜を乗り越えるのは，上後腸骨棘の外側平均4.02 cm，最小値3.0 cmです。ですから腹臥位の脊椎手術で移植骨を採取する場合，上殿皮神経を損傷しないように**上後腸骨棘から3 cm未満の狭い場所で採骨する**必要があります[3]。

　以上，図1からわかるように殿部の外側から内側に向かって，

Th12，L1-3 の神経が分布していますから，胸腰椎移行部の骨折はこの辺に**放散痛を起こす**と考えればよさそうです。

ハックポイント

☞殿部痛を訴える高齢者をみたときに，胸腰椎移行部（Th12，L1-3）の骨折を考えます。

☞打痛は座位や立位よりも腹臥位，側臥位で誘発しやすいです。

参考文献

1）Ian Macnab：Backache. Williams & Wilkins, 1977.
2）Warwick R, et al：Gray's Anatomy. p1056, p1317, Longman, 1973.
3）菊地臣一：腰痛，第 2 版．医学書院，2014.

整形

訪問診療で大腿骨頚部骨折を診る方法

訪問診療などX線撮影の機材がないところで，大腿骨頚部骨折を診るためには，問診で現在の状況（できれば受傷機転も）を知ることが重要です。　　　　　　　　　　　　　　　　　　　　　　　　[白石裕子]

どんな診療ハックスキル？

（問診と視診と）聴診器1つで骨折を見抜く。

用意するもの・準備するもの

● 聴診器

実際の方法

高齢者が「尻もちをついた後に」とか，「気づいたら歩けなくなっていた」というときに，なんとかして家で過ごし続ける方もいます。「なんとかする」のはトイレのことで，自分が動けないならばトイレに動いてもらうしかなく，洗面器やバケツなどと家族総出で工夫されている場合があります。

なんとか病院に連れて行き，腰のX線を撮ったら異常がなかった（胸腰椎ではないところが折れているのですから当たり前です）が，後日やはり歩けないので別の病院にかかって大腿骨頚部骨折が判明した，ということもありました。患者さんが「腰が痛くて歩けない」という場合でも，胸腰椎だけでなく両股関節正面のX線写真を確認することは重要です。患者さんが"腰"というとき，背中から殿部，太ももくらいまで含めて表現することもあり，医学的な表現とは異なる場合があるからです。

普段はほとんど寝たきりなのに，夜中に歩きだしたり，リビングで家具を動かしてみたり，などの行動に出る方もいるので，生活ぶりをしっ

かり聞くことも重要です。

　ベッド上で診察する際に，鼠径部が腫れている場合は恥骨骨折の可能性もあります（圧痛はあることもないこともあります）。恥骨上に聴診器（膜型）を当てて膝蓋骨を軽く叩いた音に左右差があれば，聞きづらいほうの大腿骨頚部骨折の可能性があります。骨輪郭，骨膜の破綻・離断がない不全骨折の場合は陰性となります。そのままどうにか歩き続けてしっかり骨折が完成してしまうこともあるので，経過をみることは非常に重要です[1]。

ハックポイント

☞よく聞き，よく診て，最後に膝で聴く！

参考文献
1) 白石吉彦，白石裕子：離島発 今すぐ使える！とって隠岐の外来診療小ワザ離れワザ．pp124-125，中山書店，2014.

3　診察スキル編 117

小外科

指のとげを抜くときのコツ

とげが刺さるなどの小さなけがは，手足，指先が多いです。指先は知覚もしっかりしていますし血流も豊富ですから，ささっと短時間で，痛みがなく，出血も少ない治療方法が推奨されます。　　　　[白石裕子]

どんな診療ハックスキル？

外科を受診するほどでもない小外科のコツ。

用意するもの・準備するもの

- ライト
- ゴム
- 針
- シーツ
- 消毒薬

実際の方法

まず患部をよく洗い，こすらず優しく水分を拭き取り，感染予防します。手台を用意し，十分な明かりで照らして，よく観察します。手台は血圧測定用で十分ですが，周りに道具を置く台を用意し，明かりの位置決めも影ができないようしっかりと行います。術者が 40 歳以降でしたら，処置の精度を上げるため，術野の照明にはこだわったほうがよいですし，拡大鏡で観察することもお勧めです。

患部とその周囲を消毒し，清潔なシーツの上でいざ摘出術です。何が入っているのかをよく聞いて確かめること，破片があればそれを確認することも重要です。患部をぎゅっと握って阻血状態にし，基部をゴム（駆血帯，ヘアゴム，輪ゴム，使い捨て手袋などで代用可能）でしばって，出血を少なくします。先端が飛び出ていれば毛抜きで抜く，出てい

なければ注射針か小さいメスで小切開し，針先や小さい攝子で摘出します。

　手こずるときはリドカインゼリーなどの麻酔薬を1滴落として，痛みを和らげます。しっかり麻酔を効かせたいときは，園畑法の指ブロック麻酔注射がお勧めです[1]。

　植物では竹は繊維が残りやすく，炎症がくすぶることがあります。最近の皮下異物はスマートフォン表面のガラス繊維などのこともあり，摘出できたかどうか判断に迷うこともあります。可能な限り摘出したもの（戦利品）を患者さんに見ていただき，喜びを共有しましょう。また，摘出後は再度よく洗って，ワセリン塗布で経過をみてください。

ハックポイント

☞照らして縛って一撃を。

参考文献
1) 園畑素樹, 他：各種1回注入指ブロック法の検討：皮線上皮下1回注入法の有用性. 日本手の外科学会雑誌 18（4）：476-479, 2001.

小外科

分厚い爪には
「SUWADA のつめ切り」を！

　分厚く変形した爪を切るのはいろいろな意味でとても難しいですよね。一般的な爪切りで切ろうとすると，爪が割れたり，爪が皮膚から剥離しそうになったりして，患者さんに痛い思いをさせる恐れがあります。結果，介護職や看護師は処置を躊躇してしまい，爪の手入れをついつい後回しにしてしまうことも少なくありません。それでもなんとか限られた診療やケア時間の中で，効率的かつ安全に処置をしたいですよね。そこで紹介したいのが「SUWADA のつめ切り」です（**図1**）。あれ，なんだかジャパネットたかたみたいになってきました（笑）。

　SUWADA は大正15年（1926年）創業の諏訪田製作所の製品です。10年以上前，短期研修でお世話になった西伊豆病院で仲田和正先生（→ p113）にこの爪切りを教えていただきました。以来，外来や在宅医療の現場で愛用しています。諏訪田製作所のホームページには「機能本位の美しいフォルムで，爪の形に沿って緩やかにカーブした刃は厚い爪や巻き爪，変形した爪も切ることが可能です。一般家庭のみならず，世界中のプロのネイリストや医療従事者にもご愛用いただいています」とあり，まさに医療・介護職にとっても「知る人ぞ知る」爪切りなのです。

［北　和也］

どんな診療ハックスキル？

　SUWADA を使用することで，分厚い爪や変形した爪を安全にケアすることができます。患者さんや医療・介護職の負担を減らし，満足度とケアの効率を向上させることができます。

用意するもの・準備するもの

- SUWADA の爪切り（私は「クラシック」を愛用しています）

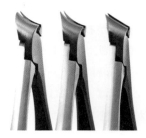

図 1 | SUWADA のつめ切り
（諏訪田製作所ホームページより）

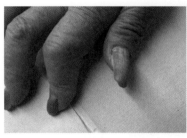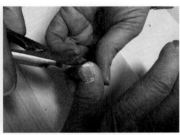

図 2 | 爪切りの処置例
老健施設退所後の患者さんの爪を当院看護師がきれいに処置している。

実際の方法

　まずは靴下を脱いでもらい，足爪の観察をしてみましょう。爪白癬をもつ患者さんに限らず，高齢者や糖尿病など血流障害のある患者さんは，足爪が分厚くなりやすく，爪切りを不便に感じていることがあります。また，手指の巧緻機能障害，四肢の麻痺，視力障害などがあり，爪のケアが不十分な方は少なくありません。認知機能が低下し，そもそも爪に無関心ということもあります。こういった患者さんの爪を積極的に見てみるのです。そして，ご家族や介護者に日常的な爪ケアについて尋ねてみましょう。まずはそこからです。

　そして，必要に応じて「SUWADA のつめ切り」を使用します。SUWADA は，分厚く変形した爪をわずかな力で，まるでクッキーをかじるような感覚でサクサクと切ってしまいます（図 2）。『ソニアのショッピングマニュアルⅢ』にも「使ってみると，パチンという爪切り特有の感触ではなく，はさみでスッと爪を切る感覚でしょうか」という記述があります。

●───この爪切りは誰の仕事 !?

　さて，介護や看護の現場で，ふと湧き上がる疑問──「この爪，私たちが切っていいの？」。この問題は，看護師，介護士そして医師，それぞれが自分たちの守備範囲を主張し合い，時にはチーム内で意見の対立（conflict）を招くこともあります。たとえば「これは看護師の仕事じゃない！」という看護スタッフの一言が現場をピリつかせ，チームが機能不全に陥ることもあります。

　医師法第17条には「医師でなければ，医業をなしてはならない」とあります。さて，「医業」とは何なのでしょうか。このあたりがいわゆる「誰の仕事か問題」の論点になります。そこで厚生労働省は，「爪そのものや爪の周囲に異常がない場合は医療行為に該当しない」と補足しています〔医師法第17条，歯科医師法第17条及び保健師助産師看護師法第31条の解釈について（通知）より〕。そうすると，今度は「異常とは何を指すのか？」ということになります。現実には，高齢者の爪はデフォルトで変形しています。これをすべて「医療行為」として扱うのは非現実的ではないでしょうか。介護職や看護師がグレーゾーンを柔軟に解釈するには，たとえば少々変形した爪を安心して処置するには，その行為を医師が理解・支持し，心理的安全性を担保することが大切ですよね。それぞれの職種が「守備範囲」を少しずつ広げ，補い合う姿勢がチームを成熟させる鍵になり，円滑なタスクシェア，タスクシフトにつながると思います。SUWADA は難儀な処置を容易にし，現場のconflict も解決してくれる可能性があります。

ハックポイント

☞ 爪切りは"誰の仕事か"ではなく，"みんなで取り組む課題"。

　爪ケアという一見小さなテーマですが，この問題は現場全体の在り方を象徴しています。「これは誰の仕事？」ではなく，「どうしたら患者さんにとって最良か」という視点を共有し，チーム全員が守備範囲を意識しつつも壁を作らないことが大切ですよね。造形美と機能美を兼ね備えた SUWADA は，そんなチーム作りの一助になってくれるのではないでしょうか。

悪性腫瘍

若年者で多発転移がんを見たら，AFP，hCG を測る

「原発不明がん」を知っていますか。転移で見つかるがんの総称ですが，臨床医をしているとしばしば遭遇するのが，この原発不明がんです。原発不明がんのなかには，治療によく奏効し，予後がよいがんがあります。その代表格に，胚細胞性腫瘍があります。　　　　　　　　［勝俣範之］

どんな診療ハックスキル？

若年者で多発転移がんを見たら，血清 AFP（alpha fetoprotein），血清 hCG（human chorionic gonadotropin：ヒト絨毛性ゴナドトロピン）を測ること。

実際の方法

AFP，hCG は特異度が非常に高いので，若年者で多発がんの転移を見たら AFP，hCG を測りましょう。AFP 高値を示すがんは，肝臓がん，AFP 産生腫瘍，胚細胞性腫瘍の 3 つのみです。また，hCG 高値を示す状態・病態は，妊娠，絨毛性疾患，胚細胞性腫瘍の 3 つのみです。男性で hCG 高値であれば，胚細胞性腫瘍と診断可能です。胚細胞性腫瘍は通常は精巣原発のことが多いですが，精巣に腫瘍がなく，性腺外原発胚細胞性腫瘍（多くは，後腹膜や縦隔原発が多い）もあります。胚細胞性腫瘍は進行が速く，治療が遅れると全身状態が急激に悪化し，死に至ることもありますので，速やかに診断，治療をすることが大切です（図1）。

原発不明がんは，文字どおり原発巣が不明であり，転移がんの状態で見つかるがん腫と定義されます。日本でのきちんとした統計はありませんが，全がん腫の 3~5％の頻度であるとされているので，少なくとも日本で年間 20,000 人は発症している計算になります。原発不明がんの診断の詳細はガイドライン[1] などを見てほしいと思いますが，大切なこ

3　診察スキル編　123

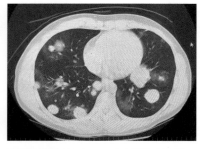
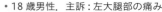
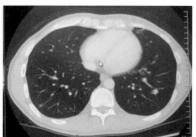

- 18歳男性，主訴：左大腿部の痛み
- 胸部X線・CTで多発肺結節影，多発肝腫瘤，後腹膜リンパ節腫大，左大腿静脈〜下大静脈血栓
- 泌尿器科受診：精巣腫大なし

- hCG 460,861 mIU/mL
- 性腺外原発胚細胞性腫瘍（後腹膜原発）と診断
- 標準的化学療法 BEP（ブレオマイシン，エトポシド，シスプラチン）療法開始
- 4サイクル後 hCG 正常化

図1｜胚細胞性腫瘍の症例

とは，原発巣の検索をするためにいたずらに検査づけにし，治療開始を遅らせないことです．私の経験で，原発巣の検索に半年以上も費やし，原発巣がないからと紹介されてきた患者がいます．転移がんで見つかるので，おおよそ予後が悪いがん腫ですが，なかには治癒可能なものも含まれます．

　予後良好で場合によっては治癒可能なものとして，以下の病態があります．①低分化がんで，体正中線上に病変が分布（縦隔，後腹膜）し，血中 hCG/AFP が上昇しているがんは，胚細胞性腫瘍に準じて治療する．②女性で，腋窩リンパ節転移のみで腺がんの場合，乳がんに準じて治療する．③男性で，造骨性転移，PSA 上昇している場合は，前立腺がんに準じて治療する．④扁平上皮がん，頸部リンパ節転移のみの場合は，頭頸部がんに準じて治療する．⑤神経内分泌腫瘍は消化管カルチノイドや肺小細胞がんに準じて治療する，などです．これらの病態を示すものは，原発不明がんであっても予後良好であるため，早く診断をつけて，治療を開始することが大切です．

> **ハックポイント**
>
> ☞ 若年者の多発転移がんで AFP，hCG が高値なら胚細胞性腫瘍。
>
> ☞ 予後良好な原発不明がんを見逃さない。

参考文献

1) 日本臨床腫瘍学会（編）：原発不明がん診療ガイドライン，改訂第 2 版．南江堂，2018.
〈https://minds.jcqhc.or.jp/summary/c00470/（最終アクセス 2025 年 3 月）〉

悪性腫瘍

女性で原発巣不明のがん性腹膜炎では，腹膜がんを疑う

　がん性腹膜炎の女性でよく見逃される腹膜がんについても知っておいてほしいです。腹膜播種，がん性腹膜炎となり，腹水がたまってきた状況では，多くの場合，消化器がんの転移・再発であり，治癒不可能な状況であることが多いです。女性で，腹水細胞診で腺がんと診断され，消化管をいくら調べても原発巣がはっきりしなかった場合，どうしたらよいでしょうか？「治癒不能で，有効な治療もなく，末期がんです」などと患者に話していないでしょうか？　　　　　　　　　　　　　［勝俣範之］

どんな診療ハックスキル？

　女性で原発巣不明のがん性腹膜炎では，腹膜がんが疑われるので，専門医にコンサルテーションする。

実際の方法

　女性で，がん性腹膜炎があり，消化管に原発巣がなく，CA125 高値の場合，まず**原発性腹膜がん**を疑わなければいけません。原発性腹膜がんは，以前は原発不明がんに分類されることが多かったのですが，2014 年に WHO 分類の女性生殖器腫瘍に組み入れられ，上皮性卵巣がんの亜型とされ，上皮性卵巣がんと同様な治療が勧められるようになりました。原発性腹膜がんは，進行例であっても卵巣がんと同様に化学療法によく反応し，手術を組み合わせることにより治癒可能であり（5〜30％），長期生存も期待できます。腹膜がんを疑った場合，腫瘍内科医や婦人科腫瘍専門医にコンサルテーションすることをお勧めします。腹膜がんの診断基準は，下記を参考にしてください。

◉────腹膜がんの診断基準[1]

①腹膜生検で，原発性腹膜がんと診断（消化器がん原発が否定されて

いる）

②腹水細胞診で腺がん，2 cm 以上の腹膜への転移，CA125/CEA＞25

③腹水細胞診で腺がん，CA125/CEA≦25，上下部消化管検査にて，消化器がんが否定される

上記いずれかを満たす場合。

ハックポイント

☞ 原発不明のがん性腹膜炎の女性では，腹膜がんを疑う。

☞ 原発性腹膜がんは長期生存も可能。疑った場合は専門医にコンサルテーションする。

参考文献
1）Vergote I, et al：Neoadjuvant chemotherapy or primary surgery in stageⅢC or Ⅳ ovarian cancer. N Engl J Med 363（10）：943-953, 2010. PMID 20818904

[悪性腫瘍]

セカンドオピニオンや録音について
聞かれたら，気前よくOKする

患者さんと面談していて，「セカンドオピニオンをしてよいでしょうか？」「録音してよいでしょうか？」と聞かれることがあると思います。そのような際に，どのように応対するのがよいでしょうか？

[勝俣範之]

どんな診療ハックスキル？

セカンドオピニオンや会話の録音について聞かれたら，気前よくOKする。

実際の方法

「セカンドオピニオンをしてよいでしょうか？」「録音してよいでしょうか？」と患者さんから言われた場合，とっさには，自分の診療を疑っているのではないか？　不信に思って訴訟の準備をするために録音するのではないか？　などと思ってしまうかもしれません。しかしほとんどの場合は，患者さんやご家族は自分の病気に対して不安に思っているのです。また，医師が話す言葉はしばしば難しいので，こちらが説明したつもりでも忘れてしまう方がいます。

私がこのように聞かれた際には，自分の診療に自信があればもちろんOKしますし，もし自信がなかったとしても，患者さんのためには当然のことであるので，気前よくOKするようにしています。また場合によっては，こちらからセカンドオピニオンを勧めたり，録音することを勧めたりすることがあります。患者さんからすると，このように対応してくれた医師には，逆に信頼感が増すのではないかと思います。私はセカンドオピニオンを受けることもよくあるのですが，患者さんが「セカンドオピニオンをしてよいでしょうか？」「録音してよいでしょうか？」と聞くと，怒り狂って「セカンドオピニオンをするのは自由だが，紹介

状は書かない」と言われていた例や，不機嫌な顔をして「どうせ同じことを言われるだけだよ。セカンドオピニオンは意味ないと思う」などの対応をされている例がありました。また，「録音してよいか？」と聞いたところ，「絶対ダメ。何を考えているんだ？　そんなに俺のことが信用できないのか？」と叱りつけた医師がいた例もありました。医師からこのような態度をとられた患者さんは，不信感の塊のようになられて，診断や治療は決して間違っていないのに，「主治医を替えたい，主治医を替えたい」となってしまう方が多くおられました。このようになってしまっては，患者さんにとっても，また主治医にとっても，幸せなことではないように思います。

　医師には客観性・冷静さが求められるものですが，そのように対応できれば患者さんからの信頼感も高まります。

ハックポイント

☞患者さんのためにも自分自身のためにも，セカンドオピニオンや会話の録音を歓迎する姿勢でいよう。

3　診察スキル編　129

悪性腫瘍

余命を告げる代わりに，「最善を尽くし，最悪に備えましょう」と伝える

患者さんと病気について厳しい話をしていると，「私の余命はどれくらいでしょうか？」「私はもうダメなんでしょうか？」などの質問を受けることがあると思います。そのような際に，どのように対応したらよいでしょうか？
[勝俣範之]

どんな診療ハックスキル？

余命を断定的に「〇か月です」などと伝えないようにする。「最善を尽くし，最悪に備えましょう」と伝える。

実際の方法

そもそも余命を正確に推測できるのか？　というと，医師の予測する予後は，実際の予後と一致率がかなり低いという報告があります[1]。「医師から余命6か月と言われたが，1年以上生きている」「余命3か月と言われたが，2年生きている」などの話もよく耳にすることと思います。また，いまは元気だが，多発転移があり余命6か月くらいだろうと医師が思っていても，急速にがんが進行し，1か月も経たないうちに亡くなってしまうことを実際に経験することもあると思います。

図1に，病いの軌跡（illness trajectory）を示します[2]。がん患者の場合，かなり最期まで元気でいることが多く，いったん症状が出現すると，急速に全身状態が悪くなり，1か月足らずで亡くなってしまうことが多いのです。一方，脳卒中，心不全や認知症などは，年単位で全身状態が悪化し，亡くなられることが多いです。

実際の医療現場で行われている間違いは，生存期間中央値を伝えてしまうことです。中央値とは，データを小さい順に並べたとき中央に位置する値であり，100人患者がいたら50番目に亡くなった患者の生存期間にすぎません。生存期間の分布は正規分布をなさないために，平均値

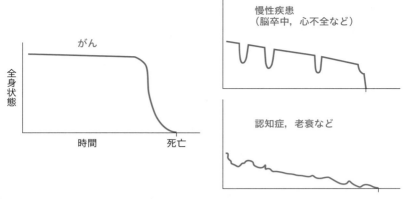

図1 | 病いの軌跡（illness trajectory）
(Lynn J : Perspectives on care at the close of life. Serving patients who may die soon and their families : the role of hospice and other services. JAMA 285 (7) : 925-932, 2001 より作成)

ではなく中央値を使うだけの話です。この値を「余命」というのは医学的にも間違っていますし，患者さんには相当な誤解を与えます。患者さんは余命6か月と言われたら，「6か月で自分は死んでしまう」と思ってしまいます。ホスピスへ入院した患者家族への調査から，医師からの言葉で最も傷つくこととして，「範囲，可能性をいわない断定的な余命告知」「感情への配慮がない」などがありました[3]。「あなたの余命は○か月」という言葉は，患者側からすると非常に冷たく，絶望的に聞こえます。ある患者さんは，「私は死刑宣告をされたように感じた」と話していました。当たる確率の極めて低いその死亡推定日を指折り数えていた患者さんもいました。

　進行がん患者に予後を伝えるのは，大変困難なことと思われますが，一方的・断定的な予後の伝え方だと，上記のように患者さんに絶望しか与えないことになります。進行がん患者に対応する際には，患者さんとのよいコミュニケーションを基にしたアドバンス・ケア・プランニング（ACP）を進めていくことが大切と思います[4]。ACPを進めていく際には，まずは患者さんと信頼関係をしっかりと結ぶことが大切です。そのうえで，「あなたの大切にしたいことは何ですか？」や，「身の回りのことができなくなってきた際に，どこで過ごしたいですか？」などのよう

な問いかけを患者さんと早くから話し合うことが大切です。患者さんの「私の余命は？」との問いかけには，直接答えるのではなく，「なぜ聞きたいのですか？」「どなたでも不安な気持ちになると思います」のような言葉の背景にある感情を探索し，共感するようなコミュニケーションが大切と思います。

●───Ｉ（アイ）メッセージを伝えること

「私は○○さんの治療がうまくいって，効果が出ることを期待しています。ただ，必ずうまくいくとは限りません。効果が出なかった場合のことも，話し合っておきたいのです。最善を期待して，最悪にも備えていくことは大切だと思うのです」。このような話し方で，Ｉ（アイ：私）**メッセージ**も入れながら[5]，Hope for the best, and prepare for the worst[6] のメッセージも伝えることが大切です。医師の説明は，ともすると客観的，機械的になってしまうかもしれません。Ｉメッセージを使うことは，医師としての客観的立場だけでなく，1 人の人間として，個人として，「私」が「あなた」のことについて期待し，心配もしていることを伝えることで，患者さんからの信頼関係を構築することにもつながると思われます[5]。

ハックポイント

☞ 余命を一方的，断定的に伝えない。
☞ 患者さんの言葉の背景にある感情を探索し，共感する。
☞ Ｉメッセージをうまく伝える。

参考文献

1) Glare P, et al：A systematic review of physicians' survival predictions in terminally ill cancer patients. BMJ 327（7408）：195-198, 2003. PMID 12881260
2) Lynn J：Perspectives on care at the close of life. Serving patients who may die soon and their families：the role of hospice and other services. JAMA 285（7）：925-932, 2001. PMID 11180736
3) Morita T, et al：Communication about the ending of anticancer treatment and transition to palliative care. Ann Oncol 15（10）：1551-1557, 2004. PMID 15367417
4) 勝俣範之：ACP の実践はこうやっています．Cancer Board Square 5（1）：20-27, 2019.
5) Lakin JR, et al：Softening our approach to discussing prognosis. JAMA Intern Med 179（1）：5-6, 2019. PMID 30453318
6) Back AL, et al：Hope for the best, and prepare for the worst. Ann Intern Med 138（5）：439-443, 2003. PMID 12614110

小児

赤ちゃんを泣きやませる方法と，不安がる周囲の大人を安心させる方法

　赤ちゃんは泣くのが仕事です。生まれたばかりの赤ちゃんは，泣くことと寝ること，おっぱいを飲むこと，それ以外のことはほとんどしません。赤ちゃんは泣きながら，眠りながらも，おっぱいをむせずに飲むことができます。何をしていても，何もしなくても，家族や周囲の人を笑顔にして，元気やパワーをくれる不思議な存在です。でも，泣かれて困ることも結構ありますよね。診察室では泣きやんでもらわないと心臓や呼吸の音が聞こえません。医学生の頃，赤ちゃんにはとても優しい顔の教授が学生を振り返った瞬間，「泣きやませられなかったら診察ができない！」と鬼の形相だったことが懐かしく思い出されます。

［白石裕子］

どんな診療ハックスキル？

　とっさに赤ちゃんを"ハッ"とさせて泣きやませる。

用意するもの・準備するもの

● ペンライト，フリスク®，レジ袋，鏡など，身近な道具

実際の方法

　赤ちゃんが泣くのは，おなかがすいた，おむつが汚れた，眠い，こっち向いて，といった意味です。泣きやむためにはまずおっぱい，抱っこが最強で，母親の心音を聞くと落ち着くといわれます。生後8か月頃までの赤ちゃんが，レジ袋をくしゃくしゃにするときのガシャガシャという音で泣きやむのは，おなかで聞いた母親の心音に似ているからです。『POISON』（作曲：井上慎二郎，作詞・歌唱：反町隆史）という楽曲のイントロで赤ちゃんが泣きやむ話も有名です。クラシック系では『ユーモレスク』（ドヴォルザーク，8つのユーモレスク作品101の第

3　診察スキル編　133

7曲）などが“赤ちゃんが泣きやむ音楽”の CD に入っています。また音楽とプラネタリウムを流す寝かしつけ用ぬいぐるみなども販売されていますね。お家ではこのような楽しいものの活用を勧めるのもよいと思います。寝かしつけに有効なものとして輸送反応があり，抱っこして歩くこと，それも寝入った後に 5〜8 分以上歩いてから寝かせると“ベッドに置いたら目が覚める”ことが少ないという研究結果があります[1]。

　生後 3 か月までにひどい泣き方を経験する赤ちゃんは 14〜30% で，受診の 20% 程度といわれます[2]。病気が見つかるのは概ね 5% 程度といわれますが，おむつと体の状態をよく観察し，皮下出血など皮膚の不自然な異常，易刺激性，生後 2 か月未満の発熱などは受診を検討しましょう。また保護者の疲労や気分障害，特に抑うつや，児の行動障害との関連にも留意しましょう。寝かしつけもぎゃん泣きのなだめ方も保護者にとっては一大事ですから，ねぎらって親身に対応することが大事です。生後 1 か月半以降，予防接種を経験すると，病院のにおい，雰囲気を察知して診察室に入る前から大泣きする赤ちゃんも多くいます。まず主役である赤ちゃんにあいさつしてから母親にあいさつすると，保護者の緊張が解けて信頼が得られやすいです。保護者が信頼してくれると赤ちゃんも安心してくれます。赤ちゃんはお母さんのことをなんでも察知できますね♪

　それでも泣いてしまったら，ガラガラやベッドメリーなど音や動きがあるおもちゃ，ペンライトをパッとつけたり，消したり，動かして見せたりすると，はっとびっくりしてその拍子に泣きやむことがあります。ボールペンなど細長いものを揺らすと喜ぶ赤ちゃんもいます。ガラガラが手元になければ，フリスク®のようなものでも大丈夫。カラカラと音が鳴ると不思議がって泣きやみます。鏡を見せるのも効果的です。ただし気に入ると舐めて確認してくれますから，大きさや誤飲には注意しましょう。赤ちゃんに何かを手渡すとき，大人の親指と人差し指で作ったわっかを通過するものは飲み込む可能性があることを啓発し，誤飲を予防するようにしてください。こちらが抱っこさせてもらうと余計に泣きますので，いったん泣いてもらってから保護者の元にお返しして泣きやませる方法もあります。

どうしても泣きやまないときは，しっかり抱っこしてもらい，肩，肘，膝関節を押さえるようにして固定し，予防接種することもあります。動いてしまって2回刺す羽目になったり，誰かが怪我をしたりしないよう，しっかり関節を固定することが重要です。注射をした後は"今日一番泣いた赤ちゃん大賞"を贈るとよいと思います。「赤ちゃんは，この注射を打つ人は怖い人だ，と自分の状況がわかっています。なんて賢いお子さんなのでしょう」と褒めて保護者の不安を払拭します。また，「これだけ泣く元気があれば健康です。赤ちゃんは泣くのが仕事ですから」と一言添えるとよいでしょう。

ハックポイント

☞ ハッとして Good。

参考文献

1) Ohmura N, et al：A method to soothe and promote sleep in crying infants utilizing the transport response. Curr Biol 32（20）：4521-4529, 2022. PMID 36103877
2) Halpern R, et al：Excessive crying in infants. J Pediatr 92（3 Suppl 1）：S40-S45, 2016. PMID 26994450

3　診察スキル編　135

小児

乳幼児の腹部診察は，
家族の膝の上で！

　腹痛を訴える子どもを診察するとき，ベッドに横になってもらうやいなや，わんわん泣いてしまって困った……という経験は誰しもあるのではないでしょうか。泣いて腹直筋が緊張すると，圧痛の有無だってよくわかりません。そのようなときに，このハックスキルが役立つことがあります。　　　　　　　　　　　　　　　　　　　　　　　　［北　和也］

どんな診療ハックスキル？

　家族の膝の上で乳幼児の腹部診察を行うことで，子どもも親も，そして医師も安心！

実際の方法

◉────子どもが落ち着く環境づくり

　しっかり診察したいと思って，家族に抱っこされている乳幼児をベッドに寝かせた途端，泣き出してしまうことって日常茶飯事ですよね。そこで，家族の膝の上に座らせた状態で診察を行ってみると，あら不思議。家族のぬくもりを感じてリラックスした状態で診察を受けてくれる子どもたちが多いではありませんか！　背中に感じる診察ベッドの冷たい感触，見慣れない天井と医療器具，次々にのぞき込んでくる知らないおっちゃん，おばちゃん。そら泣いてまうで，という感じです。

　さて，小児診療時の不安を軽減するための研究はいくつか存在します。たとえば，静脈注射の際，ベッドで仰臥位にして抑制を行って注射するよりも，家族に縦抱きしてもらいながら実施したほうが，苦痛が少なく親の満足度は高く，静脈注射の実施回数（失敗回数）にも差はなかったという報告があります[1]。子どもたちが安心して注射や処置，そして診察を受けられるよう環境を整えることはとても大事です。僕らが泣かずにいるのは，単に赤ん坊の頃と比べて耐性とかレジリエンスが身

についているからであり，みんな多かれ少なかれストレスは受けているのです。その辺りのイメージを膨らませたり，配慮したりというのは，赤ん坊に限らずしていきたいですね。

●───診察の精度を上げ，効率化も図る

　膝の上で診察を行うことで，子どもが泣いたり暴れたりする頻度が減るので，医師は正確で迅速な診察を行う確率が上がります。泣きじゃくっている子どもの腹部の触診はかなり不正確です。腹直筋が硬くて泣いていても，痛いから（腹膜刺激徴候があるから）なのか，単にこの状況が嫌だからなのか，判断が難しいですし，そもそも医師も思うように診療が進まず，場合により親の冷たい視線を浴びて冷や汗をかきながら腹膜炎を除外しなければならないという，心理的安全性のだだ下がった状況を早く切り上げるために，早々に診療を終わらせたい欲求に駆られてしまうかもしれません。そんな苦難を回避するためにもぜひ，家族の膝の上で診察してみてください。診察室に入って泣いていた子が，お母さんの膝の上で気をそらしながらお腹を触れば，診察中に泣き止むことも経験します。

　家族にも診察に積極的に関与・協力していただくことで，より安心してもらえますし，信頼関係も築きやすくなると感じています。また，親が診察の様子を間近で見ることで，診察内容や医師の説明に対する理解も深まるように思います。一見些細な診察の工夫ですが，親子双方の負担を軽減し，医療者の診療の質を向上させる可能性があります。ぜひこの方法を，日常診療に取り入れてみてください！

ハックポイント

> 　家族から離れたがらない乳幼児の腹部診察は，家族の膝の上で行ってみよう。そうすると，子どもたちは泣かずにすみ，家族は安心し，質の高い医療を提供できる可能性が高まる！

参考文献

1) Sparks LA, et al：Parental holding and positioning to decrease IV distress in young children：a randomized controlled trial. J Pediatr Nurs 22（6）：440-447, 2007. PMID 18036464

小児

「子どもの鼻水と咳が悪化したので抗生剤をください」という保護者への対応

生来健康な2歳女児。2日前に38℃の発熱と軽い鼻汁を主訴に受診しています。そのときには，急性上気道炎として解熱鎮痛薬の処方を受けました。今日の体温は37.1℃ですが，「鼻水と咳が悪くなっている」ということで受診しました。「咳で夜に起きるようになったので，抗生剤を出してください」との希望です。あなたならどうしますか？

[児玉和彦]

どんな診療ハックスキル？

急性上気道炎（かぜ）の鼻汁と咳嗽はウイルスを体外に排出するために必要な防御反応であり，急性上気道炎のひきはじめから3~5日目に増加することを説明する。

用意するもの・準備するもの

● かぜの経過を説明した図（図1），あるいは『症状でひらめくこどものコモンディジーズ』[1]

実際の方法

ウイルス感染の上気道症状である鼻汁と咳嗽は一般的に3~5日目に増加します。「初日から咳がすごくひどい」という場合は，急性上気道炎ではないと考えたほうがよいと筆者は思います。急性上気道炎を起こすライノウイルスやRSウイルスは，体内に入ってからまず発熱と鼻閉から始まり，徐々に悪化し，3日目から咳嗽が明確になります。そして，3~5日目のうちの2晩くらいは咳嗽のため睡眠が障害されることが多いです。急性上気道炎の場合は，あくまでも後鼻漏による咳嗽ですので，縦抱きにしたり，体を少し起こしたりするだけで改善することが多いです。この咳嗽には薬物治療はあまり効果的ではなく，鎮咳薬とハチ

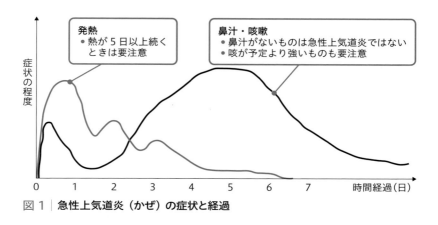

図1 | 急性上気道炎（かぜ）の症状と経過

ミツは同程度の効果しかありませんので，1歳を過ぎていればハチミツで十分です。この患者さんの保護者は抗菌薬（抗生剤）を処方してほしいとのことですが，急性上気道炎には抗菌薬は効きませんので，このタイミングでの投与は不適切です。ただ，誤って抗菌薬を投与してしまった場合でも5日目をピークに改善していくので，保護者は「抗菌薬を飲んだら2日くらいで咳がましになった」と勘違いする可能性もあります。そのような処方が保護者をさらなる投薬を求める受診行動に誘導してしまう可能性がありますので，処方はよく考えて行いましょう。

急性肺炎や急性細気管支炎との鑑別が問題になりますが，急性上気道炎の場合は3～5日目には発熱は改善傾向にあり，本人の全身状態もよいこと，呼吸数が正常で呼吸音の異常がないことから鑑別します。

急性上気道炎で抗菌薬を求める保護者には，以下のように説明します。「咳のせいでお子さんが起きてしまうと，親御さんも眠れないのでつらいですよね。今日はお子さんの免疫がウイルスと戦い始めて3日目で，やっと鼻水や咳を増やしてウイルスを追い出せるようになってきたところです。こうやってウイルスを全部出し切って，6日目くらいから咳はましになっていき，全部で10日前後でおさまることが多いです。抗菌薬は肺炎や中耳炎には効くのですが，かぜには効かないばかりか，下痢をしたりアレルギーを起こしたりすることもあるので，いまの時点ではお勧めしません。咳がどんどんひどくなったり，熱が続いたり，

10日以上咳がひどいようなら抗菌薬を飲ませてあげたほうがよいこともあるので，何か変な感じがしたら遠慮なくまた受診してください。そのときに診察して，必要な薬を考えます。ほかに何かご不明なこと，ご不安なことはありますか？」

ハックポイント

☞ 効果のない薬の処方は副作用を増やすだけですので，丁寧な説明が一番安全で効果的です。

参考文献

1) 児玉和彦：症状でひらめくこどものコモンディジーズ. メディカ出版, 2018.

小児

炎症反応の高い "元気な子どもの不明熱" ではアデノウイルスを検査しよう！

　2歳男児のA君が5日間続く発熱を主訴に救急外来を受診しました。昼間は元気だったが夜になってぐったりしてきたので夜間受診した，という保護者の心配と検査希望をくみ取ってあなたは血液検査をしてみました。検査結果は白血球が 20,000/μL，CRP が 8 mg/dL と高く，ほかには異常はありませんでした。炎症反応が高いのであなたは小児科医に入院依頼のコンサルトをしようと思っています。小児科医にコンサルトする前に，このハックを思い出してください。　　　　　　　　［児玉和彦］

どんな診療ハックスキル？

　炎症反応が高いだけで元気にみえる幼児には，アデノウイルスの迅速検査をする。

用意するもの・準備するもの

- アデノウイルス迅速検査キット
- 舌圧子

実際の方法

　高熱が続く患者さんを診察するときには，まず血液検査をしてみることが多いのではないでしょうか。炎症反応（CRP や白血球）でスクリーニングして，高ければ精査するということが成人診療では一般的だと思います。しかし，小児では血液検査に協力的でなかったり，血管が細かったりするため，血液検査はできるだけ省略したいのが小児科医であっても本音です。

　アデノウイルスは咽頭炎/扁桃炎の原因ウイルスで，結膜炎を伴えばいわゆる「プール熱（咽頭結膜熱）」を引き起こします。流行状況と身体所見で診断可能なのですが，40℃前後の発熱が5日前後続くため，

3　診察スキル編　　141

表 1 │ アデノウイルスか否かを判断する臨床情報

アデノウイルスの迅速検査を検討する 臨床情報	アデノウイルスらしくない臨床情報 (迅速検査陽性でも偽陽性かも)
周囲に流行がある〔プール熱，はやり目 (流行性角結膜炎) など〕	アデノウイルスが流行していない
発熱以外のバイタルサインに大きな異常 がない	発熱に釣り合わない頻脈や頻呼吸など， バイタルサインに異常がある
比較的元気	PAT (pediatric assessment triangle) ＝見た目や顔色が不良
昼間の経口摂取は比較的可能	朝も昼もぐったりしている
ジュースやお菓子などは喜んで食べる	好きな飲み物・食べ物に見向きもせず， 食べない
1～1.5 cm 大の後頚部リンパ節が数個 腫脹していて，圧痛に乏しい	2 cm 前後あるいはそれより大きなリンパ節 腫脹，圧痛がある大きなリンパ節腫脹がある
口蓋扁桃に白苔がある (線状あるいは 点状が多い)	口腔内に点状出血やアフタ性口内炎がある
口蓋扁桃が発赤・腫脹している	口蓋扁桃の炎症所見がない
下気道症状が乏しい	咳が強い，呼吸困難がある
眼脂のある結膜炎がある	眼脂を伴わない結膜充血

臨床症状から気づけないと血液検査の適応となります。アデノウイルスは自然軽快する原則的に良性の疾患ですが，血液検査では，CRP が 3～10 mg/dL，白血球が 10,000～20,000/μL あたりまで増加します。原因不明のまま血液検査をして，炎症反応が高値であれば，X 線，年齢によっては導尿による尿検査など，小児に負担がかかる検査に進まざるを得なくなります。

　何でもかんでも検査するわけにいきませんが，表 1 の左欄のようなときには血液検査より先にアデノウイルスを調べましょう。5～15 分で結果が出て，陽性であれば解熱薬で経過観察してよいです。

　方法は，綿棒を使って採取した咽頭ぬぐい液を用いて検査キットの説明書どおりに検査します。

　注意点は，事前確率が低いときには，検査結果が陽性でも偽陽性の可能性が上がりますので，アデノウイルスらしい情報があるか，アデノウイルスらしくない症状がないかを確認する必要があります (表 1 の右

欄）。アデノウイルスと紛らわしい疾患には，川崎病（扁桃に白苔はつかない，圧痛のある頚部リンパ節腫脹，眼脂のない結膜充血など），溶連菌性咽頭炎（扁桃発赤は共通，軟口蓋や口蓋垂に特徴的所見，前頚部リンパ節腫脹，サンドペーパー様皮疹など），ヘルペス歯肉口内炎（扁桃発赤，歯肉腫脹，口唇や頬粘膜に水疱，経口摂取不良）などがありますので，鑑別診断を広く考えることが重要です。

　高熱が続く児ではアデノウイルスでなければ敗血症の可能性もありますし，アデノウイルスにも重症肺炎を起こす血清型もあるので，バイタルサインに異常がある場合には，PALS（pediatric advanced life support）のアルゴリズムに沿って，全身状態の安定化を優先してください。

ハックポイント

☞"元気な不明熱"の小児にはアデノウイルスの迅速検査をしてみる。

3　診察スキル編　143

小児

「水様性下痢」をみたら
胃腸炎のほかに便秘を疑え

　生来健康な4歳男児。1か月下痢が続いている主訴で来院した。前医で胃腸炎と診断を受け，整腸剤を飲んでいるが改善しないという。ときどき強い腹痛を訴える。便は水様で少量が1日3〜4回出る。もともとは3〜4日に1回，有形便の排泄があった。排尿はいつもどおりで，食欲はある。診察では，意識清明，元気あり，腹部は膨満しており，どこを押しても痛いという。どのような疾患を考えるか？　　　　［児玉和彦］

どんな診療ハックスキル？

　小児の腹部診察では便塊を意識して触診する。

用意するもの・準備するもの

- 診察者の温かい手
- 可能であれば，超音波検査装置

実際の方法

　下痢を主訴にして受診する小児の大半は急性胃腸炎が原因です。急性胃腸炎の場合は嘔吐あるいは食欲不振を伴うことが多く，腹部では柔らかくやや力のない（腹壁の緊張が弱い）感じの触診所見になります。

　たまに，下痢をしているはずなのに腹部が膨隆している小児がいます。このときの診療のコツは，下腹部に便塊がないか触診で探しにいくことです。比較的浅い，丁寧な触診をして左下腹部に硬い腫瘤を触れた場合は便塊であることがほとんどです。左下腹部ではなく，尿がたまった膀胱とともに下腹部正中に触れることもあります。

　下腹部に何かを触れたときに，触診所見で便塊や膀胱と判断できない研修医の先生も多いと思います。そのときには超音波検査を行いましょう。腸管内の硬い便は，表面のエコー輝度が高く内部エコーが減衰し，

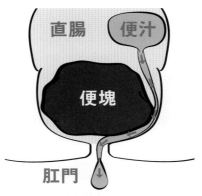

図1｜奇異性下痢の病態イメージ
直腸に貯留した便塊の脇を便汁が通り抜けて，奇異性下痢になる。

音響陰影を形成します。そのような所見が直腸にあり，直径が3～4cmより大きい場合には直腸拡大であり，直腸に著明な便塊があることを意味します。

　小児の便秘の頻度はおよそ10％前後と考えられており，腹痛を主訴にする受診の原因として便秘症はかなり多いです。便秘とは，排便回数や量が少なく，排便時に過度にいきむことが必要な状態です。発症年齢としては，乳児期の離乳食開始時，3～4歳のトイレトレーニング開始時，そして学童期の3つの時期にピークがあります。排便頻度が減ると硬くて大きな便になり，排便時痛が生じるので，余計に排便を我慢するという悪循環に陥り，便秘は悪化していきます。ブリストルスケールという便の硬さを表現する表を見せながら，保護者に普段の排便を聞きます。「コロコロの」あるいは「ウサギの糞のような」便が出るときには便秘の可能性がありますが，保護者としては硬便であると思っていないことがあります。

　今回の症例では，硬く大きくなって直腸に詰まった便塊（impaction：便塞栓と呼びます）と直腸の隙間から便汁がもれている状態を考えます。この場合，漏れ出た便汁を「下痢」と表現する保護者が多く，医学的には「奇異性下痢（paradoxical diarrhea）」と呼びます（図1）。下痢までいかないものを含めてより広義に漏便（soiling）と呼ぶことも

あります。

　病歴だけで胃腸炎と診断しないようにしましょう。必ず，すべての身体所見をとって，胃腸炎に合わない所見がないか確認しましょう。

　便秘症が原因の奇異性下痢の場合は，浣腸をして便塞栓を除去すれば一時的には問題は解決します。しかし，慢性的な便秘症があることが多く，その後の慢性期治療について説明し，維持療法を継続するように指導することが重要です。

ハックポイント

☞「奇異性下痢」「漏便」の概念を知っておく。

小児

子どもの結膜炎をウイルス感染と川崎病に鑑別する所見は眼脂である

　生来健康な生後10か月男児。5日間続く発熱を主訴に受診した。意識清明，眼瞼結膜充血あり，咽頭発赤あり，頸部リンパ節腫脹あり，呼吸音と腹部所見に異常なし，皮疹なし。血液検査ではCRP 3.0 mg/dL，白血球12,000/μL。あなたはウイルス感染と思ったが，小児科研修中に経験した不全型川崎病の可能性もあることに気づきました。よい見分け方があるのでしょうか？　　　　　　　　　　　　　　　　［児玉和彦］

どんな診療ハックスキル？

　結膜炎をみたときには，眼脂の有無について問診と身体所見をとる。

用意するもの・準備するもの

- 『川崎病診断の手引き　改訂第6版』[1]

実際の方法

　川崎病は主として4歳以下の乳幼児に好発する原因不明の疾患で，その症候は以下の主要症状と参考条項とに分けられます。

【主要症状】
①発熱
②両側眼球結膜の充血
③口唇，口腔所見：口唇の紅潮，いちご舌，口腔咽頭粘膜のびまん性発赤
④発疹（BCG接種痕の発赤を含む）
⑤四肢末端の変化：
　（急性期）手足の硬性浮腫，手掌足底または指趾先端の紅斑
　（回復期）指先からの膜様落屑

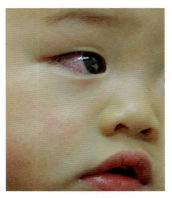

図1 川崎病の結膜炎

⑥急性期における非化膿性頸部リンパ節腫脹

　6つの主要症状のうち経過中に5症状以上を呈する場合に川崎病と診断します。4症状であってもほかの疾患が否定され，冠動脈病変が証明されれば川崎病と診断され，3症状以下であっても冠動脈病変があったり参考条項から疑われたりする場合には不全型川崎病と診断できます。

　川崎病は原因不明であるゆえに1つの検査や所見で確定診断することはできません。似たような疾患の除外と症状の組み合わせで診断します。小児科医であれば見逃された川崎病の合併症を治療した経験がありますので，小児科医は疑わしきは川崎病として扱う，という傾向があります。

　筆者が川崎病診断について意識していることの1つに，眼脂の有無があります。小児の結膜炎で頻度が高いウイルス感染やアレルギー性の結膜炎の場合は，眼脂を伴います。それに対して，川崎病の結膜所見については，眼脂を伴わない結膜充血が基本です。受診時には保護者が眼脂を拭いてから来ることもよくありますので，問診で「目ヤニがあったか」を確認するようにしましょう。川崎病の結膜充血については，もう1つ特徴があり，血管炎を反映して1本1本独立した血管拡張になる傾向があります（図1）。見慣れてくると，ウイルス性のモヤモヤした血管充血とはまったく違うと認識できるようになります。

川崎病診断のコツをもう1つ伝授しますと，川崎病の扁桃炎は白苔を伴わないのが基本です。口唇発赤だけでは判断できないこともありますが，扁桃に白苔がしっかりついている場合には川崎病ではなさそうです。

　そうはいっても，川崎病は除外診断です。ウイルス感染の眼脂を伴う結膜炎や白苔を伴う扁桃炎に川崎病が合併する可能性もあります。除外診断にこだわり，全身所見と心エコー所見を総合して診断するようにしましょう。

ハックポイント

☞川崎病には診断のコツがあることを知っておく。

参考文献
1) 日本川崎病学会，特定非営利活動法人日本川崎病研究センター，厚生労働科学研究難治性血管炎に関する調査研究班：川崎病診断の手引き，改訂第6版．2019.〈https://jskd.jp/wp-content/uploads/2022/10/tebiki201906.pdf（最終アクセス 2025年3月）〉

3　診察スキル編　149

予防接種

子どもに予防接種を行う際には大きいシリンジも用意しておく

　子どもでなくとも注射は嫌なものです。またワクチンは必要なものだということ，針でチクっとするのも一瞬の出来事だと頭でわかっていても，できれば避けたいのは十分理解できることでしょう。自分が子どもの頃に，どんな想いだったか，大人になると忘れがちです。そのため，注射の恐怖を和らげるために最大限の工夫と努力は常に必要です。もちろん，相手が子どもとはいえ，誠意をもって正直に対応することが基本ですが，ちょっとズルいものの，怯える子どもを少し安心させる方法がありますのでご紹介します。

[松村真司]

どんな診療ハックスキル？

　予防接種を行う前に，実際に用いる 2.5 mL の予防接種用のシリンジよりも大きな採血用のシリンジを用意しておき，接種前に子どもに両方を見せ，「大きい注射器と小さい注射器，どっちがいい？」と，どちらを用いるか子ども自身に選ばせる。そのうえで，「じゃあ，小さいほうを使うね」と言って予防接種用シリンジで接種を行う。

用意するもの・準備するもの

● 10 mL のシリンジ，2.5 mL（ないしは 1 mL）の予防接種用シリンジ

実際の方法

　予防接種の実施の手順は大人も子どもも原則は同じです。ある程度理解が進んだ子どもに対しては，同伴の保護者だけでなく，子ども自身にも予防接種の必要性について十分に説明し，事前にその恐怖心をほぐし，安全に配慮しながらできるだけ手早く接種を行うことが基本です。

　まずは，子どもの気持ちを優先し，恐怖心を減らす工夫をします。できるだけ子どもの目を見て，温かい雰囲気で声かけをします。「注射は

嫌だよね，でも強くなるために必要なものだから頑張ろうね。少しだけチクっとするけど，頑張ったらすぐに終わるからね。痛くないように，いろいろ工夫するからね」と話をしたうえで，「注射器で打つからね。その前に，この大きい注射器と，小さい注射器，どっちで打てばいい？」と2種類のシリンジを見せて本人に選んでもらいます。通常は小さいほうを選びますが，もしもどちらも嫌がるようだったら「じゃあ，こっちの小さいほうが痛くないはずだから，こっちを使うね！」と言って，当初から用意してある予防接種用のシリンジを用いて接種の準備に入ります。あとは通常の接種を標準的な手順に沿って行います。

　もちろん接種がすんだら，「よく頑張ったね！　偉い！」と，心から最大限に褒めることが肝心です。接種用の小さなご褒美を用意している施設もあると思いますが，やはり頑張った子どもに対して心からの賞賛を与えることが，一番効果があると思います。1人ではなく，親御さんも含め，接種に関わったスタッフ全員で，褒めすぎるくらいの褒め方でちょうどよいくらいです。

　地域で数十年以上診療を行っている当院には，子どもの頃に当院で予防接種を受け，その後大きくなって今度は親として自らの子どもの予防接種のために来院する方が何人もいますが，子どもの頃の予防接種体験を思い出して語ってくれる人もいます。よい思い出にせよ嫌な思い出にせよ，そのときの体験は大人になっても忘れがたいようです。予防接種の体験は今後の医療への安心感，信頼にもつながります。そのため，正直に，そして誠実に行うことがもちろん基本ですが，時には嘘も方便，予防接種の恐怖を減らすための工夫は必要なことだと思います。

> **ハックポイント**
>
> ☞「大きな注射器，小さな注射器，選べるよ。どっちがいい？」と言いながら，子どもに小さいほうを選んでもらうのがコツ。
>
> ☞とにかく頑張った子どもたちの努力と我慢に最大限の賛辞を贈ることが肝心。この言葉かけが将来の患者−医師関係の形を作ると信じて。

予防接種

予防接種を楽しくする方法

予防接種はいくつになっても嫌ですね。どこも悪くないのに，針を刺すから痛いに決まっています。ほんの数秒の痛みですが，嫌すぎて泣き叫ぶ，診察室から脱走する，椅子に座らず，座ってからもくねくね体を動かして巧妙に逃げ回る子もいます。みんなでなだめすかして，かわいいおもちゃで釣るなどして，とにかく座らせます。　　　　［**白石裕子**］

どんな診療ハックスキル？

つらい注射をしのぐ，楽しく嬉しい工夫を。

用意するもの・準備するもの

- アンパンマンの絵（描いてもよい）
- 拍手

実際の方法

「10秒数えて頑張ろう！」とお願いし，「いーち，にー，さん」で打ち終えると，「わー，早かったね。お利口だったからすぐ終わったね」と褒めちぎります。周りでは抑えの看護師さんが拍手喝采を浴びせて達

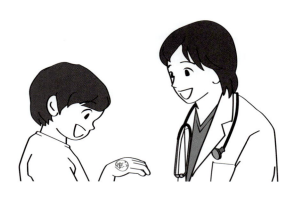

成感を演出します。きょとんとしてから喜びに変わるようで，すかさず「ご褒美ですよ」とアンパンマンを見せると，目をキラキラさせて「アンパン！」と言ってくれます。

　このアンパンマンは，ぬいぐるみでもイラストでもなんでもよいです。キャラクターシールなどをいくつか集めて選んでもらうのはてきめんに効果があり，1歳半くらいまでは"アンパンマン"か"ワンワン"がお勧めです。3歳くらいになると，さっきまで泣いていたのに，突然泣きやんで夢中で好きなキャラクターを探す子もいます。以前勤めていた小児病棟では，よく担当医が患者さんの手の甲にアンパンマンの絵を描いてあげていました。味のある（似ていたかは不明）アンパンマンの似顔絵に大喜びしてもらったものです。

ハックポイント

☞ 数えて描いて褒めまくる。

3　診察スキル編　153

予防接種

痛くないワクチンの打ち方

患者さんから「予防接種は痛いから打ちたくない」という声を聞くことがありますか？　ほとんどのワクチンは注射で接種するため，接種時の痛みを避けられません。でも痛みは主観的なものですから，ちょっとしたコツでその痛みを緩和することができます。接種後に「全然痛くなかった！」「これまでの中で一番痛みを感じなかった」と喜ばれる，**痛いはずのワクチンの痛みを減らすスキル**です。　　　　　　［中山久仁子］

どんな診療ハックスキル？

● 痛くないワクチンの打ち方

実際の方法

◎──子ども

子どもにワクチンを接種する際には，痛みを感じにくくする方法として，抱き方や気を紛らわせる方法があります（表1）[1]。

▼気を紛らわせる方法

● **乳児（1歳まで）**：おもちゃで遊ぶ，歌う，シャボン玉を見せる，キラキラ動く飾りを見せる，など

● **幼児（1歳以降）**：自分でシャボン玉を吹く，接種部位の反対の手でノック型ボールペンを早押しする，ゲームをする，歌う，数を数える，関係ないことを話す，など

◎──成人

成人では座り方やリラックスするような声かけ，深呼吸などによって，接種時の痛みを感じにくくすることができます[2, 3]。

▼被接種者（ワクチンを打たれる人）にできること

● あらかじめ，ワクチンとその病気について説明を受け，接種の必要性

表 1 | 小児のワクチン接種時の痛みを軽減する方法

痛みを軽減する方法	推奨グレード・エビデンスレベル
母乳を飲ませながら接種する	A・I
乳児で接種中に授乳できない場合は，甘い飲み物を飲ませながら接種する	A・I
局所麻酔を使用する（あらかじめ接種部位にペンレス®テープやエムラ®クリームなどを塗布）	A・I
筋肉注射では内筒を引いて血液の逆流を確認しないで，速やかに接種する	B・I
ワクチンが複数の場合，最も痛みを伴うワクチンを最後に接種する	B・I
3歳以上の小児は接種中に深呼吸をさせる	B・I
接種中に小児の気を紛らわせる	B・I
4歳以上の小児は接種前から接種中にかけて，接種部位付近の皮膚をさする	B・II−1
小児に「痛くないよ」と言わない	D・I
仰臥位で接種しない	E・I

【推奨グレード】A：強い科学的根拠があり，行うよう勧められる。B：科学的根拠があり，行うよう勧められる。C：行うことを考慮してもよいが，十分な科学的根拠がない。D：科学的根拠があり，行わないよう勧められる。E：強い科学的根拠があり，行わないよう勧められる。
【エビデンスレベル】I：ランダム化比較試験。II−1：非ランダム化比較試験
〔Taddio A, et al：Reducing the pain of childhood vaccination：an evidence−based clinical practice guideline. CMAJ 182（18）：E843−E855, 2010 より抜粋〕

を理解する
- 背筋を伸ばして座り，リラックスする
- 深呼吸，または息止め，軽い咳などで気晴らしをする
- 局所麻酔を使用することもできる（あらかじめ接種部位にペンレス®テープやエムラ®クリームなどを塗布）

◉────**接種方法（子どもと成人に共通）**
- 同時接種のときは，一番痛いワクチンを最後にする
- プランジャー（内筒）を引かない（吸引しない）。血液の逆流確認は不要（接種に適切とされている部位は神経と血管が少ない部位）
- ワクチンを素早く注入する。ゆっくり注入すると痛みを感じやすい
- 筋肉注射は筋肉内に打つ（筋注できるワクチンを皮下に打つと痛い）

3　診察スキル編

- 接種後，針を抜いた直後に接種部位を圧迫する
- 気を紛らわせるように話しかけ，笑顔で接種する（怖い顔で打つと痛く感じるため）

▼接種時にしても鎮痛効果がないといわれていること

- ワクチンを温める
- 解熱鎮痛薬の内服

　ただし，接種後数日間の痛みや熱には，解熱鎮痛薬を内服することで症状を緩和できます[4]。

＊

　声かけも重要です。注射針を刺すときの声かけは，中立的な言葉を使い，偽りの言葉や不誠実な言葉を避けます[3]。

	よい声かけ	避けたほうがよい声かけ
中立な言葉づかい	はい，いくよ〜	刺すよ〜
偽らない	ちくっとするよ	痛くないよ

　ワクチン接種の痛みや針に対する恐怖は，ワクチン躊躇の原因になりうるため，痛みのコントロールは重要です。上記に記したとおり，効果的で実行可能，費用なし，文化的に受容可能，年齢に応じたエビデンスに基づく戦略を使って，ワクチン接種時の痛みを軽減しましょう[3]。

ハックポイント

- ☞ 被接種者の年齢によって工夫が異なります。
- ☞ 接種者の接種方法は，すべての年齢に共通のハックです。

参考文献

1) Taddio A, et al：Reducing the pain of childhood vaccination：an evidence-based clinical practice guideline. CMAJ 182（18）：E843-E855, 2010. PMID 21098062
2) Taddio A, et al：Reducing pain during vaccine injections：clinical practice guideline. Reducing pain during vaccine injections：clinical practice guideline. CMAJ 187（13）：975-982, 2015. PMID 26303247
3) WHO：Reducing pain at the time of vaccination：WHO position paper-September 2015. Wkly Epidemiol Rec 90（39）：505-516, 2015. PMID 26410893
4) CDC：Vaccine administration. General best practice guidelines for immunization. Best Practices Guidance of the Advisory Committee on Immunization Practices（ACIP）.〈https://www.cdc.gov/vaccines/hcp/imz-best-practices/vaccine-administration. html?CDC_AAref_Val（最終アクセス 2025 年 3 月）〉

その他

患者さんが診察室を出た後でも，必要があれば呼び戻そう

　診察中には，患者さんの話を聞き，身体所見をとり，アセスメントの仮説を立てながら説明し，プランを立て，カルテに記載し……，と多数のタスクを短時間でこなさなければならず，頭の中はかなり忙しい。病態生理や診断が釈然としないまま，ひとまず「これでいいかな」と思って説明し，診察を終わらせることもあるだろう。しかし，患者さんが診察室を出た後に，カルテをまとめながら思考を整理しているうちに，新たな仮説，聞き忘れていたこと，取り忘れていた所見，説明が足りなかったことなどが浮かんでくることはよくある。あるいは，指導医に相談しているうちに「あれ聞いた？」「この所見はどう？」と言われて，「あ！」と気づくこともある。そんなとき，どうするだろうか？

[井上真智子]

どんな診療ハックスキル？

　一度，話をまとめて診察が終わった後でも，思い出したことがあったら呼び戻す。

用意するもの・準備するもの

　特になし。

実際の方法

　患者さんが診察室を出た後に，上記のようなことがあれば，「すみません，ちょっと追加でお伺いしたいことがあるので，もう一度診察室に入っていただけますか」と声をかけて，部屋に戻ってきてもらう。患者さんは，まだ部屋の外にいることもあれば，検査や会計に移動していることもある。薬局にまで行っていたり，自宅に戻ってしまったりということもあるだろう。近くにいれば，すぐに声をかける。すでに遠くに

3　診察スキル編　　157

行っていれば，電話をかけるなどする。緊急性がなければ翌日などでもよいが，来られるときに来ていただく。再度来るのが難しければ次回フォロー時に，ということになるが，カルテにそのことを記載しておき，想定外の受診があった際に担当したほかの医師がわかるようにしておく。

この方法は，患者安全の観点から重要だと考えている。「to err is human（人は間違える）」といわれるが，うっかり鑑別が抜けていたり，よくよく考えると違う鑑別が浮かんできたりするのは，比較的よくあることではないだろうか（「自分はそんなことはない」という人もいるかもしれないが，自分のやっていることは完璧ではないと常に認識しておくほうが安全といえる）。

患者さんに迷惑がられた経験はない。それどころか，「丁寧に診てもらえた」と感謝されることのほうが多いのではないかと思う。プライマリ・ケアや総合診療では，病状や病態がまだ明確でない段階で受診するケースも多い。このように，呼び戻して追加の診察をすることは，医療における判断の「不確実性」を患者と共有しておくことにもつながるのではないだろうか。「100％確実」は難しくとも，できるだけ最善を尽くそうとしているという姿勢を示し，協力関係を築くことができれば，トラブル予防につながると考えている。

ハックポイント

☞ 後で思い出した，気になったことがあったときは，患者を呼び戻したり電話したりする。

☞ 追加の診察は嫌がられることは少ない。患者安全，トラブル予防のために億劫がらずに連絡しよう。

その他

宿題は自分で決めてね

　生活習慣の改善が必要なとき，医療者が半ば強制的に「〇〇を減らしましょうね」「運動をしましょう」と伝えても，患者さんが行動を変えるのは容易ではありません。医療者は検査結果がよくないときなどに「なんでこの患者さんはこちらのアドバイスを聞いてくれないんだ」と陰性感情がわくかもしれません。そんなとき，「**本当に**患者さんが悪いのか？」「**なぜ**こちらの提案を実行できないのか？」と少し立ち止まって考えてみてほしいのです。

　患者さんができないのには理由があり，もっと患者さんが楽しく取り組める何かが，ほかにあるはずです。実現可能な生活習慣の改善に，私は「今日の宿題を自分で決めてもらう」ことを実践しています。「宿題」を知らない人はいません。小学校や中学校で先生が出す宿題，自分で考えて取り組む自由研究のような宿題もみんな記憶にあるでしょう。ただ先生から与えられるはずの宿題を「自分で決めていい」ところに，このスキルのポイントがあります。患者さんの自主性を上手に引き出しながら今後自立して病いと付き合っていってもらうために，「宿題を自分で決めていい」というワクワク感が使えます。　　　　　　　［三澤美和］

どんな診療ハックスキル？

　生活習慣の改善が必要な方に，診察の最後に「今日の宿題，何にしましょうか？　これならやってこられる，ということを自分で決めてください」と伝えること。

用意するもの・準備するもの

● ユーモアに富んだ応援のひと言

3　診察スキル編　159

実際の方法

宿題には単に学力の向上だけではなく，①自主性（self-direction）の向上，②自制力（self-discipline）の向上，③時間管理能力の向上，④知的好奇心の増大，⑤より自立的に問題解決ができる，などの効果があるといわれています[1]。これらは生活習慣の改善のときにどれも必要なものです。「宿題を自分で決めていいなんて！」という気持ちをくすぐり，次の外来までの宿題を患者さんに決めてもらいましょう。コーチングでも，答えを与えるのではなく，本人が解決方法を見つけることをガイドするといいます。それとよく似ているのかもしれません。大事なことは「しょぼくてもいいから，必ずできる宿題にすること」です。

「次までに毎日腹筋 10 回」（10 回って少ないと思うかもしれませんが，まずは続けられることが大事です），「ビール 4 杯を 3 杯に減らす」，「まんじゅうを半分だけにする」など……。

時に具体的なエクササイズができる YouTube のページを一緒に探したり，一緒に腹筋することを約束したりもしています。患者さんと協同することと，自分が言った手前頑張ってこよう，と思う心理を上手に応援しながら行動変容を促しましょう。

ハックポイント

☞ 自分で決めていい宿題なんて魅力的。患者さんが自立的に楽しく取り組めるアドバイスをしましょう。

参考文献
1) 太田絵梨子：学習における宿題の役割に関する心理学的検討．教育実践学研究 20（2）：27-39, 2019.

その他

わざと昼食時に回診してみる
見えなかった患者さんの一面が見えてくるかも！

　患者さんはある日突然，病いに倒れ，急に病院で療養するという特殊な状況を余儀なくされています。その状況で患者さんを勇気づけ，励ますのは医療職ですが，食事の楽しみは患者さんのなかで大きな位置を占めていることでしょう[1]。痛い検査や苦しい治療を受けるなかで，食べたい思いとは裏腹に食べられない，食べたいけれどうまく食べられないという患者さんも見受けられます。食事摂取の看護記録だけを読んでいても，患者さんが健康的にもりもりご飯を食べているかどうかはわかりません。その状況をちょっとした工夫で，実際に自分の目で確かめるのがこのハックです。　　　　　　　　　　　　　　　　　　［横江正道］

どんな診療ハックスキル？

　食事のタイミングをわざと狙って，入院中の患者さんを回診します。看護記録に食事摂取量は書いてありますが，食べ方，表情，むせ，手の運びなどを自分の目で見ることで，病気の度合い，生活上の課題なども診ることができます。

用意するもの・準備するもの

　特にありませんが，看護記録は参照します。

実際の方法

　わざと食事の時間帯に訪室して，ご飯を食べている様子を確認します。朝食や夕食でも可能ですが，昼食が無難です。

　まずは，自分が患者さんの状態の何を見たいかを明らかにするところからスタートします。おいしそうに食べているのか，お箸は自分で使えているのか，むせたりしていないか，何を食べて，何を残しているのかなども，この時間に観察できます。もちろん，看護師は患者さんのこと

3　診察スキル編　　161

をちゃんと診てくれていますが，入院中に一度は，自分の目で食事摂取状況を確認しておくと，患者さんの病態やADLの理解にもプラスになります。

　もちろん，経管栄養や胃瘻栄養の患者さんであっても，看護師と申し合わせて注入時間に回診に行くことは，食事の観察と同様に意味あることだと思います。看護記録からは読み取れない患者さんの一面を自分で見に行くことは，食事の種類や量の調整，栄養剤の選択や量の調整に必ず参考になります。

ハックポイント

☞ 食事をおいしく食べられているかどうかは，患者さんの健康のバロメーターの1つです。

☞ 箸づかい，表情，むせなど，病気だけではなく，1人の人間としての患者さんの入院生活を理解することが，早期退院や転院先の選定にも影響します。

☞ 看護記録はとても参考になりますが，その行間を読む努力もまた必要で，医師として自分の目で見ることで，患者さんの違う一面も診ていきましょう。

参考文献
　1）池田義雄，他：病院での食事の意味―医師の立場．病院 49（3）：215-216, 1990.

4

検査スキル編

ティッシュを用いた
ベッドサイドの呼吸機能検査

　息切れや呼吸困難を訴える患者の呼吸状態を身体診察で評価する方法は，「呼吸回数」「呼吸の深さ」「補助呼吸筋の使用」などの視診，肺や気道の聴診が一般的です。一方，肺活量，1秒量，フローボリューム曲線といった呼吸機能を数値化できる生理機能検査は呼吸状態を客観的に評価できる有用な検査です。ただし，精密でコストのかかる検査であり，肺炎や気管支喘息急性期など日々状態が変化する疾患では連日検査するわけにもいかず，現実的とはいえません。

　生理機能検査がまだなかった時代（そして医師もたばこを吸いながら診察していた時代），先人は手元にあるマッチを使って呼吸機能の評価を行っていました[1]。それは，患者の眼の前に置いたマッチの火を吹き消すことができるかで1秒量を推定するものでした。院内で火を取り扱えなくなり，誰もやらなくなったマッチテストに代わり，現代ではピークフローメーターを用いてベッドサイドで評価している先生もいらっしゃるかもしれません。ただ，特定の器具はいつでも，どこでも持ち歩くことは難しく，必要なときに手元にない可能性もあります。外来の診察室，あるいは呼吸困難を訴える入院患者のベッドサイドには必ずといっていいほど箱ティッシュがあります。必要なときにそばにあるティッシュを用いて呼吸機能を評価する方法が，筆者が考案したティッシュ吹き試験です。

[平島　修]

どんな診療ハックスキル？

　ティッシュを患者の眼の前に持ち，「ハー」と息を吹きかけてもらい，ティッシュが揺れるかを診る。

用意するもの・準備するもの

● ティッシュ（診察が必要な患者のそばには必ずある）

> **実際の方法**

検者はティッシュを 1 枚，患者の口から約 15 cm（ボールペン 1 本分）の場所に端を持って保持します．患者に口を大きく開けるように指示し，大きく息を吸い，最大吸気になったら 2 秒ほど息を止めて，一気に息を吐き出すよう指示をします．このとき，口を尖らせるような「フー」ではなく，口は大きく開けたまま「ハー」と吐いてもらうよう注意をします．この指示は意外と伝わりづらいので，事前にデモンストレーションをしたり，ティッシュを置かずに練習をしてもらったりしたうえで試験するといいでしょう（図1）．

強制呼気を診るこの試験は 1 秒量・1 秒率に相関します．十分な 1 秒量がない場合にはティッシュは微動だにしません．これはマッチテストをティッシュで代用する方法をとっています．同様の手法でマッチの火が消えるには 1 秒量＞1.6 L[2] が必要となり，慢性閉塞性肺疾患（COPD）GOLD 分類における中等度から高度の障害が推定できます．また，気管支喘息やCOPD の増悪入院となった患者に，日々の回診で行うことで治療経過を患者自身にも伝わる形で診ていくことができます．

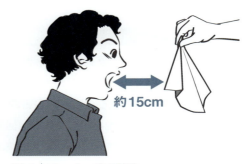

約15cm

図1 ｜ ティッシュ吹き試験

> **ハックポイント**
>
> ☞ ティッシュが 1 枚あれば，呼吸機能を確認できる．

参考文献

1) Snider TI, et al：Simple bedside test of respiratory function. J Am Med Assoc 170（14）：1631-1632, 1959. PMID 13672747
2) Barry CT：The Snider match test. Lancet 2（7263）：964, 1962. PMID 13969584

心電図は胸部誘導を見たあとに，もう一度四肢誘導を見直す

　12誘導心電図は日常的に頻繁に行う検査の1つです。最近は心電図検定が流行っていますが，今回はあくまで心得として覚えておいてほしい診療ハックとなります。　　　　　　　　　　　　　［髙橋亮也・水野　篤］

どんな診療ハックスキル？

　12誘導心電図を一通り見たあとに，もう一度四肢誘導を見直す。

用意するもの・準備するもの

- 12誘導心電図

実際の方法

　12誘導心電図は非侵襲的で健康診断や入院時のスクリーニング，救急外来など，さまざまな場面で利用されていることはご存じかと思います。12誘導心電図を読むのに，教科書的には，心拍数を確認して，軸を見て……ということを学習しますし，回診などでベッドサイドで教えてもらう場合には回答できるものの，実際の臨床現場ではもっとざっくりと読んでいるのではないでしょうか？

　臨床的には「STが上がっているかどうかを見ろ！」などといわれるので，ST上昇型心筋梗塞（STEMI）において前壁領域（V1-V4），側壁領域（I，aVL，V5，V6），下壁領域（II，III，aVF）をグループで診ます。しかし，それ以外のときには胸部誘導には目が行くものの，四肢誘導はほとんど確認しません。それを証拠に，RBBB（right bundle branch block：右脚ブロック）とかLBBB（left bundle branch block：左脚ブロック）のような典型的で何回も見たことがあるはずの心電図でも，正常の心電図すら，四肢誘導がどのような形だったか，思い出すことは難しいことが多いでしょう。

この診療ハックはいったん心電図を見終わったあとに，必ず四肢誘導を見直してほしいということです。これは癖のようなもので，まず軸偏位の見落としが防げること。ST上昇型心筋梗塞だとしても，前胸部誘導ではSTの上昇は2 mm以上で見やすい可能性があるのですが，四肢誘導（頻度的にはⅡ，Ⅲ，aVFの下壁領域）のST上昇は1 mm程度しかないのでよく見逃されています。さらに言えば，心膜炎などでのPR低下，下位心房調律など，四肢誘導での見落としは枚挙にいとまがありません。あくまで心がけでよいので，ぜひ一度心を落ち着かせて四肢誘導を見直す癖をつけてしまいましょう。

ハックポイント

☞ 心電図は，見終わった！ と思ったときに，心を落ち着かせて
最後に四肢誘導をもう一度見直す！

4　検査スキル編

腹部単純 X 線による便秘の診断
便の溜まりをみる

「便通異常症診療ガイドライン 2023」[1] では，慢性便秘症を「慢性的に続く便秘のために日常生活に支障をきたしたり，身体にもさまざまな支障をきたしうる病態」と定義しています。しかし「毎日便が出る」という症例でも，画像診断で便の貯留（fecal retention）が多いことから便秘症と診断し，治療すると症状の改善がみられることがあります。このような症状と画像所見に乖離のある症例を**かくれ便秘**（hidden constipation）[2] と呼び，患者の潜在的なニーズ（unmet needs）があると考えています。便秘と診断されなければ，医師から不定愁訴とされることや，患者が hospital shopping を余儀なくされることもあるからです。画像診断することは患者の病態認識の改善だけでなく，患者に供覧することで，治療に対する理解も得られます。そこで便秘症の診断に腹部単純 X 線（腹部 X 線）を用いることの意義と読影の方法をご紹介します。

［西野徳之］

どんな診療ハックスキル？

初診時に腹痛を訴える症例には腹部 X 線の撮影を検討する。撮影の基本は臥位。

実際の方法―腹部 X 線での便の読影

腹部 X 線において，便は細粒状のガスを含む X 線不透過像として認識できます。便は通常，盲腸・上行結腸の便は柔らかく細粒状のガスが多く，直腸へ進むにしたがい脱水され，含気が減り，S 状結腸，直腸ではほとんど含気のない固形便に変化していきます。そのため，便の見え方は結腸の部位により変わります。

腸管径も部位により変わります。盲腸は類円形に拡張していますが，直腸に進むにしたがい腸管径は細くなります。腸管径の正常値は

3-6-9 ルールとして，小腸は＜3 cm，大腸は＜6 cm，虫垂は≦6 mm，盲腸は＜9 cm と覚えておくとよいでしょう[3]。日本人では結腸径の平均が盲腸で 5.7 cm，上行から S 状結腸まで 5.8〜4.1 cm，直腸は 4.5 cm と報告されています[4]。

　腸管径が拡張している場合は，肛門側に狭窄や閉塞病変を疑います。腸管全体が拡張している場合は巨大結腸症を疑います。いずれも速やかに CT を撮影すべきです。腸管径が盲腸で 12 cm 以上，上行結腸で 8 cm 以上，直腸で 6.5 cm 以上の場合に巨大結腸症を疑います[5]。

●———結腸全体に便の貯留がある症例「鋳型便秘」

　便の貯留で腸管の走行がわかる状態を筆者は「**鋳型便秘**」と呼んでいます。鋳型便秘は便の停滞期間が長いため，硬化し，含気が少なく，X 線不透過となっていることが多いです。この場合，gasless abdomen[6] を呈していることがあり，注意が必要です。

> **【症例1】** 70 歳代，女性。主訴は背部痛。便通は良好。

　腹部 X 線を撮ると，便が盲腸から直腸まで貯留しています（図 1）。上行結腸（78.5 mm），下行結腸（45.3 mm）と拡張し，下行結腸は団子状の便が停滞しています。

＊

　便通は良好と話していましたが，**かくれ便秘**の症例でした。結腸全長にわたり便が貯留し，**鋳型便秘**となっています。便秘症と診断して下剤を処方したところ，排便量は増し，症状は改善しました。

　高齢者ではサルコペニアで腹圧も低下するため，便の排出が困難になる方がいます。腹部の触診では腹直筋が弛緩していることがあり，このような症例を筆者は「**フレイル便秘**」と呼んでいます。高齢者の便秘症は必ずしも硬便とは限らず，「便は柔らかいが出しにくい」方もいるので，画像診断をする価値があります。

●———上行結腸に便がある症例「盲腸下垂」

　上行結腸の便は細粒状のガスを多く含み，視認しやすいですが，盲腸

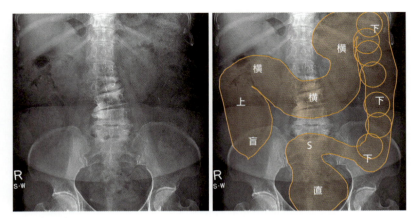

図 1 | 症例 1 の腹部 X 線
右：便が貯留しているところを網でトレスしている。

や回腸にも便が停滞していることが多いです。盲腸は上行結腸よりも腸管径が拡張しています。時折，盲腸が骨盤腔に位置する**盲腸下垂**を呈することもあります。この際，含気のある便が骨盤右側に見られることがありますが，腸管径の「3-6-9 ルール」を意識して，この便を S 状結腸や直腸と見間違わないことが大切です。

> 【症例 2】40 歳代，女性。主訴は便秘。潰瘍性大腸炎/全大腸炎型（寛解状態）で加療中。

腹部 X 線では上行結腸に細粒状のガスを含む便の貯留の連続があり，盲腸は骨盤右側に沈み込んでいることがわかります（図 2）。横行結腸の便は含気が少なくなっていて，便の貯留として認識できます。脾彎曲，下行結腸，S 状結腸には便はなく，ガスの貯留として結腸の走行を認識できます。

腹部 CT では盲腸から上行結腸，横行結腸右半に便の貯留として管腔を認識できます（図 3）。盲腸（Φ75 mm）から上行結腸（Φ50.8 mm）の拡張も確認でき，結腸の部位による便性状の違いも認識できます。また回腸にも便の貯留（小腸内糞便）を認め，便の停滞を確認できます。

＊

骨盤内右側に**盲腸下垂**を呈し，盲腸から上行結腸にかけて腸管径が拡

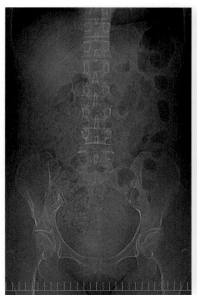

図2｜症例2の腹部X線

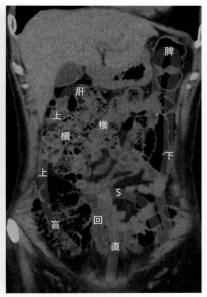

図3｜症例2の腹部CT
腸管の走行をトレスしている。

張し，便の貯留のため回腸にも便貯留を認め，**小腸内糞便**と評価します。このような盲腸下垂の症例は骨盤で膀胱を圧排し，拡張障害により頻尿になることもあります。

　下行結腸から直腸にはほとんど便の貯留はないものの，右半結腸の便の貯留だけでも違和感をもつ方がいるため，治療すべき便秘症であることを知っておきましょう。ただし，便の偏在を認める場合，肛門側に閉塞性病変（結腸がんなど）がないか，CTで確認しておくべきです。

● ───直腸に硬便がある症例「糞便塞栓」

　糞便塞栓（fecal impaction）は恥骨に重なる位置にある便の直腸径とX線透過度の低下で確認します。時に糞石のため糞便排出障害を伴っていることがあり，治療の優先は診察時の摘便もしくは浣腸から施行します。この状態を放置すると，便の貯留から口側の腸管拡張を呈し，宿便性穿孔（stercoral perforation）[7]に至ることもあります。

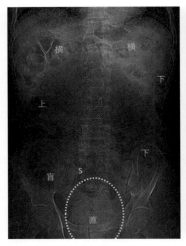 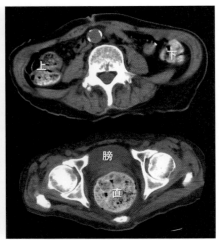

図4 | 症例3の腹部X線　　図5 | 症例3の腹部CT

【症例3】70歳代，男性。主訴は貧血，下血，肛門周囲の疼痛。基礎疾患に腎不全，高血圧。極度のるい痩。普段から便秘気味，血便があるとのことで直腸診を施行したところ，便塊を触知，明らかな腫瘤を触れず，直腸診後に少量の出血あり。

腹部X線では，るい痩のため脊椎両側はX線透過性が高く，黒く見えます（図4）。腸管のガスと白く見える便を認識すると上行結腸，横行結腸，下行結腸，S状結腸の走行が読み取れ，骨盤正中には高吸収便が見えます（○）。

腹部CTを撮ると，るい痩のため腹直筋は菲薄し，臍部のすぐ下に下行大動脈があり内臓脂肪もほとんどありません（図5）。上行結腸，下行結腸には高吸収糞石が見られ，直腸にはソフトボール大の糞石が嵌頓し，82.4 mmと拡張しています。

＊

本症例は摘便，浣腸でも排便を促すことができず，大腸内視鏡で便を破砕して排出を施行予定としていました。しかし待機中に血便を呈し，ショックバイタルになったため，緊急で内視鏡を施行し，止血しまし

た。出血の原因は粘膜脱症候群による潰瘍からの動脈性出血で，**鋳型便秘**かつ**フレイル便秘**でした。

ハックポイント

☞ 腹痛を訴える症例や便秘の症例では腹部 X 線を撮影しよう。

☞ 腸管径の拡張があるときや，口径に変化があるときは速やかに CT を撮影する。

☞ 便秘症は個人差が大きく，便の溜まり方も症例によって違うため，画像で便の溜まりを確認することが大切。

文献

1) 日本消化管学会：便通異常症診療ガイドライン 2023. 南江堂，2023.

2) Raahave D, et al：Additional faecal reservoirs or hidden constipation：a link between functional and organic bowel disease. Dan Med Bull 51（4）：422-425, 2004. PMID 16009067

3) 3-6-9 rule（bowel）. Radiopaedia 2022.〈https://radiopaedia.org/articles/3-6-9-rule-bowel?lang=us（最終アクセス 2025 年 3 月）〉

4) 山崎震一，他：日本人大腸の長さと内径に関する X 線学的検討．日本大腸肛門病会誌 47（1）：31-39, 1994.

5) Horton KM, et al：CT evaluation of the colon：inflammatory disease. Radiographics 20（2）：399-418, 2000. PMID 10715339

6) Thompson WM：Gasless abdomen in the adult：what does it mean? AJR Am J Roentgenol 191（4）：1093-1099, 2008. PMID 18806148

7) Huang WS, et al：Management of patients with stercoral perforation of the sigmoid colon：report of five cases. World J Gastroenterol 12（3）：500-503, 2006. PMID 16489660

排便がなくてもできる便培養

　急性下痢症で便培養を採取したくても，時間が限られる外来で，排便させて便検体を採取することは難しいことも多いです。そのような場合にスワブで直腸内の便を採取する方法がお勧めです。　　　　　［上田剛士］

どんな診療ハックスキル？

　スワブで直腸内より検体を採取する。

用意するもの・準備するもの

- スワブ
- （未滅菌の手袋，ティッシュ）

実際の方法

　培地とスワブが一体化したキットとして販売されているので，それを用いるのがよいでしょう。これらのキットは呼吸器や泌尿生殖器などからの検体採取用と，便検体用に大別されます。それぞれ表1のような違いがあるため，直腸から検体を採取するときには便検体用を用いることをお勧めします。

　スワブをそのまま直腸内に挿入しようとすると肛門部分での抵抗が強く，痛がることが多いです。そのためスワブを培地に一度差し込むことをお勧めします。そうすることでスワブ先端に付着した培地が潤滑油の代わりになります。もちろんキシロカインゼリーを用いてもよいですが，効果としては「培地法」でも十分です。

　スワブの先端に培地をコーティングしたら，次に患者の肛門から直腸内にスワブを愛護的に挿入します。抵抗がなくなるまで数cm進めたら軽く回転させ，スワブの先に検体を付着させたら引き抜きます。

　清潔なプレパラートがあればスワブの先端を軽く押し当てて検体を少

表1｜スワブ培養の大まかな特徴

	呼吸器や泌尿生殖器検体用	便検体用
例		
スワブの軸	細く柔軟なものが多い	太く折れ曲がりにくい（経肛門的に直腸挿入可）
培地の種類	アミーズ輸送培地	キャリーブレア輸送培地
対象となる菌	*Neisseria gonorrhoeae* などの栄養要求性の高い菌や，嫌気性菌を含む広範な菌が対象	腸内細菌群
活性炭	発育阻害物質を吸着するために含む製品が多い（培地が黒い）	含まない
長期保存	不向き	可能

量付着させ，それを薄く引き伸ばした後にグラム染色を行うのがよいでしょう。白血球があれば侵襲性の高い病態であるとわかりますし，特徴的な螺旋状のグラム陰性桿菌を認めればカンピロバクター腸炎と診断できます。

　スワブによる便検体採取は数分以内で終わるため，患者さんの受け入れは良好です。便器の自動洗浄機能に翻弄され，検体を採取し損ねることもありません。

　CDトキシン検出キットに使う便検体も迅速に採取ができれば便利です。しかし検体採取のときにキシロカインゼリーを使うと，診断特性がどのように変化するかは検討がされていません。そのため，CDトキシン検出キットは自然排便された検体を用いることになっています。

> **ハックポイント**
>
> ☞ 直腸内から便検体用のスワブで検体採取すれば，いつでも便培養検査が可能である。
>
> ☞ 培地を潤滑油代わりにすることで，スワブを直腸内にスムーズに挿入できる。

4　検査スキル編　175

そんなとき，尿試験紙

　単関節炎があれば基本原則として関節穿刺を行い，関節液の性状を確認すべきです。もちろん，多発関節炎であっても必要であれば関節液検査を躊躇せずに行うべきです。関節穿刺により結晶性関節炎とわかればステロイドの関節内投与は非常に有用な治療法ですが，化膿性関節炎であれば禁忌です。化膿性関節炎の最終診断は細菌培養によりますが，何もせずにその結果を待つわけにはいかないため，迅速性に優れるグラム染色や関節液の白血球数でマネジメントの方向性を付けることになります。しかし，それらも文字どおりベッドサイドで結果が得られる検査ではありません。

　肝硬変患者の腹水貯留においても，迅速な検査結果が得られずに，もどかしい思いをさせられます。特発性細菌性腹膜炎を除外するために腹水検体を採取しても，細胞数や細菌培養の結果が得られるまでに時間がかかるからです。

　このような場合，1分程度で化膿性関節炎や特発性細菌性腹膜炎を診断する方法があります。

［上田剛士］

どんな診療ハックスキル？

　関節液/腹水に対して尿試験紙で白血球定性±糖定性を確認する。

用意するもの・準備するもの

● 尿試験紙

実際の方法

●──関節液

　関節を穿刺する際にはあらかじめ膿盆などの上に尿試験紙をセッティングしておきます。関節液を尿試験紙に垂らし，1分後に判定します

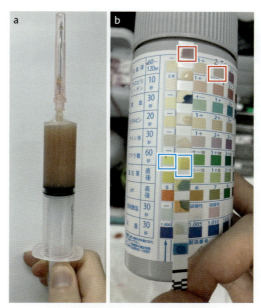

図1│化膿性関節炎の関節液（a）に対する尿試験紙判定（b）
白血球定性は（2＋），糖定性は（−）であった（それぞれ赤枠，青枠で示す）。
(a：井上弘貴医師提供)

（判定時間は用いる試験紙の説明書に従う）。化膿性関節炎の判定は白血球定性と糖定性によって行います。

関節液の白血球定性が陽性（≧1＋）で糖定性が陰性であれば，感度85％，特異度100％で化膿性関節炎です（図1）。つまり，化膿性関節炎として抗菌薬投与すべきです。一方，関節液の白血球が正常（≦±）かつ糖も正常（≧±）であれば，化膿性関節炎は否定できます[1]。多くの検査室ではヒアルロニダーゼ添加の手間などから，関節液の細胞数については迅速に結果が得られず，糖の値も計測されていないと思われ，尿試験紙法では迅速にこれらの判定ができることが優れています。

穿刺針を残したままシリンジを取り外して検体を採取し，尿試験紙で化膿性関節炎が否定されれば，残していた穿刺針からステロイドを関節内投与することも可能です。

表1 | 尿試験紙の白血球定性による特発性細菌性腹膜炎の診断

白血球数の カットオフ値	感度（%）	特異度（%）	LR＋	LR－
25/μL	85[65〜88]	95[81〜100]	18[4.6〜220]	0.16[0.12〜0.35]
70〜75/μL	89[45〜100]	99[86〜100]	57[6.4〜∞]	0.11[0〜0.55]

白血球定性の（1＋）の定義は試験紙によって異なり，25/μL〜75/μLの製品がある。いずれの製品を用いても診断特性は良好である。数値は平均値と範囲を示す。
（Nguyen-Khac E, et al：Review article：the utility of reagent strips in the diagnosis of infected ascites in cirrhotic patients. Aliment Pharmacol Ther 28（3）：282-288,2008／Koulaouzidis A：Diagnosis of spontaneous bacterial peritonitis：an update on leucocyte esterase reagent strips. World J Gastroenterol 17（9）：1091-1094, 2011 より作成）

◉──腹水

　腹水検体も同様に尿試験紙で確認しますが，白血球定性だけで判定を行うことが，関節液の場合との違いです。白血球定性が陽性（≧1＋）であれば，特発性細菌性腹膜炎と判断します。陰性であれば特発性細菌性腹膜炎の可能性はかなり低いと考えます（表1）。

ハックポイント

☞ 化膿性関節炎や特発性細菌性腹膜炎の迅速な判断には尿試験紙を用いるのがよい。

☞ 検体採取前に尿試験紙をセッティングしておくと，手技をしながらその後のマネジメントに想いを馳せることができる。

参考文献

1) Kolbeck L, et al：Leukocyte esterase and glucose reagent test can rule in and rule out septic arthritis. In Vivo 35（3）：1625-1632, 2021. PMID 33910845
2) Nguyen-Khac E, et al：Review article：the utility of reagent strips in the diagnosis of infected ascites in cirrhotic patients. Aliment Pharmacol Ther 28（3）：282-288, 2008. PMID 19086234
3) Koulaouzidis A：Diagnosis of spontaneous bacterial peritonitis：an update on leucocyte esterase reagent strips. World J Gastroenterol 17（9）：1091-1094, 2011. PMID 21448413

NSTIの早期診断には
グラム染色が使える

　NSTI（necrotizing soft tissue infection：壊死性軟部組織感染症）は早期診断が難しいことで知られ，時に重大な見逃し症例も経験します。感染が深部にあるときには体表に所見が現れにくく，一見して大丈夫かなと思わせがちなところが落とし穴です。最近は逆にそういう情報がある程度行き渡りすぎたためか，ちょっとでも腫れや痛みがあるとすぐに NSTI としてコンサルトされる傾向にあるので，（コンサルトを）受ける外科側からすると NSTI 疑いとして相談された症例の 7〜8 割はNSTIではありません。そんなこんなで初診の担当者にとっても，最終診断を迫られる外科医にとっても悩ましいのがこの NSTI ですが，そんなお悩みを一発で解決するのが**グラム染色**です。

　実際に NSTI だった症例のほぼすべてでグラム染色が陽性です（つまり菌が見えます）。特に最重症型の A 群溶血性連鎖球菌（溶連菌）感染症に至っては，筆者の経験ではグラム染色陽性率 100％です（すべての症例でグラム陽性連鎖球菌が観察されました）。一方で，「四肢が腫れて痛い」という点で似ている蜂窩織炎では，組織液の培養やグラム染色は陽性率が著しく低く，推奨されていません。NSTI のグラム染色では多くの場合，起因菌と思われる菌がわんさか見えます。これ菌体かな？ 違うかな？ と悩むようなレベルではありません。グラム陽性連鎖球菌が単独で見えた場合には A 群溶連菌感染症が疑われるので，培養結果を待つことなく早期からペニシリン G とクリンダマイシン（A 群溶連菌感染症治療に推奨されています）を広域抗菌薬に加えることができます。

［窪田忠夫］

どんな診療ハックスキル？

　NSTI が疑われている部位の組織液を採取してグラム染色する。

4　検査スキル編　179

用意するもの・準備するもの

- シリンジ（2.5〜5 mL），注射針 23〜21 G
- グラム染色のセットと顕微鏡

実際の方法

◉———組織液の採取

　特別なスキルはまったく必要ありません。体表から見て，最も所見が強い部位の皮下脂肪層を穿刺して組織液を採取します。水疱ができていたら水疱内容液でもよいです。NSTI であったならば，グラム染色も組織液培養も陽性率が極めて高いので，1 mL どころかそれ以下の量でも十分です。

◉———グラム染色

　教科書的な染色法についての手順は成書にお任せすることとして，ここでは筆者が行っている時短法を紹介します。

①固定

　筆者はいわゆるハッカー法（変法）で行っています。固定はシリンジから注射針でスライドグラス（裏表を間違えないよう）に 1 滴たらし，別のスライドグラスを使ってこれを引き延ばします。乾くまでほったらかしにして，この間は別の仕事をしています。早く乾燥させるためにこの時点でドライヤーを使う方もいると思いますが，筆者はおススメしません。細胞崩壊して後の検鏡に影響が出ることがあります。NSTI 症例ではやることがいっぱいあるので，この間何もせずに待っているというシチュエーションにはなりません。

②染色

　スライドグラスの検体が固定（しっかり乾燥）されたら，1 番目にクリスタルバイオレットで染色します。色がついたらすぐに流水（極めて弱い水流）で流します。ここは一切待ちません。しっかり固定されていれば待たなくて大丈夫です。2 番目にルゴール液を流します。この後も待ちません。すぐに流水で流します。3 番目にアルコールで脱色します。ここが肝です！　グラム染色の工程で最も慎重になるべきタイミングで

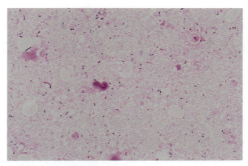

図1｜NSTIの組織液のグラム染色
頚部のNSTIの症例での組織液のグラム染色。グラム陽性球菌単一の像で，ところどころ連鎖球菌として観察される。培養結果はG群溶連菌であった。

す。アルコールは少量をゆっくりスライドグラスに流して，全体の紫色が落ちて，検体の一部（つまり菌と血球）の部分のみが染まっている状態にします。ほかの工程ではスライドグラスを斜めにして染色液や流水を流すのみでよいですが，ここだけはスライドグラスを水平にしてまんべんなくアルコールが行き渡るように留意します。しっかり脱色できたら，4番目はフクシン水溶液で，これもさっと染色してさっと流水で流すのみです。筆者は最後の乾燥も自然乾燥（つまりほったらかし）で，この間ほかの仕事をしていますが，せっかちな方は，ここはドライヤーを使ってもよいです。

③検鏡

顕微鏡にスライドをセット（カバーグラス不要）し，最初に弱拡大（×100）でピントを合わせ，オイルを垂らしたら強拡大（×1,000）で観察します。NSTIならば，すぐに菌体と白血球が観察されます（図1）。

> **ハックポイント**
>
> 実際のスキルにはハックはほとんどありません。問題は日頃からグラム染色をしていて，この手技になれていないと，いざというときにできない，という点にあります。つまり，NSTI以外の感染症で日常的にグラム染色をする習慣をつけておくとよいでしょう。

「血液培養から GPC」では cluster か chain かを尋ねる

　菌血症は，感染症の中でも重要な疾患の 1 つに挙げられます。菌血症は適切に治療を行わないと敗血症に進展する可能性があり，多臓器不全や最悪のケースでは死亡につながるため，迅速な対応が必要になります。発熱の原因が絞り込めていないときでも，血液培養から得られる情報は診断・治療を次のステップに進めるために臨床的意義が高くなります。

[山本　剛]

どんな診療ハックスキル？

　血液培養からグラム陽性球菌（gram-positive coccal：GPC）が出たら，どんな菌が推定されるかを検査室に聞くと教えてくれることがある。

用意するもの・準備するもの

● 自院のアンチバイオグラム，（可能であればグラム染色アトラス）

実際の方法

　「血液培養から GPC が出ました」と検査室から報告がありますが，GPC の中でもブドウ球菌なのか，連鎖球菌なのかで診断と治療方針が変わるため，気になるところではないでしょうか。

◉──── GPC cluster にはブドウ球菌がある

▼病原性と病因（etiology）が異なる

　GPC cluster には黄色ブドウ球菌（図 1）とコアグラーゼ陰性ブドウ球菌（coagulase-negative staphylococci：CNS）があります。黄色ブドウ球菌は毒素を産生してショックを伴うこと，身体中のいろいろな臓器に播種し膿瘍を作ることから治療が難しくなることがあります。一方，CNS はコンタミネーションの菌として分離される機会が多いです

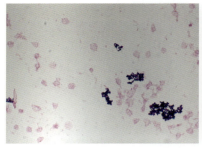
図1｜黄色ブドウ球菌（*Staphylococcus aureus*）

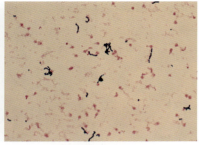
図2｜溶血性連鎖球菌（*Streptococcus pyogenes*）

が，カテーテル感染の原因菌にもなりうるため，患者の状況により対処方法が大きく変わります。

▼メチシリン耐性菌は*β*-ラクタム系薬に効果なし

ブドウ球菌には一定の割合でメチシリン耐性菌が存在します。メチシリン耐性菌になると，*β*-ラクタム系薬はすべて耐性になるので，初期治療はバンコマイシン（VCM）が選択されます。メチシリン感受性菌の場合でもVCMは感受性になりますが，VCMよりセファゾリン（CEZ）やセフトリアキソン（CTRX）のほうが治療効果が高いことから，適切な抗菌薬の選択が重要です。

●──GPC chainには連鎖球菌と腸球菌がある

連鎖球菌には溶血性連鎖球菌（図2）と緑色連鎖球菌（viridans group streptococci：VGS），肺炎球菌があり，腸球菌は主に*Enterococcus faecalis*（図3）と*E. faecium*が検出されます。

▼連鎖球菌と腸球菌はそれぞれのetiologyが異なる

溶血性連鎖球菌は蜂窩織炎や壊死性軟部組織感染症といった皮膚感染症に関連し，毒素を産生するのでトキシックショックを起こします。VGSは感染性心内膜炎や化学療法中の菌血症を起こすことがあります。肺炎球菌は肺炎や髄膜炎，関節炎など多彩ですが，脾機能低下など液性免疫が低下している患者に発生しやすくなります。腸球菌は腹腔内感染症や胆管炎，尿路感染症を起こすことがあり，それぞれetiologyに特徴があります。

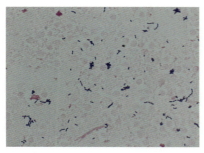

図3｜腸球菌（*Enterococcus faecalis*）

▼それぞれの薬剤感受性が異なる

　連鎖球菌の多くはペニシリン感受性で，溶血性連鎖球菌にペニシリン耐性はありません。一方，VGSや肺炎球菌にはペニシリン耐性菌が存在するため，髄膜炎などのペニシリンの移行性が悪い臓器感染症の場合は，ペニシリンの効果が下がります。ペニシリン耐性はβ-ラクタム系薬すべてに対して親和性が低下するので，薬剤感受性の結果により治療薬の選択が変わることになります。

▼腸球菌は菌種が重要

　腸球菌において*E. faecalis*と*E. faecium*は多く検出される菌種で，セフェム系薬に耐性があるため，セフェム系薬使用例において治療が失敗するケースがあります。ペニシリン系薬が第1選択薬といわれますが，*E. faecalis*はペニシリン感受性である一方で，*E. faecium*はペニシリン耐性のため初期治療にはVCMを必要とします。VCMやテイコプラニン（TEIC）といったグリコペプチド系薬を使用する機会が多いですが，バンコマイシン耐性腸球菌（vancomycin resistant enterococci：VRE）やグリコペプチド系薬のスペアリング薬としてダプトマイシン（DAP）を選択する場合，*E. faecium*は*E. faecalis*より投与量が多くなるため調整が必要になります。

　　　　　　　　　　ハックポイント

「血液培養からGPCが出た」と聞いたら，どういう形をしているのか検査室のスタッフに問いかける。自ら確認してもよい。

「血液培養から GNR」では
腸内細菌か緑膿菌かを尋ねる

　感染症診療の中で，グラム陰性桿菌（gram-negative rod：GNR）による感染症に遭遇する機会は多いと思います。GNR は分類上，大腸菌やクレブシエラ属菌など腸内細菌目細菌（腸内細菌）と緑膿菌を代表とするブドウ糖非発酵菌に大別されます。腸内細菌に対してアンピシリン・スルバクタム（SBT/ABPC）やセフトリアキソン（CTRX）が初期治療薬として投与される機会も多くなりますが，緑膿菌はもともと耐性であり効果が期待できません。当然のことながら，初期治療から効果が期待できる抗菌薬を投与しなければ予後が悪くなります（図1）。そのため，初期治療から緑膿菌を含めた広域抗菌薬で GNR をすべてカバーすることは想定されるでしょうが，広域抗菌薬の使用機会が増えると薬剤耐性菌の発生リスクが上がるため，重症感染症の治療時に問題になることがあります。できるだけ早期に腸内細菌か緑膿菌か確認できるといいですよね。　　　　　　　　　　　　　　　　　　　　　　　　　［山本　剛］

どんな診療ハックスキル？

　GNR が検出されていた場合，「それって腸内細菌ぽいですか？　緑膿菌ぽいですか？」と聞くと推定菌を教えてくれることがあります。

用意するもの・準備するもの

- 自院のアンチバイオグラム，（可能であればグラム染色アトラス）

実際の方法

　腸内細菌は市中と院内の区別なく，プライマリに肺炎や尿路感染症，胆管炎，菌血症などの原因菌となるため，初期治療薬として SBT/ABPC や CTRX を投与する機会が多くなります。その一方で，SBT/ABPC と CTRX は緑膿菌を含めたブドウ糖非発酵 GNR の多くが耐性

4　検査スキル編　185

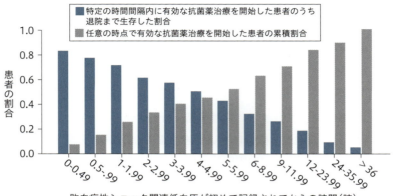

図1 治療開始時期と予後の関係
〔Kumar A, et al：Duration of hypotension before initiation of effective antimicrobial therapy is the critical determinant of survival in human septic shock. Crit Care Med 34（6）：1589-1596, 2006 より〕

であり，同じ GNR による感染症でも対応が大きく変わります．たとえば，CTRX は1日1回の投与で完結するため使用頻度も高く，「感染症→CTRX 投与開始」という方程式が成り立っていないでしょうか？ 初期治療を CTRX で開始したものの，緑膿菌が検出され抗菌薬の変更を行うことはたまにあると思います．「最初から緑膿菌とわかっていたらこんなことはなかったのに」と思うことはないでしょうか？ 実はそれ，検査室に「それって腸内細菌ぽいですか？ 緑膿菌ぽいですか？」と聞くと推定菌を教えてくれることがあります．

●──── β-ラクタム系薬では腸内細菌か緑膿菌かで抗菌活性が大きく変わる

β-ラクタム系薬はいろいろな種類があり，緑膿菌では SBT/ABPC や CTRX は耐性でも，ピペラシリン（PIPC）やセフタジジム（CAZ），セフェピム（CFPM）など抗緑膿菌作用のある抗菌薬は効果が期待できるため，こちらを選択する必要があります．抗緑膿菌作用のある抗菌薬は腸内細菌にも抗菌活性があるため，緑膿菌と腸内細菌の混合感染であってもカバーリングができます．当然，感受性検査の結果が重要です

が，あらかじめ緑膿菌が推定される（検出されている）場合は，抗緑膿菌作用のある抗菌薬で初期治療を開始することになります。

◉――― β-ラクタマーゼ阻害薬が配合されても効果が悪いのはなぜか

GNR の多くは β-ラクタマーゼを産生して β-ラクタム系薬を不活化します。スルバクタム（SBT）は β-ラクタマーゼ阻害薬で，GNR（大腸菌やクレブシエラ属菌，緑膿菌など）が産生する β-ラクタマーゼを阻害します。もともと腸内細菌はアンピシリン（ABPC）には活性をもっているので，β-ラクタマーゼ阻害薬の作用により ABPC の失活を防ぎ，SBT/ABPC であれば感受性となります。しかし，ABPC はもともと緑膿菌には効果がなく，SBT を配合したところで効果はないため，SBT/ABPC にも耐性になります。そのため，β-ラクタマーゼを産生する緑膿菌については，β-ラクタマーゼ阻害薬を配合したピペラシリン・タゾバクタム（TAZ/PIPC）が選択されなければなりません。

◉――― 腸内細菌と緑膿菌を区別することで抗菌薬がより適切に使用できる

では，最終報告前のどの時点で腸内細菌と緑膿菌を区別できるのかですが，グラム染色所見で推定できる場合と培養検査で区別できている場合の 2 つポイントがあります（図 2）。

▼グラム染色像による菌種推定

グラム染色像の特徴として，多くの腸内細菌は中型で菌体の辺縁が丸みを帯びていますが，緑膿菌は腸内細菌より細く，菌体の辺縁が先細りしていることが特徴的な所見です。一部の緑膿菌では腸内細菌に類似した形態として確認できるものがありますが，先細りした GNR であれば緑膿菌の可能性が高まるため，あらかじめ緑膿菌を想定して抗菌薬の選択を行う必要があります。

▼培養検査による区別

検査室では GNR 検出用の培地を使用しています。培地には糖分（主に乳糖）を含んでいるものが多く，糖分解性のある GNR＝腸内細菌，糖分解性がない GNR ≒緑膿菌に区別ができます。培養検査提出の翌日

4 検査スキル編 **187**

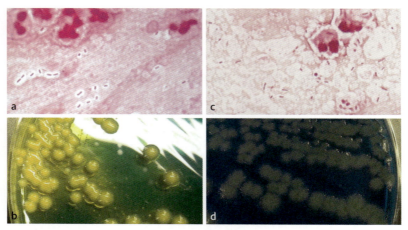

図2│腸内細菌（クレブシエラ属菌）と緑膿菌の違い
a：クレブシエラ属菌の喀痰グラム染色。辺縁は丸く，太めなのが特徴。
b：クレブシエラ属菌の培養検査。糖を分解し，培地は黄変する。
c：緑膿菌の喀痰グラム染色。先が細くなり，やや湾曲しているのが特徴。
d：緑膿菌の培養検査。糖の分解はなく培地は黄変なし。ピオシアニンを産生し，緑色になるのが特徴。

には菌が発育しており，検査手順として腸内細菌か緑膿菌かは区別した状態で感受性検査を実施していきますので，翌日検査室に培養の途中経過を聞くと教えてくれることがあります。

> **ハックポイント**
>
> GNRが検出されていた場合，「それって腸内細菌ぽいですか？ 緑膿菌ぽいですか？」と聞き，できれば検査室に足を運び，菌を確認しましょう。

参考文献
1) Kumar A, et al：Duration of hypotension before initiation of effective antimicrobial therapy is the critical determinant of survival in human septic shock. Crit Care Med 34（6）：1589-1596, 2006. PMID 16625125

簡易起立試験では
足元にマットを敷いておく

　大学の総合診療科では思春期外来を行っていますが，起立性調節障害により不登校になる中学生や高校生が増加しています。詳細な評価ができる起立試験測定装置を用いることもありますが，忙しい外来では，仰臥位と立位での血圧と脈拍の変化を確認する簡易起立試験を行うことが多いのです。この場合，仰臥位から立位に移行する際に，靴を履くことに時間が取られると，立位になった瞬間の血圧や脈拍の変化を測定することが難しくなります。そのため，靴を履かずに立位をとれるように，床にマットを敷くと便利です。

[鈴木富雄]

どんな診療ハックスキル？

　仰臥位から立位に移る際に，靴を履かずに立てるように床にマットを敷いておく。

用意するもの・準備するもの

● マット

実際の方法

　診察台の上で患者さんを仰臥位にして血圧と脈拍を測定した後，患者さんの腕にマンシェットを巻いたまま診察台から降りて立位になってもらいます。この際，診察台の下にマットを敷いておくことにより，立位になったときの靴を履く手間を省くことができ，立位になった瞬間の血圧と脈拍の測定をスムーズに行うことが可能となります（図1）。

　このとき，より正確な測定のためには，マンシェットを巻いた腕が下がらないように検者の左手で患者さんの腕を患者さんの心臓の高さに保持しながら測定する必要があります。その後は，立位を維持していただき，必要に応じて3分後，5分後，10分後など，経時的な血圧と脈拍

4　検査スキル編　189

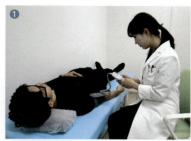
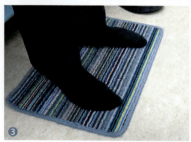
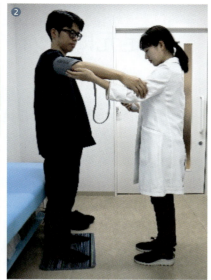

図1 | 簡易起立試験のやり方
❶まずは仰臥位で血圧と脈拍を測定する。
❷次に立位になった瞬間の血圧と脈拍を測定する。
❸足元にはマットを敷いておく。

の測定を行い，変化を評価します。

　測定中に患者さんの気分が悪くなった場合には，すぐに知らせてもらうよう指示しておくことも大切です。

ハックポイント

☞ 簡易起立試験では，立位になった瞬間の血圧と脈拍をスムーズに測定することが重要です。

病理検体の提出の仕方

　病理標本の作製プロセスはとても複雑です。さまざまな薬品に漬け，水分をパラフィンに置き換えたり，固めて薄切したり，また水分になじませて染色したり……。臨床検査技師の腕の見せ所ですが，病理検査室に提出された段階で検体の状態が不適切であれば，すべて台無しです。病理検査は患者さんに侵襲のある検査だからこそ，病理医の診断以前の問題で検体を無駄にしないために，正しい取り扱いを心がけましょう。

［小島伊織］

どんな診療ハックスキル？

　目的に合わせた状態で検体を提出することで，「この検体，標本作製/診断できません」と検査技師・病理医に言われることがなくなります。

用意するもの・準備するもの

- 10%中性緩衝ホルマリン，95%エタノール，グルタールアルデヒドなど，検査目的に応じた十分量の固定液

実際の方法

　病理診断には組織診断と細胞診断があり，前者のほとんどは，ホルマリン固定・パラフィン包埋* (formalin-fixed, paraffin-embedded：FFPE) された組織によりなされます。作製に時間はかかるものの，組織細胞形態や核酸の状態が良好に，また長期間安定して保存可能な技術です。ホルマリン固定については病理検査室提出前に行われるものであり，臨床医に十分な知識が必要です。

---

* パラフィン包埋法は 1860 年代，ホルマリン固定は 1890 年代から用いられており，130 年以上の歴史があります。いまなお，この技術を超える標本作製法が出現していないのは驚くべきことのようにも思われます。

4　検査スキル編　191

FFPE 検体の取り扱いについては，免疫染色や遺伝子検査の普及に伴い，形態診断のみの時代よりも厳格になっています。タンパク質やDNA，RNA の保持のために，以下の事項を守ってください[1]。

● 生検，内視鏡切除など小型の組織は，直ちに固定液に浸漬する。
● 手術により切除された検体は，摘出後速やかに冷蔵庫など 4℃以下で保管し（室温で 30 分以上保管することは避ける），1 時間以内，遅くとも 3 時間以内に固定液に浸漬する。
● ホルマリンは 10％中性緩衝ホルマリンを用いる。高濃度や非緩衝は不適切。
● 必要なホルマリン液は組織量に対して 10 倍以上。少ないと固定不良になる可能性がある。
● ホルマリン液に漬けたら室温で保管してよい。ただし固定時間は 6～48 時間。固定不良，過固定のいずれも組織標本，遺伝子検査に悪影響を及ぼす。

＊

固定後の処理の開始タイミングについては病理検査室スタッフで調整しますが，病理検査室に提出されるまでに長く時間が経過してしまっていると，こちらではどうしようもありません。採取してから連休をはさんで病理検査室に提出するといったことがないように気をつけてください。

細胞診の場合には，パパニコロウ染色をはじめとした多くの標本作製のために，95％エタノールで固定します。固定液に漬けるまでに乾燥すると，その後のリカバリーはできません。ちゃんと塗抹できたかな，と確認しているうちに乾燥してしまうケースが少なくないので，塗抹したら 1 秒以内に固定液につけてください。3 秒以内，とする指導もありますが，3 秒と思っていると実際にはもっと時間が経過し乾燥します。1 秒で覚えておきましょう。

そのほか，細胞診でギムザ染色を行う場合には固定液は使いません。この場合は乾燥固定です。また近年普及している液状化検体細胞診（liquid-based cytology：LBC）では専用のバイアルに固定液が入っているので，用法どおりに使用してください。

腎生検，心筋生検など電子顕微鏡を用いる場合にはグルタールアルデヒドで固定します。

固定をせずに生で提出していただきたいものもあります。術中迅速診断に用いる検体のほか，腎生検・皮膚生検などで蛍光抗体法を行うケースでは凍結標本を作製しますので，現場で凍結処理を行わない場合には生で提出してください。またリンパ腫でフローサイトメトリー，染色体検査を行う場合にも生で提出していただく必要があります。提出の際には乾燥を防ぐ必要がありますが，生理食塩水に浸るほどつけると，組織にしみ込んだ水分が悪影響を及ぼします。シャーレにふたをする，1から数滴の生理食塩水をかけるなどで十分なことが多いです。

1つの病理検体を用いて複数の検査を行う場合，複数の異なる処理が必要になることがあります。現場で切り分けて処理をするか，生で病理検査室に提出して検査室で切り分けるか，事前に病理検査室スタッフと打ち合わせをしておいてください。

ハックポイント

☞病理検体の提出にあたっては，目的ごとに提出前の処理が異なります。わからないことがあれば事前に病理検査室スタッフ（病理医，臨床検査技師）に問い合わせてください。

参考文献
1) 小田義直，他：ゲノム診療用病理組織検体取扱い規程．pp3-11，一般社団法人日本病理学会，2018.

病理診断依頼書の書き方

　「病理医は顕微鏡をみて組織所見から病気の診断をしている」という理解は正しいのですが，そこで止まっている臨床医には最大限の病理診断をお返しできないリスクがあります。臨床医が依頼書に記載する内容は，標本そのものと同じくらい病理診断を左右する大きな情報量をもつことがあるからです。なぜ臨床情報が必要なのか，どのような記載をしたらよいか，解説していきます。
[小島伊織]

どんな診療ハックスキル？

　病理診断の根拠の一部となる臨床情報を，依頼書に適切に記載する。

実際の方法

　病理診断とは，形態学的所見（肉眼，組織，細胞レベル）のみならず，臨床情報も総合して診断を行うものです。そのプロセスは臨床診断と同じく，意識的であれ無意識的であれ，❶情報を集める，❷疾患の頻度を考慮して事前確率を考える，❸追加の情報を得る，❹鑑別診断と除外診断を経て疾患を特定する，という流れになります。診断基準は言語化されているものもありますが，典型像にどれほど近いかというのはアナログな情報であり，病理診断でも「その疾患らしさ」という診断の確証度の強弱は存在します。**臨床情報が所見を解釈する前提情報となる，あるいは診断の確証度を上げ下げする**，と理解するとよいでしょう。

　腫瘍性病変の定義は形態学的所見に基づくことが多く，ものによっては，手術検体では形態学的所見のみで病理診断が可能なこともあります。しかし，そのような腫瘍ばかりではありませんし，病変のごく一部しか評価できない生検では組織標本のみから得られる情報はより少なくなります。ここで疾患の頻度をもとに鑑別疾患を並べたうえで，臨床経過，病変の部位や肉眼所見（内視鏡所見）などの臨床情報とあわせるこ

とで診断を絞り込みやすくなることがあります。一方，炎症性疾患のほとんどは病因（微生物の感染，免疫異常など）によって定義され，それらは顕微鏡で観察するのみでは詳細には特定できません。そもそも臨床情報なしで診断はできないのです。

　私が推奨している依頼書の記載内容の中心は，**①臨床的に最も考えられる診断と鑑別に挙げる疾患，②それらを考えた根拠となる情報**です。現病歴・既往歴・服薬歴・検査データなどから，臨床診断を下した根拠となる情報を抽出して記載してください。生検であれば，病変全体の状況がわかる情報として肉眼・画像・内視鏡所見（病変の部位・大きさ・性状を含む）を，シェーマ程度の図を加えて記載してください。これらが役に立つ理由は，ほかでもなく「臨床診断がかなり正確だから」です。組織所見から筆頭に挙げた疾患が臨床診断と一致していれば，その病理診断は正しい可能性がより高まります。逆にもし臨床診断とは合わないと判断しても，臨床的鑑別疾患と組織学的鑑別疾患の共通部分を考えたうえで病理診断を進めることができます。

　次に気をつけていただきたいのは，**③悪性腫瘍の既往の有無**です。この情報によって病理診断の難易度が劇的に変わることがあります。転移性を疑ったとしても，原発部位がわかっていれば事前確率が大きく変わりますから，免疫染色の項目をむやみに増やさずにすみ，免疫染色結果に適切な解釈を加えて診断することもできます。逆に，情報がなかったことで誤診となってしまうケースもあります。たとえば，非典型的な転移先で，しかもその臓器には組織形態で区別のつかない原発性腫瘍が存在する場合（有名なのは乳腺小葉癌の胃粘膜転移），既往情報がなければ原発性の癌として報告されてしまうことがありえます。乳癌や腎癌では原発部の治療から 10 年以上経って再発することもあり，時間が経過しているから気にしなくてよいというものでもありません。悪性腫瘍の既往があれば確実に記載してください。

　また，組織所見に影響を与える**④術前治療の既往**についても記載が必要です。術前治療がされていれば，その治療効果を組織学的に検討し報告書内に記載します。逆に腫瘍組織内に瘢痕や腫瘍細胞の変性などの所見があっても，術前治療が行われていないなら自然消退を示す所見とな

り，意味合いは大きく変わってきます。

　そのほかに，⑤**採取した組織の個数，採取方法**についても記載してください。これは医療安全上，重要です。病理部門では検体処理から診断のあらゆる段階において，依頼書と検体の対応が間違いないか確認しています。個数が違う，見た目がその採取方法のものではないなどでは検体の紛失や取り違えを疑う必要があり，依頼書の記載が重大なインシデント発覚の契機となることもあります。

> ### ハックポイント
>
> ☞ 依頼書には，①臨床的に最も考えられる診断と鑑別に挙げる疾患，②それらを考えた根拠となる情報，③悪性腫瘍の既往（あれば記載），④術前治療の既往，⑤採取した組織の個数と採取方法を記載する。
>
> ☞ 臨床と病理，互いの必要十分な情報提供が患者さんに最大限の診療を提供するために必要である。

5

治療・処方スキル編

救急外来での
急性心不全の血圧上昇時には
ニトログリセリンスプレーがお手軽

　急性心不全や慢性心不全の急性増悪の初期診療において，Mebazaa
らのクリニカルシナリオ分類などにより，初期対応としての血圧・水分
管理の重要性が認知されるようになりました。救急対応に慣れてきた先
生方はあらかじめ「こういう状況だったらこの治療を始めよう」などと
頭の中でシミュレーションする方も多いのではないでしょうか。酸素化
が悪い，末梢静脈ラインが難しい，増悪傾向のようにもみえる，という
ときに役立つのがこのスキルです。　　　　　　　　［髙橋亮也・水野　篤］

どんな診療ハックスキル？

　救急外来で血圧高値の急性心不全症例にニトログリセリンスプレーを
舌下投与する。

用意するもの・準備するもの

- ニトログリセリンスプレー

実際の方法

　救急外来では血圧上昇を伴う急性心不全の症例には頻繁に遭遇しま
す。血管拡張薬，利尿薬を使用することは誰もがわかっているのです
が，末梢静脈ラインを確保しようとしているのに手足を動かされてし
まったり，あまりにも浮腫が強くて，ライン挿入に失敗したりラインが
確保できなかったり，などの経験がある先生もいらっしゃるかもしれま
せん。静脈路が確保できないと，1人での当直などでは焦りますよね。

　この際に裏技として，ニトログリセリンスプレーが役立つことがあり
ます。患者さんに口を開けてもらい，舌下にニトログリセリンスプレー
を噴霧しましょう。

　ニトログリセリンは心不全の適応を考えると，静脈注射が基本です。

特に高用量では動脈の拡張による降圧作用で後負荷を軽減し，肺水腫の改善に役立ちますが，ニトログリセリンスプレーの使用により静脈が拡張し，血液をプールすることができるため，利尿薬を使用するよりも速やかに前負荷を減らすことができると考えられています。特に高血圧を伴う心不全は volume central shift が主体であり，これらの血管拡張作用により病態の改善が期待できます。またニトログリセリンスプレーは血中濃度が最大となるまでわずか3分であり，投与後速やかな効果発現を期待できます。あくまで補助的に使用することで時間をかせぐこともでき，非侵襲的陽圧換気（non-invasive assisted ventilation：NPPV）の忍容性が上がることが期待できます。何より，患者さんに口を開けて舌を上げてもらうだけで噴霧できる簡潔さは，静脈路を確保しないと投与できない静注薬にはない大きなメリットです。あくまで奥の手として，少しでも時間をかせぎながら次の一手につなげるために，頭の片隅に置いていただけるとよいでしょう。

　ただし，注意する点もいくつかあります。日本循環器学会の「急性・慢性心不全診療ガイドライン（2017年改訂版）」では，「ニトログリセリンや硝酸イソソルビドの舌下やスプレーおよび静注投与が，急性心不全や慢性心不全急性増悪時の肺うっ血の軽減に有効であることは旧ガイドライン，および ACC/AHA ガイドラインにも提示されている」とありますが，添付文書上では適応は「狭心症発作の寛解」のみです（施設や状況に応じて適切に考えて使用してください）。また注意点として，

- 重症大動脈弁狭窄症や閉塞性肥大型心筋症，閉塞隅角緑内障では投与を控える
- 再入院や死亡率の改善といった予後改善効果は示されていない

ことは知っておきましょう。

ハックポイント

☞ 血圧上昇を伴う急性心不全の病態改善を目的として，ニトログリセリンスプレーを舌下投与する！

5　治療・処方スキル編

良性発作性頭位めまい症は
急速補液で治す

　めまいの患者さんの診察で，良性発作性頭位めまい症（benign paroxysmal positional vertigo：BPPV）は非常にありふれた疾患です。嘔気とめまいで患者さんは強い苦痛を感じ，救急外来を受診することが多いです。薬物療法はほとんど効果が期待できないうえに，標準的な治療方法として推奨されている Epley 法などの耳石再配置法は手技が煩雑で，体位変換に伴って嘔気やめまいが誘発されるため，症状が強い患者さんに対しては実施が難しいことも多いです。そこで有効なのが急速補液です。

[南郷栄秀]

どんな診療ハックスキル？

　救急外来を受診した BPPV の治療法として，急速補液を行う。

用意するもの・準備するもの

- 生理食塩水や乳酸リンゲル液（500 mL のバッグ）1〜2 本
- 点滴セットおよび留置針

実際の方法

◉──対象患者であることを確認する

　臨床診断で BPPV と判断された患者さんが対象です。症状の原因が脳卒中など，ほかの**重篤な疾患でないこと**を確認します。神経学的異常所見がなく，蝸牛症状がなく，体位変換により潜時を伴う 40 秒〜1 分程度持続する回転性めまいで，慣れ現象があり，回旋成分の強い方向交代性水平性眼振があれば，BPPV と考えられます。なお，急速補液により心不全が増悪する可能性があるため，**心不全の既往がないこと**も確認しておきます。

●───補液を行う手順

生理食塩水または乳酸リンゲル液を使用し，急速補液として 500 mL を 3 時間以内で点滴します。筆者は通常 **1 本 1 時間で**落としています。点滴中は患者さんの状態を観察し，必要に応じて点滴速度を調整します。

通常は 1 本輸液すれば回復して帰宅可能となりますが，回復が不十分な場合はもう 1 本点滴します。**2 本落としても改善しない場合は，画像に映らない急性期脳梗塞の可能性が否定できないので，入院したほうが無難**です。この時点で MRI を撮像しても構いませんが，発症 12 時間以内は感度が悪いことに注意が必要です。

●───エビデンス

BPPV に対する急速補液の効果を検証した研究論文はありません。筆者の自施設における検証結果を，2018 年の第 9 回日本プライマリ・ケア連合学会学術大会（三重大会）で発表しました。2010 年 2 月〜2017 年 12 月に東京北医療センター救急外来を受診した患者のデータを用いて実施した後ろ向きコホート研究では，補液なしまたは通常補液（500 mL を 3 時間超で投与）を受けた患者群の入院率が 70.9％であったのに対し，急速補液（500 mL を 3 時間以内に投与）を受けた患者群の入院率は 17.0％にとどまりました。1 人の入院を回避するための治療必要数（NNT）は 2 人と計算され，急速補液は極めて効果的な治療法といえます。患者さんの入院理由は「めまいが残存したため」ですが，急速補液群では入院後も急性心不全の発症例はありませんでした。

BPPV 患者の多くは脱水を伴っています。BPPV に対して急速補液が有効である理由としては，半規管内リンパ液の粘度が低下し，耳石の自然復位を促すという仮説が考えられます。

ただ，本研究は多変量解析による交絡因子の調整を行っていない単施設の観察研究であり，エビデンスとしては限界があります。ランダム化比較試験での検証を行う意思がある方は，筆者までご一報ください。

5　治療・処方スキル編

◉───実施するうえでの注意点

- 心不全や腎機能低下のリスクが高い患者さんには注意が必要です。
- 点滴後に症状が改善したかどうか，必ず自分の目で患者さんの状態を確認します。

ハックポイント

☞ BPPV に対する急速補液は，入院を回避できる有効な方法である。

☞ 補液をしながら安静にしていればよいので，Epley 法などの耳石再配置法と比べて患者さんの負担が少ない。

喉の痛みに効く（感じがしやすい）！
桔梗湯を活用した簡単漢方うがい術

　喉の痛みってホントに不快です。そんなとき，即効性を感じられる方法として漢方薬「桔梗湯」を使ったうがい法が効果的です。桔梗湯は，鎮痛作用や消炎作用があり，古くから喉の痛みに利用されてきた漢方薬ですが，より効率的に効果を引き出す方法として，「薬でうがいしてそのまま飲み込む」やり方が効果的です。喉への直接的なアプローチを目的にしたこの方法は，自宅でも簡単にできる方法としておススメです。

［岸田直樹］

どんな診療ハックスキル？

　桔梗湯を使った「うがい＋飲み込み」のダブル効果を期待。喉の痛みが気になる患者さんに簡単に指導でき，効果を実感しやすい。

用意するもの・準備するもの

- 桔梗湯（漢方薬）
- ぬるま湯
- おちょこや小さなコップ

実際の方法

①桔梗湯を用意する

　桔梗湯は医療機関だけではなく，市販でも購入可能です。桔梗湯には桔梗と甘草が含まれており，喉の炎症を鎮める効果が期待できます。

②ぬるま湯で溶かす

　おちょこや小さなコップにぬるま湯（約40℃）を注ぎます。桔梗湯を入れて溶かし，粉末がよく混ざるように軽くかき混ぜます。ぬるま湯に溶かすことで，薬の溶解度が高まり（溶けやすい），成分がより喉の

5　治療・処方スキル編　　203

粘膜に浸透しやすくなります。

③うがいをして飲み込む

溶かした桔梗湯を口に含み,「ガラガラ」とうがいをしてからゆっくり飲み込みます。このうがいを行うことで,成分が喉の粘膜に直接触れ,即効性を感じやすくなります。うがいの後に薬を飲み込むことで,炎症を鎮める成分が咽頭に長くとどまり,効果が持続する感覚を得られます。

この方法を知った背景

漢方薬は,長期間服用することで効果が出るものがありますが,飲んですぐに効果が出るものも一定数あります。特に,飲んだ瞬間からよくなるものがいくつかあり,たとえば鼻水に使用する小青竜湯は飲んだ瞬間に止まることで有名です。これは,小青竜湯に入っている五味子という成分がとてもすっぱいためです。つまり,飲んですっぱいと感じ,交感神経が優位となり止まるというメカニズムといわれます(特にアレルギーの場合)。同じように,桔梗湯によるこの方法は古くからある民間療法の一環で,喉の痛みが特に気になる患者さんに試してもらうことで,その即効性に驚かれるケースが多いです。西洋医学のうがい薬とは異なり,桔梗湯は喉の炎症を抑える働きがあるため,その直接効果も加わり,うがい後の飲み込みがよいと考えられます。

エビデンスと実践時の注意点

桔梗湯に含まれる桔梗と甘草は,咽頭の炎症軽減や鎮咳作用をもつとされ,喉の痛みが軽減される効果があります。さらに甘草には消炎作用があるため,喉の痛みを伴う風邪の症状に適用されることが多いです。ただし,甘草の長期使用により偽アルドステロン症などの副作用が出る場合があるため,長期間の使用はできるだけ避け,必要な場合はカリウムのチェックを忘れないようにしましょう。

実践の手ごたえ

この方法を実践することで,喉の痛みが軽減することが実感されてい

ます。特に，喉の痛みが強いときや声を多く使う仕事の方に勧めると，翌日には症状が和らいだと報告を受けることが多く，簡単ながら効果的な方法です。うがいそれ自体による効いた感じも出やすく，プラセボ効果を最大限に出しているところもあると感じます。

ハックポイント

☞ 桔梗湯はぬるま湯に溶かしてうがいすると，喉の粘膜に効果が届きやすくなる。

☞ うがい後にそのまま飲み込むことで，うがい自体の効果も加わり，さらに喉への鎮静効果が持続しやすく感じる。

☞ 甘草が入っているため，長期使用には注意が必要。

　桔梗湯を活用した簡単なセルフケア法として，この「うがい＋飲み込み」を活用することで，喉の痛みや炎症に即効性を感じられることが期待できます。西洋薬が好きな方は，アズノール®うがい液によるうがい（飲み込まない）がおススメです。市販薬にもあります。

5　治療・処方スキル編　205

便秘症は腹部単純 X 線で便の溜まりをみて，治療方法を考える

　救急や初診で，その症状が便秘症に関連すると判明した症例と，すでに便秘症と診断がついている症例に処方する場合では，対処が異なります。「鋳型便秘」（➡ p169，症例 1）や「糞便塞栓」（➡ p171，症例 3），結腸がんではないことを確かめるために，画像診断で宿便を評価することが大切です。　　　　　　　　　　　　　　　　　　　　　　　　［西野徳之］

どんな診療ハックスキル？―処方の基本

　便秘薬の処方は「下痢にならないように」します。酸化マグネシウム 330 mg を 1 回 1 錠 1 日 3 回でも下痢をする方がいて，便秘症は個人差があります。テイラーメードの治療が大切です。

　処方時に「処方が合わないときや，効きすぎることがあれば適宜減量してよい」ことを伝えておきましょう。患者は処方薬を忠実に服用することが多いからです（下痢になっても，下剤を服用し続ける方がいます）。

　内服でも効果がないときや腹痛など副作用があるときは，服薬を中止して，早めに受診することを最初から伝えておきましょう。

実際の方法―便秘の溜まり方による薬の使い分け

◉―――全結腸便貯留「鋳型便秘」の治療（➡ p169，症例 1）

　結腸全体に便貯留が多い場合，便は硬化し，腸管が拡張していることがあり，腸管の収縮による排便が期待できないこともあります。このような場合は，入院での加療も考慮します。

　結腸に硬便が停滞しているときは，薬で軟化させることは難しいです。もちろん，飲水でも軟化はしません。現状の硬便の排出を心がけます。まずは診察時に，直腸・S 状結腸の便塊は摘便や浣腸により速やかな排出を心がけます。

緩下剤として浸透圧下剤からの投与がよいでしょう。ラクツロース，ポリエチレングリコールなどの水薬を少量ずつ分けて服用してもらうのも 1 つの工夫です。刺激性下剤や上皮機能変容薬，胆汁酸トランスポーター阻害薬は，上行結腸の深部結腸から負荷をかけることになるので，初期の処方には注意しましょう。

　処方を開始し，排便に改善がみられないときや，腹痛があるときは，早めに再診するよう伝えます。2 週間処方で再診を促しましょう。次回受診時には腹部 X 線で便の貯留の改善を確認します。

◉───上行結腸・盲腸の便貯留（➡ p169，症例 2）

　考え方は上記の「鋳型便秘」と同様です。

◉───直腸の糞石，糞便塞栓（➡ p171，症例 3）

　直腸・S 状結腸に硬便があるときは，直腸診でも確かめましょう。まずは摘便・浣腸から開始します。高齢者では便が硬くて，便の排出に難儀する方もいるので，対応に注意しましょう。特に直腸径が拡張しているときは排出が難しいです。浣腸もできるだけ腸管内圧が上がらないように気をつけます。高圧浣腸をするときは便の貯留量により量を加減しましょう。糞便塞栓が解除できたら，通常の便秘の治療を提案します。

ハックポイント

☞ 便の溜まり方によって，便秘の状態を確認し，治療方法を考える。

☞ 直腸の糞便塞栓は，浣腸や摘便などの便塊除去から開始する。

5　治療・処方スキル編　207

鉄剤を処方するときは
1日半錠までにすべし

　鉄欠乏性貧血は臨床医なら治療したことがない人はいないほどコモンな疾患であるし，たとえ貧血に至っていなくとも，本書で井上真智子先生も述べられているように（➡ p87），鉄欠乏症は介入すべき疾患であるため，治療にあたっては，食餌指導とともに，アウトカムを向上させるための上手な処方の仕方を知る必要がある。　　　　　　［酒見英太］

どんな診療ハックスキル？

　（わが国で汎用されている）クエン酸第一鉄ナトリウムなら，1日半錠（鉄として 25 mg 相当）までを夕食後に投与する。

用意するもの・準備するもの

　特になし。

実際の方法

　クエン酸第一鉄ナトリウムの添付文書には用法・用量の項に「通常成人は，鉄として 1 日 100～200 mg（2～4 錠）を 1～2 回に分けて食後経口投与する」と記載されているが，読者の皆さんのなかには，このとおりに処方して患者が悪心のために服用してくれなくなった経験がおありの方が多いのではないかと思う。治療の完了（貯蔵鉄の充足）には最低 2 か月の服用が必要であるにもかかわらず，である。そもそも人間の腸管から吸収できる鉄の最大量は，それが高まる鉄欠乏状態にあってもせいぜい 5～7 mg/日であり[1]，吸収能力が落ちていると推定される高齢者においてさえ，1 日 15 mg の投与は 50 mg 投与と遜色のない充足効果があり（図1），かつ消化器系副作用の頻度は遥かに低く抑えられる[2] ことから（表1），添付文書に記載されている用量は多すぎるといえる[3]。

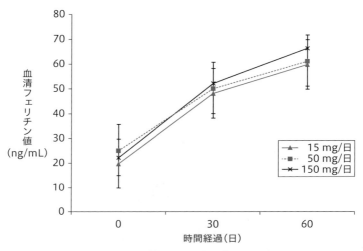

図 1 | 鉄投与量の違いが血清フェリチン値に与える影響

〔Rimon E, et al : Are we giving too much iron? Low-dose iron therapy is effective in octogenarians. Am J Med 118（10）: 1142-1147, 2005 より〕

表 1 | 鉄剤投与量ごとの副作用の報告（2 か月連日投与）

副作用	鉄剤投与量[1] 15 mg/日	50 mg/日	150 mg/日
腹部不快感	6 人（20%）	18 人（60%）[2]	21 人（70%）[2]
悪心・嘔吐	4（13）	11（36）	20（67）[2,3]
下痢	4（13）	16（53）[2]	21（70）[2]
便秘	0	3（10）[2]	7（23）[2]
黒っぽい便	13（44）	20（67）[2]	27（91）[2]
黒色便	0	9（30）[2]	20（67）[2,3]
服用中断	2（7）	5（17）	8（27）[2]

[1]：各群 30 人。10 日，30 日，60 日目にアンケートを行い，副作用を評価している。
[2]：15 mg 群との差 $p<0.05$
[3]：50 mg 群との差 $p<0.05$
⇔（筆者注）：効果と副作用を天秤にかけると，クエン酸第一鉄ナトリウム 50 mg（フェロミア®なら 1 錠）がすでに過量投与であることに注目してほしい。

〔Rimon E, et al : Are we giving too much iron? Low-dose iron therapy is effective in octogenarians. Am J Med 118（10）: 1142-1147, 2005 より〕

実際，私はここ 15 年以上，クエン酸第一鉄ナトリウムを処方する際は 1 日半錠（1/3 錠への減量は薬局にとっても面倒であろうから）を夕食後としているが，副作用によるアドヒアランスの低下はほぼなくなり，鉄欠乏の原因となる基礎疾患のコントロールが前提であるが，十分な治療効果が得られている。また，患者には「黒っぽいウンコが出ているのは十分量が飲めている証拠」と説明して，むしろ安心材料としてもらっている（なお，ヒトヘモグロビンを検出する便潜血検査では鉄剤による黒色便は偽陽性とならないことを申し添えておく）。

ハックポイント

持続性の出血がない限り，鉄欠乏性貧血あるいは鉄欠乏症に対する鉄剤経口投与は鉄として 25 mg/日までで十分である。

参考文献

1) Hultén L, et al：Iron absorption from the whole diet. Relation to meal composition, iron requirements and iron stores. Eur J Clin Nutr 49（11）：794-808, 1995. PMID 8557018
2) Rimon E, et al：Are we giving too much iron? Low-dose iron therapy is effective in octogenarians. Am J Med 118（10）：1142-1147, 2005. PMID 16194646
3) Sakemi H：Iron-deficiency anemia. N Engl J Med 373（5）：484-486, 2015. PMID 26222574

薬物の前に「非薬物」を
処方できるようになろう

　高齢者におけるポリファーマシーの害が叫ばれるようになって久しく[1]，目をこらすと巷には薬剤起因性疾患が溢れかえっているが，何を隠そう，その状況を作り出しているのは，処方権という伝家の宝刀を安易に振り回しているわれわれ医師である。国民皆保険の幸運に恵まれた日本国民の大多数に安易に薬物療法を求める習性を根付かせてしまったなかで，症状を抱えて困っているから受診して対処を求めている患者に，有効性への疑問（エビデンスの欠如）や害（リスク）の可能性を説明するだけで，処方を控えることを納得してもらえることはまれであろう。こんなとき，症状を緩和するために患者自身でできる有効な非薬物療法を「処方」できれば，患者の満足度を下げずに，それらの薬剤の処方を減らすことができる。　　　　　　　　　　　　　　　　［酒見英太］

どんな診療ハックスキル？

　対症療法薬を処方したくなったら，それに代わる非薬物療法（表1）を指導する。

用意するもの・準備するもの

　患者自身でできる非薬物療法についての知識。医師自らが試してみて，有効であるとの実感を経験したことのあるものほど，説得力をもって指導できる（ハンドアウトを渡せれば，さらに親切かも）。

実際の方法

　そもそも患者の生活習慣が患者を苦しめている症状の原因や増悪因子になっているのであれば，その是正に対する指導を「処方」せずに薬物療法に及ぶことは，必ずや薬物の過剰を招くため，行ってはならない。
　そのうえで，対症療法としての薬物療法は，急性疾患に対して施す際

5　治療・処方スキル編　　211

表 1 非薬物療法の例

症状編	例
慢性疼痛	認知行動療法，**運動療法**，**ヨガ**，**気功・太極拳**，徒手療法，温熱療法
咳・痰	禁煙，気道の加湿，ハチミツ，嚥下訓練，理学・言語構音療法，胸部理学療法
悪心・嘔吐	アルコール綿をかぐ，（妊娠悪阻には）ショウガ・ビタミン B_6 摂取
下腿浮腫	塩分制限，下肢挙上，弾性ストッキング，**歩行運動**
不眠	不眠要因の除去，睡眠衛生，認知行動療法，睡眠障害対処 12 の指針（規則的な**運動習慣**を含む）
抑うつ・不安	支持的な精神療法，認知行動療法，マインドフルネス，**運動療法**
高齢者の認知障害	血圧管理・禁煙，適度な**身体活動**，認知機能訓練，タッチケア，音楽療法，アロマテラピー，ペットセラピー
めまい・立ちくらみ	耳石置換法，前庭リハビリテーション，動作指導，塩分摂取，タイツ型弾性ストッキング

疾患編	例
急性上気道炎	湯気の立った飲み物，頻回のうがいとそれに続く鼻かみ，等張食塩水による鼻すすぎ，ハチミツ
急性胃腸炎	経口補水療法（ORS），食事指導（うどん・粥・スープを勧め，香辛料・乳製品を避ける），手洗い
高血圧症	減塩，体重減少，**運動習慣**，禁煙，節酒
脂質代謝異常	**食事療法**，**運動療法**，禁煙
高尿酸血症	体重減量，節酒，食餌療法（プリン体摂取制限，飲水励行，果糖制限，コーヒー摂取，ビタミン C 摂取）
COPD	禁煙，**運動療法**，呼吸リハビリテーション
GERD	就寝時の頭部挙上，体重減量，食事指導（高脂肪食・饅頭・サツマイモなどを避ける）
骨粗鬆症	カルシウム・ビタミン D 摂取，日光浴，**歩行運動**，禁煙
月経前症候群，更年期症候群	認知療法，**運動**，リラクセーション，大豆イソフラボン摂取

太字は運動を示す。
〔酒見英太：患者自身でできる非薬物療法．総合診療 30（10）：1176-1179, 2020 に経験を加味して改変〕

は，原疾患の軽快・治癒に伴い減量中止が前提となっているから，短期間なら比較的リベラルに行ってもよい（とはいっても安全性と有効性が証明されていることは必要）。しかし，慢性疾患に対して施す際は，長

期に及ぶほど有害性の発現の頻度が増してくるため，出口戦略を意識してミニマルに行うべきであると心得なくてはならない。特に，慢性疼痛に対する理学療法（運動，マッサージ，温熱療法など）の最大利用を飛び越した鎮痛薬の乱用，不眠・不安に対する認知行動療法などを軽視した向精神薬の乱用などは，日ごろ診療をしていて目に余るので，読者は機会あるごとに「非薬物療法」を処方してほしい。特に，表中でも頻繁に紹介している（太字）ように，車社会・インターネット社会となってしまった現代では「運動」が百薬の長であることを認識して，事あるごとに患者の状態に応じた運動療法を処方していただくのがよいと考える。

ハックポイント

対症療法としての薬物療法は必要最小限に絞る代わりに，患者の薬物に関する誤った認識や生活習慣を正しつつ，有用な非薬物療法を「処方」できるようになってほしい。

参考文献
1）上田剛士：クスリのリスク．医学書院，2017.
2）酒見英太：患者自身でできる非薬物療法．総合診療 30（10）：1176-1179, 2020.

5　治療・処方スキル編　213

眼精疲労からくる頭痛には
眼窩から後頚部のツボ押しが
効果的！

　スマートフォンやパソコンでの作業が増えると，目の疲れが蓄積し，眼精疲労からくる頭痛が起こりがちです。これは仕事の効率を下げ，睡眠にも影響を及ぼします。「頭痛や頭重感で疲れが取れない」「鎮痛薬を手放せない」といった患者さんには，このツボ押しをぜひ指導してみてください。頭がすっきりとして楽になるため，多くの患者さんに喜ばれます。

[鈴木富雄]

どんな診療ハックスキル？

　患者さんの眼窩周辺から始まり，側頭部から後頚部にかけてのツボを順番に指圧する。

用意するもの・準備するもの

● 患者さんへの説明のため，ツボの位置を記したイラストを準備してもよい。

実際の方法

　患者さんの眼窩から始まり，側頭部から後頚部のツボを順番に指圧します。目が疲れているときにはかなり痛みを感じることがあるため，最初は強く押しすぎないことが大切です。それぞれのツボを 20 秒ほどずつ押さえ，一通り押し終わった後に物足りない場合は，もう一通り，少し強めに指圧してみてください。

　注意事項として，眼窩周囲のツボは眼窩の骨の縁にありますので，決して眼球を押さえないようにしましょう。昼間，目の疲れがたまったときに行ってもよいのですが，就寝前に入浴して，湯船につかったままタオルで目の周りを温めながら，リラックスして行うことをお勧めします。そしてその後はテレビやスマートフォン，パソコンなどを一切見ず

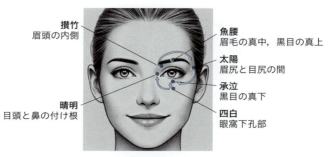

図1 | 眼窩の周囲のツボ

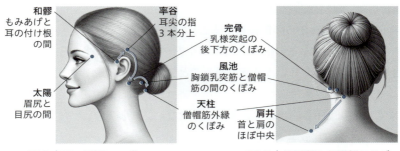

図2 | 耳の周囲のツボ　　　　図3 | 後頸部から肩部のツボ

　に，そのまま入眠していただくのがポイントです．翌朝は，慢性的な目の疲れや頭重感が驚くほど改善しているので，患者さんに喜ばれます．
　指圧の順番としては，攢竹→魚腰→太陽→承泣→四白→晴明の順で行うとよいでしょう（図1）．眼窩の周りを指圧した後は，耳の上から後頸部，僧帽筋へと指圧の位置をずらし，和髎→率谷→完骨→風池→天柱→肩井まで指圧すると，さらに効果が得られます（図2, 3）．最後の肩井では同側の腕が届きにくくなるので，反対側の腕で指圧するとスムーズに行えます．

ハックポイント

☞ 目と頭はつながっている．寝る前のひと手間が次の日のQOLアップにつながる！

ルート穿刺は
1 発で入れるように
全集中しよう

ルート穿刺を雑用と感じてしまうことがあるかもしれません。そこで，「やらされ穿刺」を「やりたい穿刺」へ変える策をご紹介します。

[陶山恭博]

どんな診療ハックスキル?

◉───患者さんからの信頼を得ることができます

穿刺は患者さんとの信頼関係を築くチャンスです。「あの先生はルート確保が上手だ」という評価を得ることで，加算ポイントを大きく稼ぐことができます。患者さんから信頼を寄せられると，やる気も湧いてきます。穿刺上手は臨床家にとって欠かせないスキルです。

◉───化学療法のルートは特に 1 回でのルート確保を目指そう

化学療法を受ける患者さんには，悪性腫瘍という診断が伝えられています。悪性腫瘍の告知を受けたうえで，点滴治療を決断し，病院に足を運んでいます。しかし，化学療法の 5 年生存率は 100％ではありません。もしかすると，穿刺の機会はあと数回に限られてしまいます。血管が細くなり，数も減り，穿刺が一層難しいのが化学療法のルート確保だからこそ，患者さんを想うことで，「1 発でルートを取ろう」という意欲は高まります。

実際の方法

◉───よい血管を探す

静脈が Y 字になっていて逃げにくい部位，皮膚のテンションをかけやすい部位，静脈を視認できる部位への穿刺は，ルート確保が成功する事前確率を高めます。焦らずに丁寧によい血管を探しましょう。筆者は前腕だけにこだわらず，上腕や下腿も探すようにしています。

216

穿刺前に外筒の滑りを確認

せっかく血管に当たったのに外筒に引っ掛かりがあったために結局失敗してしまった，という経験はないでしょうか。製品によっては外筒と内筒が接着しており，手技の妨げとなるものがあります。その予防として，穿刺前にサーフロー留置針の手入れをします。外筒を1度滑らせてから戻しておき，スムーズにスライドするようにしておくとよいでしょう。

血管の深さを見極める

穿刺時には侵入角度を意識します。体表に突出している血管と透けて見えるだけの血管とでは走行する深さが違います。刺入部位から到達点までの距離を勘案して，手元を寝かせ気味にするか立てるかを微調節して，穿刺に挑みましょう。

素早く穿刺

ゆっくりグリグリ穿刺されるよりもスパッと穿刺されるほうが痛みは少なくなります。穿刺することに変わりはありませんので，一気に針を進めましょう。

表在エコー

浮腫や肥満によって血管が目立たないこともあります。その場合には，表在エコーで静脈を探し，エコーガイド下でルートを確保します。エコーガイド下の穿刺も経験です。シミュレーター，中心静脈ラインや関節穿刺など別の機会を利用して，エコー画像で狙ったところに針先を進める訓練を積みましょう。

ハックポイント

ショックなどの緊急の場では静脈ルートがなければ何も処置が進みません。ルート確保は命を救います。たかがルート穿刺，されどルート穿刺なのです。

処方箋のコメント欄を
活用しよう

　医師が外来で薬の説明をしても，患者さんは情報が多くて覚えきれないかもしれません。診察の順番として，薬剤の説明は最後になってしまいます。疾患や診断の理解で頭がいっぱいで薬の説明までは頭がついていかなかった，内服の注意点は聞いたつもりだったけれど忘れてしまった，などはしょっちゅうです。そこで，処方箋のコメント欄を活用します。

[陶山恭博]

どんな診療ハックスキル？

　処方箋のコメント欄を活用する。

実際の方法

⦿────ダブルチェック機能として

　処方箋のコメント欄は，ダブルチェックの機能として利用できます。たとえば，ビスホスホネートでは「コップ 200 mL で内服して 30 分座位を保つ／二度寝しない」と記載します。薬袋にも記載されると患者さんも目で見て確認でき，調剤窓口で薬剤師さんから説明を受けることで耳からも確認できます。メトトレキサートのように内服のタイミングがイレギュラーな薬剤を処方するときも，「週 1 回○曜日に内服」と記載して，連日内服する事故を防ぐようにしています。

⦿────コメント欄を利用するタイミングを工夫する

　薬剤変更は，誤解が生じやすいタイミングです。新しい処方が追加なのか変更なのかを，記載するとよいでしょう。処方箋を発行しながら「説明した内容をコメント欄に記載しておくのでご自宅でも確認してくださいね。薬剤師さんからも説明があると思います」と声かけします。コメント欄の利用は，処方される側と処方する側の両者にとって安心に

つながります。

●────プラセボ効果を意識する

個人的には，薬の副作用や有害事象を記載するのではなく，それを防ぐための行動を記載することを意識しています。ネガティブではなくポジティブに情報を伝えることで，プラセボ効果を期待するのです。たとえば，ステロイド吸入薬では「口の中がカビになる副作用があります」ではなく，「口の中にカビがつかないように，吸入したら必ずうがいをして口の中をゆすいでくださいね」と説明しつつ，コメント欄には「吸入後うがい」と追記します。

●────時にはキャッチーな言葉で

わかりやすく印象に残りやすい言葉で記載できると印象に残るでしょう。たとえば，口腔カンジダ対策のシロップ薬を処方するときは，「ぶくぶくゴックン」と記載します。「つながっているので口の中だけでなく食道も一緒に予防・治療をします。食道カンジダへの効果も期待して口腔内をゆすぐだけでなく飲み込んでくださいね。だから，ぶくぶくゴックンと書いておきます」と説明します。

ハックポイント

『平静の心』とともに臨床医を志す医師が座右に置くべき書籍，ともその冒頭に記載されている『よき臨床医をめざして―全人的アプローチ』には，「医師がぱっぱっと口頭で注意をしながら処方箋を患者に渡してしまうだけでは良いマネージメントとはいえない」という一文があります[1]。幸い，電子カルテの時代は服用量，時間，方法は自動的に記載されます。ぜひコメント欄を利用して，患者さんや薬剤師とのコミュニケーションを深めてマインドフルな処方箋を目指しましょう。

参考文献

1) 日野原重明，他（訳）：よき臨床医をめざして―全人的アプローチ．pv, p182, 医学書院，1987.

5　治療・処方スキル編　219

薬は偶数個で処方すべし

　処方する際，「薬を奇数個にするか，それとも偶数個にするか」と考えたことはありますか？　実は，私はわりといつもこの点を意識しながら処方しています。理由は，薬剤師の調剤の様子や患者さんの服薬の様子を想像したり見てみたりすれば，一目瞭然です。　　　　　　　［北　和也］

どんな診療ハックスキル？

　極力「偶数個」で処方することで，薬剤師の調剤をできる限りシンプルにする。また，患者さんのPTP紛失や誤飲防止にもつながる。

実際の方法

◉──調剤効率・業務安全への配慮

　薬が奇数個ではなく偶数個であれば，薬剤師が薬包紙やPTPシートをはさみでカットせず使用でき，切り分け作業を減らすことができます。たとえば「3錠分3毎食後7日分」だと21錠ですが，「3錠分3毎食後6日分」だと18錠で偶数になり，はさみでPTPシートを中央でカットする必要がないので，作業負担が軽減されます。

　多剤併用する患者さんで奇数個の処方が複数あると，PTPシートや薬包紙を切り分ける作業が多くなり，薬剤師の作業工程が複雑になります。薬局が混雑している場合，ミスにつながる可能性も高まるでしょう。処方を偶数個にしたり，処方設計をシンプルにしたりすることで，調剤時間の短縮や薬剤師の業務および心理的負担の軽減につながります。業務効率が向上すれば，患者さんへの対応の質も向上するはずです。

◉──患者さんの誤飲・紛失への配慮

　偶数個であれば，患者さん自身も保管や服用がシンプルになるように

思います。端数として1錠分のPTPを残すと，紛失しやすくなったり，認知機能が低下した方だとPTPごと誤飲したりするケースもあります。患者さんの服薬プロセスをシンプル化することは非常に重要です。

＊

一見些細な工夫ですが，積み重ねることで，調剤の現場，患者さんやご家族，介護者の負担を軽減するかもしれません。ぜひこの小さな気遣いを，日常診療に取り入れてみてください！

ハックポイント

☞薬はできる限りシンプルな処方設計にする。偶数個の処方は，薬剤師にも，患者さんにとってもよいこと！

薬を減らすときは，
同量を出しておく

最近，ポリファーマシーが注目されるようになってきました。その原因として，複数の病院・診療科を受診してそれぞれ処方を受けている患者さんが多いことや，処方する医師側の意識や習慣の影響などが挙げられますが，患者側の心理的要因として「自分が感じている症状すべてに何か薬を出してほしい」「この薬を飲んでいれば安心」という気持ちも大きく関係しています。そのため，ポリファーマシーを少しでも解消しようとこちらが減量・減薬を勧めても，薬に対する過度の期待や，いま落ち着いている現状を変える不安から，難色を示されることがよくあります。今回紹介するのは，そんなときに私がよく用いている方法です。

［前野哲博］

どんな診療ハックスキル？

薬を減らすときは，次回の外来までそれまでと同量を処方しておき，患者の判断で元の用量に戻せるようにしておく。

用意するもの・準備するもの

特になし。

実際の方法

外来で医師に減量・減薬を勧められたとき，多くの患者さんには「もし薬を減らして，家で具合が悪くなったらどうしよう」という心理が働きます。外来では，次回の予約日まで，そう簡単に医師に相談することもできないので，よけい不安を覚えることも多いと思います。

そこで私は，患者さんがこちらから提案した減量・減薬に難色を示す場合，**次回の外来までそれまでと同量で内服できるように処方**しておき，「できるだけ半分の量で（あるいは飲まないで）頑張ってみてくだ

さい。ただ，体調が悪くなった場合や，どうしても減らすのが心配なときは，元どおりの量を飲めるように，一応薬はお渡ししておきますね」と説明します。この方法だと，患者さんも「いざとなったら自分の判断で元に戻せる」という選択肢を手にできるので，減量・減薬にチャレンジするハードルを下げることができます。

そして，次回の外来では前回受診時からの服薬状況を尋ね，減量・減薬した状態を維持できていたら，そのことを称賛し，残薬を確認して次回の処方を調整します。「やっぱり元どおり飲んでしまいました」と言われた場合は，元の量に戻そうと思ったときの状況や気持ちを詳しく聞きます。もし症状の再燃や離脱症状の出現など，減量・減薬に関係する症状の変化があった場合は，処方内容の再検討が必要ですし，「やっぱり飲んでいないと心配」などの患者さんの心理的要因が原因である場合は，患者さんの気持ちを傾聴したうえで，もう一度減量・減薬について話し合います。この話し合いのなかで，患者さんの解釈モデルや薬に対する印象や期待がより明確になる場合も多く，もし減量・減薬が予定どおりに進まなかったとしても，今後に向けて貴重な情報を得ることができます。

なお，処方する際には，同量であっても，20 mg 錠 1 錠から 10 mg 錠 2 錠に変更したり，ジェネリックのなかでも錠剤に割線が入っている薬剤を指定したりするなど，患者さんが減量に取り組みやすいように配慮することも忘れないようにしてください。

ハックポイント

☞ 患者が減量・減薬に難色を示す場合は，それまでと同量を処方しておく。

☞ 次回の外来で服薬状況を確認して，今後の方針を決める。

5 治療・処方スキル編 | 223

「毎日お薬を飲まないといけませんか」という質問に患者さんが納得できる回答

「毎日お薬を飲む」のは患者さんにとってストレスです。そんな陰性感情が出やすい毎日の内服を少しでも前向きに考えてもらう伝え方をお話しします。 ［西澤　徹］

どんな診療ハックスキル？

毎日内服するメリットを日常生活に置き換えて伝える。

用意するもの・準備するもの

● 患者さんにわかりやすく伝える（ユーモアの）心

実際の方法

「毎日お薬を飲む」ことは患者さんのストレスになりがちです。「調子がいいから毎日でなくてもいいのでは」と思って，こっそり数日省いてみたりして「内服しなくても結果的に大丈夫だった」という既成事実を作っている患者さんも一定数おられます。

内服について医師にとって当然と感じていることと，患者さんが抱いているイメージにはいくつか乖離があります。一例を挙げます（表1）。

疾患によっては，抗菌薬のように外因性の要因を除去することで治療が完遂するものは休止でもよいのですが，内因性の要因の場合は原因が

表1 ｜ 医師と患者の考え方の乖離

	判断例	根拠例
医師	連日内服することで症状が安定する	薬には半減期があり血中濃度の安定が効果の安定につながる
患者	内服して効果が出たからもうやめてもいいのでは，と考える	もう十分効果が出ており終了してもよさそう。毎日飲むのは副作用が心配

除去できないものも多く，患者さんはこれらを混同されている可能性があるのです。そこで私は日常生活にたとえて継続するメリットをお伝えしています。例を挙げます。

◉──── 半減期について

- 「薬は体に残って悪さをしないように1日以内に消えてなくなっているのです」
- 「ご飯に似ています。1年間，毎日食べたから明日からご飯なくてもいいや，とはならないですよね」

◉──── 内服によって安定していることの意味

- 「薬は快適さを提供しているのです。寒い地域ではコートを着て快適さを得ますよね。暖まったからといってコートを脱いだら体調を崩します。薬はお一人お一人の体の環境に合った毎日着ているコートのようなものです。もちろん体調に合わせて薄着にしていくのは大切ですが，いきなり素っ裸は危険なのですよ」

ハックポイント

☞連日内服するメリットを半減期と日常生活のたとえで説明することで，イメージをつかんでもらう。

5　治療・処方スキル編　225

内服薬は 100 mL 以上の
水で服用する

　錠剤をはじめとした内服薬は，水（もしくは白湯）とともに服用します。ただし，薬の種類によって必要な水の量は異なります。たとえば，消化性潰瘍の治療に用いられるアルギン酸ナトリウムは，製剤添付文書に**「20〜60 mL の水で溶解して」**服用すると記載があります。同薬による胃粘膜保護作用は，粘稠性による粘膜被覆であり，摂取する水分量が多くなると，内服後の粘度が低下し，期待される効果が得られないとされています。

　一方，ビスホスホネート製剤では，薬剤成分による食道炎を予防する目的で，十分な量（約 180 mL）の水とともに服用することが推奨されています。日常生活において，180 mL の水分を摂取する機会は，喉の渇きを覚えた場合を除き，必ずしも多くないように思います。そこで，薬の内服に必要な水分量に関するスキルをご紹介します。　　［青島周一］

どんな診療ハックスキル？

　内服薬は，100 mL 以上の水で服用すべきと心得る！

用意するもの・準備するもの

　錠剤の大きさに関する情報を入手できているとよい（製剤添付文書に記載されている）。

実際の方法

　食道炎を引き起こす薬は 30 種類以上にも上ります。特に注意が必要な薬として，ビスホスホネート製剤のほか，テトラサイクリン系抗菌薬，クリンダマイシン，鉄剤，塩化カリウム製剤，NSAIDs，ダビガトラン製剤，塩化カリウム製剤などが挙げられます[1, 2]。

　薬剤性食道炎が引き起こされるメカニズムとして，薬の**局所作用**に起

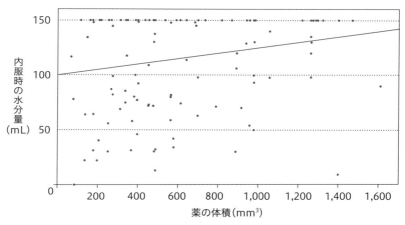

図1│薬の大きさ（体積 mm³）と内服時の水分量（mL）の関係
〔Fuchs J：The amount of liquid patients use to take tablets or capsules. Pharm Pract（Granada）7（3）：170-174, 2009 より〕

因する食道炎と，**全身作用**に起因する食道炎に分類することができます[1]。局所作用に基づく食道炎は，薬の直接的な薬理作用がもたらす食道粘膜の炎症であり，症状の持続は短時間であることが一般的です。一方，全身作用に基づく食道炎は，粘膜組織の障害，胃食道逆流などが原因であり，持続的な食道粘膜の炎症を引き起こすこともあります。

　薬剤性食道炎の潜在的なリスクについては，患者要因も軽視できません。たとえば，シェーグレン症候群患者や抗コリン作用を有する薬剤を服用している患者では，唾液の分泌量が低下しており，薬を適切に嚥下できないリスクが高まります。むろん，嚥下機能が低下している高齢者（特に認知症やパーキンソン病を患っている人）でも同様です。

　食道炎の発症リスクが低い薬であれば，それほど多くの水を摂取しなくてもよいように思われます。しかし，ドイツで行われた研究[3]によれば，少なくない患者が60 mL 未満の水で薬を内服していたと報告されています。この研究では，被験者となった136人のうち，15.4%に当たる21人で内服時の水分量が60 mL 未満でした。つまり，内服薬を服用する6.5人に1人は，少量の水しか摂取しないということです。また，内服した薬の体積（mm³）と摂取した水分量（mL）の関係性は，

正の相関を示しました（スピアマンの相関係数 0.188，p＝0.031）（図1）。

　むろん，体積が小さな薬であれば，摂取すべき水分量は少なくてよいかもしれません。しかし，図1を踏まえれば，たとえ小さな薬であっても **100 mL の水で内服することが妥当**だといえるかもしれません。医薬品の製剤添付文書には，錠剤の直径や厚さに関する情報が掲載されています。図1を参照しながら，処方薬の内服に必要な，適切な水分摂取量を見積もるとよいように思います。

ハックポイント

☞ ビスホスホネート製剤はコップ1杯よりも多めの水で飲む！

☞ 一般的な薬でも 100 mL 以上の水で内服することが望ましい。

☞ 水分量に配慮が必要な集団（カプセル剤の内服，抗コリン作用を有する薬の内服，薬剤性食道炎が懸念される薬の内服，シェーグレン症候群を有する患者，嚥下能力が低下している認知症やパーキンソン病患者）では，処方している薬剤の大きさを把握し，多めの水で内服するように注意喚起する！

参考文献

1) Zografos GN, et al：Drug-induced esophagitis. Dis Esophagus 22（8）：633-637, 2009. PMID 19392845
2) Jaspersen D：Drug-induced oesophageal disorders：pathogenesis, incidence, prevention and management. Drug Saf 22（3）：237-249, 2000. PMID 10738847
3) Fuchs J：The amount of liquid patients use to take tablets or capsules. Pharm Pract（Granada）7（3）：170-174, 2009. PMID 25143795

薬は水よりも白湯で
飲んだほうがいい!?

　薬局などで交付される患者向けの薬剤情報提供文書（薬の説明書）には，薬の服用法について**「水または白湯でお飲みください」**と書かれていることがあります。白湯は胃腸を温め，体によいイメージもありますよね。ただ，夏場の水道水は必ずしも冷たくはありませんし，冷たい水が健康によくないのであれば，冷蔵庫で冷やしたコーラやサイダー，麦茶などの摂取は不健康ということになってしまいます。

　もちろん，冷たい飲料で薬を服用する方は少ないかと思います。しかし，白湯で薬を服用することが真に推奨されるかどうかについても，きちんとした根拠が語られることは少ないように思います。そこで，薬の服用における白湯の活用スキルをご紹介します。　　　　　［青島周一］

どんな診療ハックスキル?

　風邪やインフルエンザでアセトアミノフェンを服用する場合，水よりも白湯で服薬すると，症状の緩和が早期に期待できるかもしれない。

用意するもの・準備するもの

- 白湯
- アセトアミノフェン

実際の方法

　解熱鎮痛薬として用いられる**アセトアミノフェンは，胃内容物排出速度と薬剤成分の吸収速度に相関関係を認める**ことが知られています[1]。理論上は，胃の通過が速い薬ほど，薬剤成分の吸収効率が上昇し，薬剤効果が早期に発現すると考えられます。

　また，アセトアミノフェンは冷水にほとんど溶けないことが知られています。そのため，常温水よりも白湯で服用すると，薬剤成分の吸収速

5　治療・処方スキル編　　229

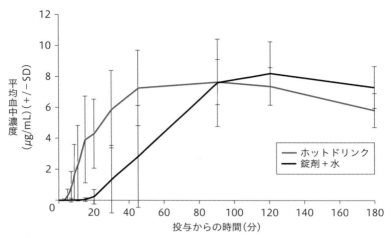

図1｜アセトアミノフェンの平均血中濃度の経時変化

〔Hodges LA, et al：Does a hot drink provide faster absorption of paracetamol than a tablet? A pharmacoscintigraphic study in healthy male volunteers. Pharm Res 31（8）：2078-2085, 2014 より〕

度を高められる可能性があります。実際，健常ボランティアを対象としたランダム化比較試験[2]では，アセトアミノフェンをホットドリンクとして服用することで，高い即効性を得られる可能性が示されています（図1）。

　この研究では18〜51歳の健常男性25人が対象となりました。被験者は，アセトアミノフェンのホットドリンク（48〜50℃）を服用する群と，アセトアミノフェン錠を室温で150 mLの水とともに服用する群にランダムに割り付けられ，同薬の血中濃度などが比較されました。

　その結果，アセトアミノフェンの血中濃度が0.25 μg/mLに到達するまでの時間（中央値）は，アセトアミノフェンのホットドリンクを服用した群で4.6分，アセトアミノフェン錠を水とともに服用した群で23.1分と，**薬効発現はアセトアミノフェンのホットドリンクを服用した群で速く**なりました。

　また，最高血中濃度に達するまでの時間は，アセトアミノフェンのホットドリンクを服薬した場合で1.5時間，アセトアミノフェン錠を水とともに服用した群で1.99時間と，**薬剤成分の吸収速度についてもアセトアミノフェンのホットドリンクを服用した群で速く**なりました。

本研究では，アセトアミノフェンを含有したホットドリンクを使用していましたが，アセトアミノフェン錠を白湯で服用しても，同様の効果が期待されます。ただし，同薬の効果発現や吸収効率は，あくまでも薬物動態的な評価に基づいており，臨床的な解熱鎮痛効果を評価したわけではありません。また，アセトアミノフェン以外の薬については，白湯で飲むことのメリットを示唆した質の高い研究は報告されていませんでした。

　とはいえ，**温かい飲み物を摂取するだけでも，上気道感染症による症状の緩和が期待**できます。一般的な上気道炎やインフルエンザウイルス感染症患者 30 人を対象とした研究[3] では，温かい果物ジュースを飲むことで，主観的な鼻閉（鼻腔内の気流）の改善が報告されています。この研究ではまた，温かい果物ジュースを摂取することで，寒気や疲労感の改善も示されており，上気道の感染症の対症治療を目的に，アセトアミノフェンを白湯で服用することには，一定の合理性があるように思います。

> ### ハックポイント
>
> ☞ 風邪やインフルエンザでアセトアミノフェンを服用する際には，水よりも白湯で服薬すると効果的かもしれない！

参考文献
----

1) Kelly K, et al：Comparison of the rates of disintegration, gastric emptying, and drug absorption following administration of a new and a conventional paracetamol formulation, using gamma scintigraphy. Pharm Res 20（10）：1668-1673, 2003. PMID 14620524

2) Hodges LA, et al：Does a hot drink provide faster absorption of paracetamol than a tablet? A pharmacoscintigraphic study in healthy male volunteers. Pharm Res 31（8）：2078-2085, 2014. PMID 24558011

3) Sanu A, et al：The effects of a hot drink on nasal airflow and symptoms of common cold and flu. Rhinology 46（4）：271-275, 2008. PMID 19145994

トリプタン系薬剤は，服薬のタイミングを明確に説明すべし!!

　近年，ジタン系薬剤（ラスミジタン），抗 CGRP 抗体製剤（ガルカネズマブ，フレマネズマブ），抗 CGRP 受容体抗体製剤（エレヌマブ）などが登場し，片頭痛治療の選択肢も大きく広がりました。一方で，従来から用いられているトリプタン系薬剤は，経口で服用できること，新薬と比較すると低コストであること，臨床での使用経験が長いことなどの理由から，プライマリ・ケアの現場では処方頻度も高い薬剤だと思います。

　トリプタン系薬剤の製剤添付文書には「片頭痛の頭痛発現時に経口投与する」と記載があるとおり，同薬は**頓服**で用いる薬剤です。ただし，患者が**薬効感**（主観的な薬剤効果）を得るためには，最適なタイミングで服用させる必要があります。そこで，トリプタン系薬剤の服用タイミングに関するスキルをご紹介します。　　　　　　　　［青島周一］

どんな診療ハックスキル？

　トリプタン系薬剤は，「頭痛の発症から 1 時間以内の服用が効果的である」と説明する。

用意するもの・準備するもの

　特になし。

実際の方法

　片頭痛に対する標準用量のトリプタン系薬剤は，患者の 42〜76％に対して，2 時間以内に頭痛緩和をもたらします。この効果は，エルゴタミン製剤の 38％を上回り，NSAIDs，アスピリン，アセトアミノフェンと同等（46〜52％）もしくはそれ以上です[1]。

　トリプタン系薬剤は添付文書上，**「頭痛発現時に経口投与」**すること

になっていますが，頭痛がひどくなる前に服用すると，より効果的であることが知られています[2)]。たとえば，almotriptan（本邦未承認）の有効性を検討したランダム化比較試験[3)]では頭痛の発症から**1時間以内の服用が最も効果的**でした。

この研究では，片頭痛患者491人（平均38歳，平均発作回数3.7回/月）が対象となりました。被験者は，almotriptanを頭痛の発症から1時間以内に服用する群，almotriptanを中等度から重度の痛みになったときに服用する群，プラセボを1時間以内に服用する群，プラセボを中等度から重度の痛みになったときに服用する群の4群にランダム化され，治療から2時間以内に頭痛のない患者の割合が検討されました。

その結果，2時間以内に頭痛のない患者の割合は，almotriptanを頭痛の発症から1時間以内に服用した群で53.5％，中等度から重度の痛みになって服用した群で37.5％と，1時間以内に服用した群で統計学的にも有意に増加しました（p＝0.02）。

片頭痛を患っている人のなかには，その前兆を感じる人も少なくありません。日本における片頭痛の有病割合は，15歳以上の4,029人を対象とした横断調査[4)]によると8.4％と報告されていますが，このうち前兆のない片頭痛が5.8％，前兆のある片頭痛が2.6％でした。

トリプタン系薬剤は，その添付文書に**「頭痛発現時に限り使用し，予防的に使用しないこと」**と記載があり，片頭痛の前兆期に対する予防的な使い方に対して保険上の適用はありません。実際，片頭痛の前兆期に対するトリプタン系薬剤の効果は限定的であることが知られています[5)]。片頭痛の前兆期に対するスマトリプタンの有効性を報告した研究[6)]もありますが，研究手法上の限界を踏まえれば，決定的なエビデンスとはいえません。現段階では，片頭痛の前兆期に対するトリプタン系薬剤の予防的な投与は推奨できません。

片頭痛は主観的な症状であり，患者ごとにその程度や持続時間は異なります。それゆえ，トリプタン系薬剤で得られる主観的な薬剤効果（薬効感）も，患者ごとに異なると考えられます。むろん，薬理学的な作用機序に起因するトリプタン系薬剤の効果は，プラセボのそれを上回るものです。しかし，患者固有の薬効感に与えるプラセボ効果の影響も軽視

できません。

　実際，片頭痛患者にリザトリプタン（マクサルト®）とラベル付けしたプラセボを投与しても，実薬であるリザトリプタンに劣らない効果が期待できます[7]。片頭痛を有する患者は，少しでも高い薬効感を得ることに関心が向きがちでしょう。その意味では，服薬タイミングにとても神経質な患者も多いように思います。そのような患者心理に対して，**「頭痛から1時間以内」といった明確な服用タイミングを説明する**ことは，強いプラセボ効果を引き出すきっかけになるように思います。

ハックポイント

☞「頭痛の発症から1時間以内の服用が効果的である」と説明することで，薬理学的，薬物動態学的に合理的な薬剤効果を期待するとともに，明確な服用タイミングの指示により，プラセボ効果の誘発を狙う。

参考文献

1) Cameron C, et al：Triptans in the acute treatment of migraine：a systematic review and network meta-analysis. Headache 55（Suppl 4）：221-235, 2015. PMID 26178694

2) Láinez M：Clinical benefits of early triptan therapy for migraine. Cephalalgia 24（Suppl 2）：24-30, 2004. PMID 15595991.

3) Goadsby PJ, et al：Early vs. non-early intervention in acute migraine-'Act when Mild（AwM）'. A double-blind, placebo-controlled trial of almotriptan. Cephalalgia 28（4）：383-391, 2008. PMID 18294251

4) Sakai F, et al：Prevalence of migraine in Japan：a nationwide survey. Cephalalgia 17（1）：15-22, 1997. PMID 9051330

5) Olesen J, et al：No effect of eletriptan administration during the aura phase of migraine. Eur J Neurol 11（10）：671-677, 2004. PMID 15469451

6) Aurora SK, et al：Revisiting the efficacy of sumatriptan therapy during the aura phase of migraine. Headache 49（7）：1001-1004, 2009. PMID 19438735

7) Kam-Hansen S, et al：Altered placebo and drug labeling changes the outcome of episodic migraine attacks. Sci Transl Med 6（218）：218ra5, 2014. PMID 24401940

子どもに嫌がらずに
服薬してもらう方法

　新生児や乳幼児はもちろん，就学児童であっても，服薬を嫌がってしまうことは多いと思います。子どもが薬を適切に服用できないことを報告した論文は，半世紀前にも見つけることができます[1]。薬を嫌がる小児に対処する方法について，薬の専門家といえども即答が難しいことは，この半世紀という時間が物語っているように思います。そこで，小児における薬の服用法に関するスキルをご紹介します。　　［青島周一］

どんな診療ハックスキル？

　散剤よりもむしろ錠剤。アイスは汎用性が高い。時にごまかし，時にエンタメを取り入れ，最終的には親子の対話も重要と心得る。

用意するもの・準備するもの

● 忍耐強さと誠実さ

実際の方法

　小児が薬を嫌がる主な理由は，味やにおい，口当たりなどの嗜好性によるものです[2]。特に，薬の苦みは，服薬を嫌がる原因の1つだと考えられます。実際，味覚を理由に薬を拒否する小児は，拒否しない小児に比べて，苦味知覚の高い遺伝的感受性を有していることが知られています[3]。また，小児の服薬アドヒアランスは，薬の味だけでなく，その投与方法や投与タイミング，年齢，家族の構成，社会経済レベルなど，環境的な要因にも強く影響されていることが報告されています[4]。

　小児が服用しやすい薬の剤形について，未就学児童を対象としたランダム化比較試験[5]によれば，**直径4 mmほどの錠剤（ミニタブレット）が最も好まれた**と報告されています。メジコン®錠の直径が5 mmですから，それよりも1 mmほど小さいイメージです。

5　治療・処方スキル編　235

表 1 | 剤形と薬の飲みやすさ

剤形	飲みやすさの平均スコア（95%信頼区間）	プラセボ錠との比較におけるp値
プラセボ錠	9.01（8.75〜9.28）	—
プラセボ粉末	8.20（7.84〜8.56）	0.054
プラセボ懸濁液	7.90（7.42〜8.38）	0.001
プラセボシロップ	8.19（7.73〜8.64）	0.027

（van Riet-Nales DA, et al：Acceptability of different oral formulations in infants and preschool children. Arch Dis Child 98（9）：725-731, 2013 より作成）

　この研究では，1〜4歳の未就学児148人が対象となりました。被験者は，プラセボ錠（直径4 mm，43.0 mg）を服用する群，プラセボ粉末（250 mg）を服用する群，プラセボ懸濁液（2.5 mL）を服用する群，プラセボシロップ（2.5 mL）を服用する群にランダム化され，薬の飲みやすさ（0〜10点で評価。点数が高いほど飲みやすい）を比較しています。薬の飲みやすさに関する平均スコアと錠剤に対するp値を表1に示します。

　小児が薬を嫌がる場合に，どのような対処法が考えられるでしょうか。小児の親を対象とした調査[6]によれば，その戦略は大きく，① open（開放的に与える）戦略，② hidden（隠して与える）戦略，③ force（強制的に与える）戦略の3つに分けられます。

━━━① open（開放的に与える）戦略

　open戦略では，薬の味を変化させる，遊びの中に服薬プロセスを組み込む，服用後にご褒美を与えるなどの方法を検討します。たとえば，アイスを食べさせた後に薬の服用を試みたり，親子でお医者さんごっこをしながら服用を試みたり，服用ができたらおやつを与えるなどの約束をしたりする方法が考えられます。

━━━② hidden（隠して与える）戦略

　hidden戦略は，子どもが寝ているタイミングや，テレビ番組などに気を取られているタイミングで，食べ物の中に薬を混ぜ込む，あるいは

無意識のうちに薬を服用させる方法です。ただし，薬によっては混ぜるべきではない飲食物があります。たとえば，クラリスロマイシンのドライシロップは酸性度が強いオレンジジュースなどに混ぜると，薬剤コーティングが溶けてしまい，薬剤成分の苦みが増します。

●───③ force（強制的に与える）戦略

force 戦略は，半ば強制的に薬を服用させる方法です。ただし，喘息治療など長期的な管理が重要な薬物療法を除けば，強制的に薬を与えなければいけない状況は少ないように思います。小児は 6 歳を超えると，薬について自分なりの意見をもつといわれています[7]。そういう意味では，薬を飲むことの必要性について，親子での対話も重要でしょう。

ハックポイント

☞ 遊びの要素を取り入れることで，小児の不快感を最小限に抑えられる可能性がある。

☞ 1 つの方法にこだわらず，小児の年齢や状況に応じて複数の戦略を試すことが重要。

☞ 医療者は，小児とその親との対話を通じて，最適な投薬方法を見つける支援をすべき。

参考文献

1) Bergman AB, et al：Failure of children to receive penicillin by mouth. N Engl J Med 268：1334-1338, 1963. PMID 13970724

2) Venables R, et al：Determination of formulation factors that affect oral medicines acceptability in a domiciliary paediatric population. Int J Pharm 480（1-2）：55-62, 2015. PMID 25601436

3) Mannella JA, et al：Children's perceptions about medicines：individual differences and taste. BMC Pediatr 15：130, 2015. PMID 26391354

4) El-Rachidi S, et al：Pharmacists and pediatric medication adherence：bridging the gap. Hosp Pharm 52（2）：124-131, 2017. PMID 28321139

5) van Riet-Nales DA, et al：Acceptability of different oral formulations in infants and preschool children. Arch Dis Child 98（9）：725-731, 2013. PMID 23853004

6) Bergene EH, et al：Strategies parents use to give children oral medicine：a qualitative study of online discussion forums. Scand J Prim Health Care 35（2）：221-228, 2017. PMID 28581890

7) De Maria C, et al：What do children know about medications? A review of the literature to guide clinical practice. Can Fam Physician 57（3）：291-295, 2011. PMID 21520667

6

コミュニケーション
スキル編

前回話した
ちょっとした話題に触れる

　皆さんは外来診療では患者さんとどのような会話をしているでしょうか？ オープンクエスチョンや世間話的な導入に始まり，疾患に関連するような情報収集や医学的質問，医師側からの説明や指導などがよく話される内容かもしれません。こういった外来診療における基本構造は確かにあるのですが，実はそれ以外の「何気なく語られる世間話的な話題」が結構大事だったりするのです。

　本項で紹介する診療ハックは「前回の外来時に話したちょっとした話題に触れる」というシンプルな方法です。無意識に行っている人も多いかもしれませんが，以下に具体的に解説していきます。　　　［矢吹　拓］

どんな診療ハックスキル？

　継続外来で前回話題になった「ちょっとした出来事」について，「この間の○○ってどうなりましたか？」などと尋ねてみる。

用意するもの・準備するもの

- 前回の患者情報の記録（些細なことも記録に残しておく）
- 余裕をもって話を聞ける時間

実際の方法

　このハックで重要なポイントは，前回の診療で話した内容や，患者さんの生活に関する話題を覚えている，もしくは記録しているということです。通院理由となっている疾患に関連した医学的事柄だけでなく，たとえば家族や仕事のこと，趣味，ちょっとしたイベントなどの話が出たら，ぜひ診療録に残しておきましょう。そういった話が出る時点である程度関係性ができていることの証拠でもありますが，次回の外来で，こうした内容にもう一度触れることで，「気にかけてくれているんだ」「覚

えてくれている」というポジティブな感情が芽生えます。個人的な経験でも，存在を気にかけ覚えてくれていることは嬉しいものですよね。こういった些細なことの積み重ねが信頼関係の構築につながっていくのかもしれません。

　以下に具体的な方法をお示しします。

●───記録を残しておく/記録を参照する

　まずは，患者さんの話題や懸念事項など，些細なことでも診療録などに記録することが基本です。患者さんとの会話内容を忘れずに覚えておける人もいるかもしれませんが，私はすべてを覚えておくことは難しいので，次回の外来時に思い出せるように印象的な話題や会話内容を診療録に記載しています。また，次回までの宿題にしたことを記録することで，次回の診療でその進捗を尋ねることもできます。

　応用編としては，予約外来の前に時間外受診していた場合には，そのことに触れてみるだけでも会話のとっかかりになります。

●───前回の話題に簡単に触れてみる

　診療時には，まずは通常の診察を進めつつ，折を見て前回出た話題について触れてみます。時には診察の冒頭から切り出すこともあります。たとえば，旅行やイベントなどの出来事があった人には「そういえば，前回○○に行くと言っていましたが，どうでしたか？」など，フランクに聞いてみます。多くの場合，嬉しそうに起こった出来事について話してくれます。前回聞いた話がつらい出来事や困難な出来事だった場合には，「その後，少し落ち着きましたか？」などの気遣いをしつつ聞いていきます。

●───患者の反応に応じた対応

　患者さんのリアクションは人それぞれです。嬉しそうにいろいろ話してくれる方もいれば，あまり答えたくないような様子が見られることもあります。もし，患者さんがあまり答えたくない様子であれば，無理に深掘りせず，次の話題に進む柔軟さも大切です。逆に，患者さんが積極

的に話したい場合には，時間を取って話を聞けるとよいですが，ある程度コントロールすることも重要です。

＊

　上記を繰り返すことで，患者さんがどんな方で何を楽しんでいるのか，最近どんな出来事があったのかを自然に知ることができるようになります。また，デイリールーティンが見えてくることもあります。医療者側も，患者さんを病気と紐付けて覚えていくのではなく，エピソード記憶のように，出来事ベースで覚えていることも多いです。

▼出来事ベース（例）

- この間お嫁さんと孫とクロアチアに行った○○さん
- ２か月前に追突事故にあって「首が痛い」と言っていた○○さん
- 犬を飼いだして「散歩が大変だけど，とにかく可愛くて……」と言っていた○○さん
- 夫婦でキャンピングカーに乗って，全国どこにでも出かけていく○○さん

＊

　結果として，患者さんを形作っているのは，必ずしも病気に関する話題や出来事だけでなく，それぞれの生活や仕事が大きいことを実感できると思います。実際，こういった話を聞いている時間は楽しいですし，何より患者さんが楽しそうに話してくれるのが印象的です。結果的に，医師が話す時間よりも患者さんが話す時間が長くなり，患者さんが医療に関する自身の希望を言いやすくなっている付加効果があるようにも思います。注意点は，外来の診療時間が長引く可能性があること，プライバシーに配慮し踏み込みすぎないことなどでしょうか。

ハックポイント

☞ 前回話した内容に触れることで，円滑にコミュニケーションが取れ，外来が楽しくなる。

☞ 前回話した内容を覚えてもらえることはシンプルに嬉しい。

患者さんに
ペットの名前を尋ねる

病院や診察室は患者さんにとって緊張感のある場所です。そんな場でも患者さんとの良好なコミュニケーションを築くためにシンプルな話題を提供して，会話が弾むとよいですね。一瞬で患者さんとの信頼関係を構築し，ポジティブな雰囲気を醸成するのに役立つ話題があれば，より望ましいです。 ［徳田安春］

どんな診療ハックスキル？

医療面接で患者さんのペットの名前を尋ねる。

用意するもの・準備するもの

特になし。

実際の方法

医療面接で自己紹介と簡単な問診の後，ペットの名前を尋ねることは効果的な医療面接になります。

ペットに関する調査（2022年）実態編[1]によると，ペットを飼育している人（現飼育者）は23%で，過去に飼育していたが現在は飼育をやめた人（過去飼育者）は28%。合わせて51%はペットの飼育経験がありました。過去飼育者の中で再び「飼いたい」と考えている人は51%で，未飼育者の中で「飼いたい」と考えている人は31%でした。多くの日本人にはすでにそれぞれのペット歴があるのです。

ではなぜ，医療面接で患者さんのペットの名前を尋ねるとよいのでしょうか？ その目的は，ポジティブな気分の促進とコミュニケーションの円滑化による信頼関係の構築です。ペットの名前を発声させることは，ポジティブな気分をもたらします。患者さんがペットについて話すことで，面接の雰囲気が明るくなり，心地よい体験となります。患者さ

6 コミュニケーションスキル編 243

ん自身がリラックスし，安心感を得ることができます。ペットは彼らにとって大切な存在であり，その話題は心地よい気分をもたらします。

ペットの名前は共感と親近感を生み出すキーワードです。患者さんがペットについて話すことで，患者さんは自分自身を表現し，共感を得る機会をもちます。ペットについて話すことで，自己表現の場となり，患者さんと医療者との距離が縮まり，信頼関係が深まります。コミュニケーションが円滑化します。

医療面接で患者さんのペットの名前を尋ねることは，病歴聴取や診断情報収集と同じくらい重要なステップといえるでしょう。このシンプルな質問が，患者さんとのコミュニケーションを円滑にし，信頼を築く手段となりうるのです。

この技は，多くのロールモデル指導医が実際に使っています。診断の神様といわれるローレンス・ティアニー Jr 先生もです。バードウォッチングや相撲観戦など多くの趣味をもつティアニー先生らしいコミュニケーション技法ともいえます。

ハックポイント

☞ 医療面接で自己紹介と簡単な問診の後で，ペットの名前を尋ねる。

☞ 安心感と信頼感を向上させる目的がある。

参考文献
1) クロス・マーケティング：ペットに関する調査（2022 年）実態編.
〈https://www.cross-m.co.jp/report/life/20221110pet/ （最終アクセス 2025 年 3 月）〉

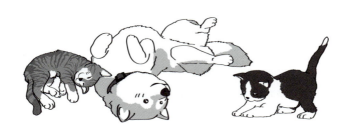

入院中の患者さんとベッドサイドにある本について話し合う

先日の回診で，患者さんとの面談以後，治療方針へのアドヒアランスがよくなりました。患者さんが読んでいた料理本について話が弾んだのがきっかけでした。本の話題で盛り上がると，患者さんとの良好なコミュニケーションを築くことができ，臨床的に貴重な情報を入手することもできます。　　　　　　　　　　　　　　　　　　　　　　　　　　[徳田安春]

どんな診療ハックスキル？

患者さんが入院中に読んでいる本の内容について話し合う。

用意するもの・準備するもの

ベッドサイドへ行くこと。

実際の方法

患者さんのベッドサイドに置いてある本について語り合うことは役に立ちます。本は患者さんの心の窓口であり，入院中に何に興味をもち，何を考えているのかを理解する手がかりになります。本について語り合うことで，患者さんと医師との間に信頼関係を築くことができます。治療の成功にとっても重要な要素です。

具体的にはまず，患者さんのベッドサイドに置いてある本を見て，その本のタイトルや著者，表紙の絵などを観察し，その本について患者さんに質問をします。たとえば，「この本はどのような内容ですか？」「この本を選んだ理由は何ですか？」「この本から何を学びましたか？」などです。

入院中の患者さんのベッドサイドで本を話題にすることは，ポジティブなマインドを醸成し，臨床的に貴重な情報を得る機会も得られます。入院中の患者さんはストレスや不安を抱えていることが多いです。ベッ

ドサイドで本の話題を共有することで，気晴らしやリラックスを図り，ポジティブな気分を醸成できます。ポジティブなマインドは回復プロセスにも影響を与え，治療への積極性を高めます。

また，患者さんが自分の好きな本や興味をもつトピックについて話すことで，コミュニケーションが円滑になります。共通の話題である本について話すことで，信頼関係を築き，患者さんの心理面もサポートできます。患者さんが読んでいる本は，興味や知識を反映しています。これをベースに，趣味やライフスタイルに合った生活習慣アドバイスも提供できます。

ここで注意すべき点もあります。患者さんに対する尊重の精神です。本について語り合うことは，患者さんの個人情報に触れる可能性があるため，患者さんの意思を尊重し，無理に本の内容を聞き出そうとしないことが大切です。

患者さんと医師との良好なコミュニケーションは，治療の成功にとって不可欠な要素です。本について語り合うことで，そのコミュニケーションを深め，よりよい治療結果を得ることができると思います。患者さんとのコミュニケーションを円滑にするために，興味をもって話し，プライバシーも尊重する姿勢を大切にしてください。

ハックポイント

☞ ベッドサイドにある本は，患者さんとの会話や関係づくりのきっかけになる。

☞ 患者さんの意思を尊重し，共感を意識しながらも，無理に聞き出さないことが大切。

何気ない業界用語・習慣で
患者さんは困っている
医師の常識を避ける

どんな業界にもいわゆる「業界用語・習慣」があります。医療は一般の人に情報を還元する仕事ですので，われわれが無意識に「業界用語・習慣」で話すことで患者さんが困っていることを知っておきましょう。

［西澤　徹］

どんな診療ハックスキル？

業界用語や習慣を意識して使わない・行わないようにする。

用意するもの・準備するもの

特になし。

実際の方法

医学部に入学する前はまったく使わなかった医療用語や習慣も，入学して数年経つと違和感がなくなっていきます。医療者のみの会話であれば問題ありませんが，一般の患者さんに業界用語で話してしまっていることが多々あります。医学的な専門用語は意識して解説していることが多いと思いますが，問題なのはわれわれが一般用語だと勘違いしている業界用語や習慣です。一例を挙げてみましょう（表1）。

6　コミュニケーションスキル編　247

表1 | 一般用語だと勘違いしやすい医療用語

業界用語	一般的な使い方	コメント
熱発	発熱	逆さ読みはスラングから発生しています（例：ザギンでシースー）。解熱のことを「熱解」とはいわないですよね。
著明	顕著，著しい	一般的に「チョメイ」とは「著名」を示します。音声のみだと「何が有名なのだろう？」と勘違いすることが出てきます。
認める	（主語が患者）気づくなど，（主語が他人）指摘されるなど	医師は「認める」と頻発します。日本語で「認める」は一般的には許可を意味します。日本語は主語を省いても意味が通じる言語ですが，主語の存在は動詞で表すことでそれを補完します。よってあらゆる動詞を「認める」にすると患者さんは理解しにくいのです。
頻回	頻繁	「頻回」は本当に医療業界で頻回に使われますが，もともとは広辞苑にも記載されていない用語でした。一般的には「頻繁」です。医学部に入るまでは「頻回」って知らなかったでしょ。
予後	余命，今後の見通し	「予後不良」はイメージがつかない用語です。
抗生剤	抗生物質	「抗生剤」は医学用語辞典にも記載されていない業界用語です（剤はそもそも形態を意味するものであり，内容ではありません）。科学的には正しくなくても「抗生物質」（正確には天然由来のみ）のほうが一般的には理解しやすいですね。
X線の陰影	白い部分	一般的に影の色は「黒」です。X線写真は本来の白黒を逆転させて現像していますので，医師は白い部分を「陰影」または「影」として説明していますが，患者さんは「影」といわれて黒い場所を見ていることがしばしばあります。
pH（ペーハー）	pH（ピーエイチ）	これは患者さんの世代によって使い分けが必要な用語です。2011年以降の中学校の教科書では「ピーエイチ」に統一されています。1955年から発行された広辞苑では「ペーハー」と「ピーエイチ」は併記されていましたが，2018年の広辞苑第7版では「ペーハー」は旧称になり「ピーエイチ」が主流になっています。
結核	肋膜・肋膜炎，肺浸潤	これも年配の患者さん（家族）によっては「結核」より「肋膜・肋膜炎」や「肺浸潤」のほうがわかりやすいことがあります。問診の既往歴聴取の際も「結核になったことはないが，肋膜炎はある」というエピソードは何度も経験しました。

ハックポイント

☞ 知らずに使っている業界用語や習慣を意識して，患者さんの誤解やストレスを避ける工夫をする。

診察中にノートパソコンやタブレットで情報検索して対話に活用しよう

　診察時，電子カルテのほうに向かいっぱなしになるのでなく，できるだけ患者さんのほうを向いて話をしようと心がけている人は多いだろう。ただ，会話の中で，「あれ，ちょっと調べたいな」「こういうイメージなんだけど画像で見せたいな」と思うことはないだろうか。もはや，私たちの生活は「検索」が習慣化している。ジェネラリストが関わる問題は複雑で多岐にわたり，また医学情報の量は急速に増加している。自分の記憶だけを頼りに診察に向き合うことは，もはや困難である。

［井上真智子］

どんな診療ハックスキル？

　診察時にノートパソコンやタブレットで情報検索し，コミュニケーションツールとして対話に活用する。

用意するもの・準備するもの

● ノートパソコン，タブレット PC，スマートフォンなど

実際の方法

　診察室に，インターネットにつながるノートパソコンもしくはタブレットを用意する。

◉——医学知識が曖昧なとき，聞かれたことに答えるのに少し自信がないとき

　UpToDate®，DynaMed®やガイドラインなど信頼できる情報源を中心に，さっと検索して確認する。これは「数秒で」答えがわかりそうなときである。こういうときは，曖昧な記憶に頼らずに確認したほうが確実である。一方，急ぎの件でなく，そのテーマについて一から調べな

6　コミュニケーションスキル編　　249

いとわからないときは，「ちょっといますぐはわからないんですが，次回までに調べておきますね」と伝えて自分の宿題にする。後で落ち着いているときに，いくつかの文献などに目を通すので構わない。数秒で解決するのか，数分かかるのか，の見極めが重要となる。

◉───画像を見せたいとき

百聞は一見にしかず，ということで，口頭で説明するよりも，画像を見せたほうが早い。皮疹，手術の方法，物品の種類など。当然だが，見せている画像が，説明したい内容と合っているのかは，医師のほうで責任をもって判断する必要がある。

◉───情報を提供したいとき─役立つサイト，動画など

患者さんが自分のスマートフォンを取り出し，「ちょっとそれ，写真を撮ってもいいですか」と言われたり，自分で検索して「これですね」などと言って見せてくれたりすることもある。その場合，「あ，それです」ということで，話が早い。

従来の生活習慣指導では，紙のリーフレットを用いて説明することが多かった。紙にも一定のメリットはあるが，種類が限られる。より個別化した，具体的な情報を伝えたい場合やビジュアルを活用したい場合には，数秒の検索の後に得られるネット情報を紹介したい。

◉───注意事項

▼マナー

当然だが，診察中にパソコンのほうを向いて調べ出すと，不快な気持ちになる人がいないとはいえない。「少しパソコンで調べてみてもいいですか？　ちょっとお待ちくださいね」と断って検索したほうがよいだろう。また，黙って検索するのでなく，何かしゃべりながら会話を続けていたほうが，患者さんも取り残された感じがしなくてよい。

▼情報の信憑性

これも当然だが，信頼性を評価できるリテラシーをもち合わせていなければならない。できるだけ患者さんがそのサイトを自分で見ることで

有用な情報を保存しておき，さっと出せるようにしておこう。患者さんのネット利用が難しい場合は，そのページを印刷して渡すとよい。

＊

　医師と患者の間には「情報の非対称性」があるといわれて久しいが，いまや患者さんも自由にインターネット検索ができる時代である。国際比較によると日本ではヘルスリテラシーが低いといわれているが，なぜだろうか。診察の中で，医師との対話を通し，ネット情報を有効に活用できた経験をする。これにより，患者さんのリテラシーを拡大するエージェントとなる可能性を考えている。

ハックポイント

　患者さんと話しながら，適した画像や資料を臨機応変に検索し，説明や対話に活用する。

6　コミュニケーションスキル編　251

外国人の患者さんには
世界地図を開き，
どこから来たか教えてもらう

外国からの患者さんの診療において，その患者さんの出身地を聞くことは診療を進めるうえで必須です。また，外国人の患者さんとは診療にあたり良好な関係を作るうえで，緊張をほぐし，コミュニケーションのきっかけをつかむのにしばしば苦労します。そんな場面でも，世界地図を診察室に 1 冊置いておくだけで，外国人の患者さんとの距離をグッと近づけてくれるハックです。

[松村真司]

どんな診療ハックスキル?

出身地を聞くときに，その場所を口頭で教えてもらうだけではなく，世界地図で確認する。

用意するもの・準備するもの

● 世界地図

実際の方法

通常の外国人診療においても，特に初診の場合「出身はどこか，いつ頃来日したか，予定滞在期間はどのくらいか」などは，診療に必須である基本的な情報です。「Where are you originally from?」のような質問をすると，「インドネシアです」「ウガンダです」など，国名で答えてくれる場合が多いのですが，発音が聞き取れなかったり，そもそも現地の呼び名が日本で通用している国名と異なっていたりすることもあり，音で聞いただけではその国名や地域が思いつかないこともしばしば経験します。もちろん，時間の限られた日常診療では，口頭で伝えてもらうだけで十分な場合も多いのですが，この際，手近に用意しておいた世界地図を取り出し，具体的にどの位置かを患者さんに地図で指し示してもらうと，実際の位置が一目瞭然となり，大幅に手間が省けるのでお勧め

です。最近では Google マップなどの地図アプリが普及しているため，診察室の PC やスマートフォンを用いて確認するのでもよいのですが，綴りがわからず入力に手間取ることも経験するので，昔から使いなれている地図帳を診察室の引き出しに常備して，患者さんにすぐに指差してもらっています。

　また，これらの地図帳は日本と世界の両方を用意しておくと，外国からの患者さんだけでなく，国内の旅行者がどこへ行っていたか，また出身地域がどこか，などを教えてもらうときにも有用です。何より，自分に関する情報をより詳しく知ろうという姿勢を担当医師が示すだけで，患者さんとの距離を簡単に縮めることができるでしょう。

　ちなみに，どんな地図帳を用いてもよいのですが，私は昔から使いなれている『新詳高等地図』（帝国書院）と，少し大判の『ワイドアトラス世界地図帳』（平凡社）の 2 冊を用意しています。

　時に，診療の合間に地図を眺めながら，患者さんが過ごしたこれらの国や地域のことを頭の中で想像することもできるので，一石二鳥です。

ハックポイント

☞ 地図帳を使うことで，外国人の患者さんの診療に必須の背景情報が簡便に得られます。

☞ 地図を用いて患者さんに教えてもらうことによって，距離が縮まり，主体的に診療に参加する感覚をもってもらうことができます。

患者さんの話が終わらないときに，自然に会話を収束に導く裏ワザ

　混雑する外来において，診療が終了したあとも続く会話を自然な形で収束に導くことも，時には必要なことです。ただし，特に患者さんが話を継続している場合に，医師側から会話を遮って中断することは，患者さんの満足度を著しく下げることになります。また，無理に話を終了しようと試みても，当の患者さんはかえって「話し足りない」と感じて，さらに話が長くなることも経験します。できるだけ自然な形で話を収束に導くために，会話は継続しながらも，席を外して物理的にその場からいなくなることにより，「本日の診療は終了が近い」というメッセージを伝え，会話を収束に導く可能性を高めることができます。

［松村真司］

どんな診療ハックスキル？

　診療は継続しつつも，患者さんの視界からいなくなることにより「本日の診療は終わりに近づいています」というメッセージを非言語的に伝えます。さらに会話を中断しないことで，「聞いてもらえなかった」という不満が生じるのを防ぎます。

実際の方法

　診療において，患者さんとのコミュニケーションがその根幹をなすものであることは言うまでもありません。もちろん，時間が潤沢にある場合は十分にコミュニケーションをとることが原則ですが，混雑する外来においてある程度の制約が生じることはやむを得ません。限られた時間内で，十分なコミュニケーションを行ったうえで，患者満足度を損なうことなく，できるだけ多くの患者さんの診療を行う，というタイムマネジメントも臨床医として重要な技法の1つです。

　しかし，会話を中途で遮ることは患者満足度を下げる最も大きな要因

とされています。また，診療時間と患者満足度は比例関係にあるものの，一定の時間を越えるとその増加度は逓減していくとされています。そのため，ある程度の時間が経過し，診療に必要な会話が終了に近づいた時点で，診療を収束に導いていくことも大切な診療スキルです。率直に「本日は多くの患者さんがお待ちなので，申し訳ありませんがここで終了とさせてください。続きのお話はまたあらためてお聞きします」と説明し，理解を求めることも必要ですが，このような説明を受け入れてくれる患者さんばかりではありません。かつては外来看護師が介入することもありましたが，人手不足の現在はなかなか難しくなっています。そこで，カルテ入力を終了し，いったん患者さんのほうを向いて，正面からその話を受け止め，会話を継続しながらも立ち上がり，用事があるふりをして診察室から出ていきます。ここで重要なのは，会話は継続しながら，物理的に診察室から出ていき，患者さんの視界からいなくなることです。このことで，会話を継続する意思を示しながらも，診療が次の段階に進んでいることを暗に伝えます。したがって，診療机の上にある書類などを持って，「ちょっと失礼しますね」と言いながら診察室から出ています。それでも会話が続く場合は，いったん診察室に戻り，再度片付けながら姿を消すことを繰り返します。たいていは，診療が終わりに近づいていることに気がついてくれます。

　もちろん，このような方法が常に奏功するとは限りません。しかし，患者満足度をできるだけ維持しながらも，診療を終了するためにはさまざまなスキルを駆使しなければいけません。今回ここで示したハックが通用しなければ，先述のように「本日の診療はここまでだが，あらためて時間を設定し継続することを約束する」ことや，電話・メールなど，ほかの方法でのコミュニケーションチャネルを提供することもスキルの1つです。

ハックポイント

　会話を継続しながらも物理的に診察室から姿を消し，非言語的に終了メッセージを伝えることで，話がなかなか終わらない患者さんの診療を収束に導くことができます。

6　コミュニケーションスキル編　255

話がなかなか終わらない
患者さんには「薬はきちんと
飲めていますか」と聞く

外来で，一度話し始めると，なかなか患者さんの話が終わらず，困った経験はありませんか。話をまとめようとしても一向に止まらず，こちらがわざとらしく時計に目線をやったり，積みあがったカルテの山を触ったりしてジェスチャーで意思表示しても，まったく効果がない……。そんなとき，患者さんの気分を害することなく，自然にクロージングにもっていくために，私がよく使っている方法を紹介します。

[前野哲博]

どんな診療ハックスキル？

「ところで，薬はきちんと飲めていますか」と聞く。

用意するもの・準備するもの

特になし。

実際の方法

外来で，患者さんの話がなかなか終わらない場合，その背景に不安や疑問があり，それを理解してほしいという気持ちで繰り返し訴えるのであれば，その背景に焦点を当ててしっかりと傾聴する必要があります。しかし，同じ話の繰り返し，そのうち話が広がって近所のおばさんの話や果ては飼っているペットの話まで広がってきたら，そろそろお引き取りいただいて，長い時間待っている次の患者さんの診療に進みたいですよね。ところが，こちらが「そろそろ終わらせたいオーラ」を出してもいっこうに響かず，かといって急に話を打ち切るのも気が引ける……そういう経験はないでしょうか？

そんなときに私がよく使っているのは「**ところで，薬はきちんと飲めていますか**」という質問です。この質問であれば，患者さんが一生懸命

話しているときに割り込んでも，それほど不自然にはなりません。そこで患者さんが「ちゃんと飲めています」「時々，夕方の薬を忘れることもあります」など，その質問に答えたら，すかさず電子カルテの処方オーダーの画面を開いてそれを見せながら，「いま飲んでいるのは，○と○と○ですね。お薬はまだ手元にありますか」と話しかけます。その流れのまま「次回の外来は1か月後の○月○日にしましょう。その日まで間に合うように，薬を出しておきますね。この日のご都合は大丈夫ですか」と話をもっていくと，スムーズに外来を終わらせることができるように思います。患者さんが話している途中で，急に次回の受診日の予約のことを持ち出すと唐突な感じがありますが，薬を飲めているかを尋ねる質問を間に挟むことにより，角を立てることなく，自然にクロージングに向けて主導権を握れるように思います。

ハックポイント

☞ 話がなかなか終わらない患者には「薬はきちんと飲めていますか」と聞く。

☞ 患者がその質問に答えたら，処方オーダーの画面を見せて次回処方について話し合い，そのまま次回予約日の設定に話をもっていく。

6　コミュニケーションスキル編　257

外来終了時は起立して一礼して，「お大事に」と伝える

　たった一言の「お大事に」が，患者さんの気持ちを慰め，励ましになっています[1]。良好な医師-患者関係を築くうえで，挨拶・礼儀・コミュニケーションを欠くことはできません。もちろん，お客様は神様です，とまでへりくだる必要はありませんが，医師と患者がフラットな関係でいるために，そして，安心して受診してもらうために工夫することは悪いことではありません。病気や症状と戦っている患者さんへのリスペクトを口だけでなく態度でも示すことで，患者さんと信頼しあえる関係を築こうというハックです。

[横江正道]

どんな診療ハックスキル？

　患者さんとのコミュニケーションの第一歩として，診察開始時には，患者さん自身がおっしゃる名前と電子カルテの名前が一致しているか指差し確認をします。そして，診察中はできる限り電子カルテは打たず，患者さんのほうを向いて，目を見てお話しします。そして，外来から患者さんが帰られるときは，起立して一礼して「お大事に」と伝えます。

用意するもの・準備するもの

- 心構え（あいさつ，礼儀，コミュニケーションの重要性の理解）

実際の方法

　外来受診時に患者さんが診察室に入られたら，名前と生年月日の2点を確認します。その際に，あらかじめ開いていた電子カルテの氏名と生年月日の表示を指差し確認し，名前を読み上げます。まるで車掌さんのようだ，とも言われますが，ヒューマンエラーをよく理解していれば，指差し確認の重要性は理解いただけると思いますし，確認作業を患者さんに「見える化」することで，患者さんの安心は増すものと思います。

指差し呼称のエラー防止効果は意識，注意力，集中力を向上することにあり，何もしなかったときよりエラーを 1/6 に減らすともいわれています[2]。ですが，形骸化しては意味がありません。しっかり名前を間違えないようにするのだ，という心構えが必要です。そして，診察が終わったら，患者さんの処方内容や日数，次回予約の日程を再度，指差し呼称します。そして，患者さんが立ち上がったら，自分も立ち上がって「お大事に」と伝え，一礼をします。もしもその日で終診となる患者さんでしたら，右手を差し出して握手を交わします。大変な治療を頑張られたことへの敬意，または，次の病院，クリニックでの継続診療を頑張っていただくことへの敬意を込めて，しっかりと握手しています。もちろん，受け持った入院患者さんが退院するときも必ず握手をします。ハグは幸せが増す効果があるとされていますが，日本文化では握手がよさそうです。

医師の多くは患者さんとのコミュニケーションが大切だと認識していますが，言葉だけの関係よりも，**手と手，しぐさ，動作，態度などの非言語によるコミュニケーションをもっと活用することが大事**ではないでしょうか。もちろん，心を込めずに行うことは，かえって不信感を生む場合もありますから，やはり気持ちを込めることが大切です。

ハックポイント

☞ 電子カルテで氏名を確認するときなどは指差し呼称をします。

☞ 外来が終了しお帰りになる際には，起立して一礼して「お大事に」と伝えます。

☞ 退院時と外来終診時には，患者さんと握手をします。

参考文献
1) 大熊房太郎："お大事に"をお忘れなく．看護学雑誌 33（3）：68, 1969.
2) 厚生労働省：職場のあんぜんサイト．〈https://anzeninfo.mhlw.go.jp/yougo/yougo72_1.html（最終アクセス 2025 年 3 月）〉

訪問診療時に昔のアルバムを
一緒に見てみよう

　治療・ケアの方針決定のためには，単に強固なエビデンスが存在するかどうかや，医学的に正しいかどうかだけではなく，患者さんやご家族の価値観を反映させる必要があります。しかしながら価値観を言語化するのはすべての人にとって，特に高齢者にとって，必ずしも容易なことではありません。そこで，ライフヒストリーの聴取が必要になります。ライフヒストリーの聴取は，その方やご家族から人生の軌跡について具体的に語っていただくとよいのですが，ご自宅にあるものからもヒントを得ることができます。そこで私が勧めたいのは，昔のアルバムを見る，ということです。　　　　　　　　　　　　　　　　　［北　和也］

どんな診療ハックスキル？

　訪問診療時に，患者さんの昔のアルバムを一緒に見てみる。

実際の方法

　ご自宅に大切に保管されている，あるいは高齢者施設に持ち込まれた昔のアルバムには，患者さんの人生の軌跡や大切にしているものについてのヒントが散りばめられています。たとえば認知症があり，短期記憶が顕著に低下していて，昔のことを尋ねてもなかなかうまく情報収集できないことがあります。そんなとき，過去のアルバムを見て，視覚的に過去の物語を共有することで，奥底に眠っている大切な思い出や感情が刺激・撹拌されて，びっくりするくらいたくさんお話しくださったり，ものすごい笑顔が見られたり，時には涙されるなど，形容しがたい心踊る素敵な経験を何度もしました。患者さんにとって大切な長期記憶が潜在化していて，でも言語化できずにいることがありますが，アルバムを通して知ることができるのです。病棟や外来ではなかなか得がたい経験で，訪問診療の醍醐味の１つだと考えています。病院で患者さんの情

報と価値観を知るためには，入院時に保険証とお薬手帳と昔のアルバムを，と思うくらい尊い資料です。そんな感じで，昔のアルバムはシェアド・ディシジョン・メイキング，リバタリアン・パターナリズムの一助になるのかなと思っています。

　また，研修医教育にもよい資料です。訪問診療で，たとえば超高齢の寝たきりの患者さんを診察するとき，研修医の診療視点に変化をもたらす可能性があります。マルチモビディティで，認知機能が低下して，ADLが低下して要介護状態で……という高齢者の診療をしている際にその方のアルバムを見せていただくのです。バリバリだった時代の写真，キラキラした写真がたくさん出てくると，それを見て研修医はハッとするわけです。「なんや，僕らと同じ若い頃があったんやん！」と。当たり前なのですが，1～2年医療職をするだけで，当たり前ではなくなってしまっているんです。で，今度は患者さんの得意なこと，強み（ストレングス）について興味が湧いてきます。そうすると，（医療を）教える側ではなくて，（患者さんの得意分野を）教わる側になります。襟を正すと同時に，自分の視野の狭さを認識し，視野が広がっていくわけです。外来や病棟での教育だけだと，この機会がどうしても少なくなるのではないでしょうか。

　以上のように，昔のアルバムは，患者さんにも医療職にも，本当に大切な資料になりうると確信しています。最近はスマートフォンに撮影した写真のデータをそのまま保存することが多く，みんなで一緒に過去のアルバムを見ることが少なくなっています。事実に近似した膨大なデータの保存よりも，アルバムに大切に飾られた1枚を何度も眺め語らうことこそが，物語を，真実を形成するのではないかと思います。

ハックポイント

　訪問診療時に，患者さんの昔のアルバムを一緒に見てみよう。そうすれば患者さんの大切にしているもの・ことに触れることができ，目の前の患者さんの価値観を医療に反映することができるかもしれない。

他職種には決して
尊大な態度を取らない

医業は医師がオールマイティーに制度設計されているので，多くの職種は「医師の指示のもと」業務を遂行するという法的な建て付けがある。他職種のミスは，結果的には医師にも責任の一端があると見なされることもありうる。ある意味，責任が重い役職であるが，その責任の重さゆえか，理屈に合っていないことを他職種がすると厳しく接してしまう傾向があると思う。理屈のプロセスが正しくても，患者は理屈だけを求めて医療を提供してほしいとは思っていないはずである。医師には王者としての余裕も欲しいところである。 ［清田雅智］

どんな診療ハックスキル?

あまり意識していないかもしれないが，医師という職業は一種のリーダーとしての振る舞いを要求される。リーダーとしての振る舞いはチームを円滑に動かすことができるかが鍵になるので，医学知識に振り回されない寛容さをもつことで，結果的に部下からの信頼を勝ち得るだろう。

用意するもの・準備するもの

● 心構え，寛容さの精神

実際の方法

研修医の頃に，看護師から機嫌悪そうに「今後の方針はどうなるのですか。指示をください」と言われることがあった。いま思い返すと，難しい患者に接して判断に悩んでいるときなどに投げかけられる非難のような言葉であった。難しい患者に接するとき，医師だけでは対応できない場合もあるだろう。これを「看護師の分際で」と思わずに，看護師にとっては「私にできることを言ってください」という意味での発言だと読み取ることが大事である。

余談ではあるが，私は医学部を卒業して国家試験の結果が出るまでの春休みに，父親が経営していた臨床検査会社の臨時職員として，採血検体の回収業務を手伝ったことがある。父親からは，自分が医者になる人間だとは決して告げずにバイトの大学生然として振る舞うように言われたので，相手は何も知らずに接しているのだが，10件くらいの病院を回ると，本当に対応が尊大なところと，そうでないところとはっきりと分かれていた。普段からの職員教育の差が明らかで，またそれが医師の評判と相関していたことを知った。

　父親は臨床検査技師であったが，しばしば口酸っぱく言っていたのは，「いばる医者に，ろくな奴はいない」であった。医師といってもさまざまで，基準値から外れた検査結果に対して測定がおかしいはずとクレームをつけ，再検しても同じデータであることを伝えても，自説を曲げず，激しい口調で怒鳴る医師がいたそうである。実際には医師側の判断に問題があったことが明らかとなっても，通常詫びの電話はないとのこと。一方で偉い医師は，「どうもこの結果がおかしいのだが，どういう可能性があるのだろうか？　ちょっと教えてもらえないか」と質問してくるという。前者では心の中で「きっとこんな問題があるだろう」と思っても口には出さないが，後者では「実は先生，こうだろうと思うのですが」などと答えるという。そうすると「結果的にはあなたの言ったことが正しかった。大変助かった」とお礼の電話が返ってくるというのである。医師になる前に父親から他職種の目線の教育を受けていたことになるが，父親からはもちろん後者になるようにと厳命された。

　また，私が研修医として入職した頃に「1日看護師体験」があった。看護師の格好をして，看護師がどのように仕事をしているかを追体験するというものである。これも，検査技師とはまた違ったものの見方があり，当事者にならないとわからない問題があることに気づく，よいきっかけであった。

　医師は医学的論理を重んじるので，このロジックが崩れるようなことがあると，正義感からか相手を非難してロジックに乗せようと振る舞いがちである。かくいう私も，「頭でっかち」だとか「すぐに切れる」と言われることがある。概ね忙しいときに頻発する現象である。心に余裕

6　コミュニケーションスキル編　　263

があれば，些細なミスは許容することができるのに，忙しいとそうならないのがやはり人間というものだろう。王権神授説に凝り固まったチャールズ1世が，フール（道化師）のアーチイを宮廷から追い出したときに危険が忍び寄ったという故事[1]は，理屈に合わないフールを部下に置く昔の権力者の知恵なのだろう。唐の太宗が歯に衣を着せぬ直言をした魏徴という諫議大夫を重んじた[2]のも，寛容の精神がなせる業だろう。

30年の臨床生活を振り返ると，困難に立ち向かったときに，自分の意に沿わない意見をくれた，さまざまな職種に助けられた経験を思い出すことができる。

ハックポイント

☞ 理不尽さの奥に潜む，医業者の思いに配慮する。

参考文献
1) 渡部昇一：文科の時代．p218，PHP研究所，1994.
2) 守屋洋：「貞観政要」のリーダー学—守成は創業より難し．p20，プレジデント社，2005.

7

患者（家族）説明
スキル編

診断がわからないときには，
その理由を共有する

　日常診療において，一通り病歴や診察，検査などを行った後でも診断が難しい場合，医師としては患者やその家族に「わからない」と伝えることに心理的な障壁を感じることが多いものです。特に，医師としての専門性や信頼性を損なうことを恐れ，「わからない」ことを隠してしまいたい気持ちに駆られることがあります。特に日本人は「わからない」と言うことが苦手であり，受験戦争を勝ち抜いてきた医師は，そのプライドが邪魔をして余計に言いにくいかもしれません。

　しかし，診断が不明確な場合こそ，その理由を患者や家族と共有することが，実は信頼関係を深め，診療の質を向上させることにつながります。このハックスキルの本質は，「わからないことを共有する」という行為を通じて，医師と患者・家族との関係をよりオープンにし，ともに問題解決に向けて取り組む姿勢を示すことです。患者や家族に「わからない」ことを共感してもらい，一緒に解決策を模索する姿勢を見せることで，信頼が深まり，診療がより協働的なものになると同時に，患者側からの新たな示唆や視点を得ることも期待できます。　　　［矢吹　拓］

どんな診療ハックスキル？

- 診断が難しい患者に対して，現時点では診断がついていないことを正直に伝える。
- 同時に，現時点でわかっていること，今後の見通しなどをわかる範囲で伝える。

用意するもの・準備するもの

- 「わからない」ことを伝える勇気や正直さ
- 状況の整理とプランB
- 本人・家族などの関係者に集まってもらって，じっくり説明するため

の場所や時間

実際の方法

●──状況を説明する

「わからないこと」を共有する際には，まずは現在の検査結果や症状経過について，できるだけ具体的に説明します。そのうえで，「現時点では診断がはっきりしない理由」を説明することが重要です。たとえば，「現在，いくつかの可能性を考えていますが，どの結果も確定的とはいえず，診断はついていない状況です。診断を確定するためにもう少し情報が必要です。また，時には不確実ではあるけれど，ある程度確率の高いものを暫定診断として治療を先行する必要が出てくるかもしれません。時には治療への反応性が診断につながることがあります」。

●──「わからないこと」を強調しすぎない

「わからない」という言葉に焦点を当てすぎると，患者や家族が不安を感じてしまうことがあります。そのため，診断が不明であることを伝える際には，次のステップや治療方針についても触れ，前向きな展望を示すように心がけましょう。

●──患者の不安や心配を聞く

「わからない」と伝えられたことに対して患者が不安や心配を抱くことは自然なことです。また，時には怒りの感情や不信感が出るかもしれません。そういった感情を向けられることに，私たちは居心地の悪さを感じることもあるかもしれませんが，まずは率直に話を聞くようにしましょう。患者や家族が，懸念点を口に出して話すことが必要なことがあります。

●──患者や家族の意見や情報を引き出す

現状を共有し，不安や心配に耳を傾けるなかで，患者や家族から新たな視点や情報が得られることがあります。実は患者自身が key となる情報を認識しておらず，そういえば……と話してくれることも少なくあ

7　患者（家族）説明スキル編　267

りません。また，こういった悩ましい状況のなかで，どのような解決策をとりたいのかも個人個人で異なります。信頼関係を構築して診療を継続できることもあれば，専門医への紹介を希望される方もいるかもしれません。紹介を希望される場合には，快く応じるのがよいと思います。

ハックポイント

☞ 診断が不確かなときには，医師は「わからない」ことを隠すのではなく，それをオープンに共有することで，患者や家族との信頼関係をより強固にし，治療を協働的に進めることができます。

☞ 診断の過程を患者と一緒に歩んでいくことで，ポジティブな結果を生むことができるかもしれません。

消化器内視鏡の検査後に
必ず自分の診察予約を入れる

CTやMRIは専門家の読影を要するが，悪性腫瘍の疑いは患者に重大な影響を与える。読影には専門知識も要するため，自らオーダーしたCTやMRI画像を自信をもって判断することは難しいだろう。一方で，リアルタイムに結果が出ない当直時の画像オーダーを，後日レポートで確認しているだろうか？　画像の見落としで医療過誤になった事例があることから，当院も含め，電子カルテ上に放射線科のレポートに対するアラートシステムを導入[1]している病院も多いだろう。

消化器内視鏡の検査は，上記のシナリオ以上にリスクを抱えやすい特殊な構造をもつ検査と考えるべきであろう。①比較的侵襲度の高い検査である，②ほとんどはオーダー医が検査を行わないものの，結果説明は行う，③大腸内視鏡などでは比較的時間を要し，終了時間の予測がつかない場合がある，④生検結果は後日の説明が必要になるが，結果の確定日が予測できない場合があり，これらには内視鏡医と病理医という複数の医師が関わるための特殊性がある。

検査結果が悪性腫瘍だった場合でも，病理医や内視鏡医はオーダー医に対して必ずしも連絡をしないことが大半である。潜在的にコミュニケーションエラーが起こりうる検査であることに注意する。

[清田雅智]

どんな診療ハックスキル？

検査終了の予測がつかないためか，内視鏡の検査日に予約を入れない医師は多いだろう。後日の診察予約のときに内視鏡の結果説明をするつもりでいても，患者側がその予約をキャンセルした場合に，内視鏡結果を必ず見る習慣はついているだろうか？　結果を見ないで患者の予約だけ変更して，その後に患者が再度キャンセルすると，オーダー医は事の重大性に気づけないかもしれない。結果として放置すると訴訟になる可

能性が高い。このハックは，起こりうる重大なミスを確実に防ぐことができる。

用意するもの・準備するもの

できるだけ，自分の外来日に内視鏡検査を予約することを優先する（そうでなければ，外来日でなくても検査日は内視鏡結果を必ず閲覧するように習慣づける）。

実際の方法

外来日の枠に検査を入れておくと，検査が遅くなったとしてもその日の外来の仕事の1つとして内視鏡の結果を確認することになる。当院では所見の仮レポートと画像は当日の検査直後に出ているので，それを確認することで次回の予約の計画が立つ。たとえば，胃がんが見つかったら，消化器内科や外科への受診を勧めるタイミングも早く検討できるし，転移の有無を確認するため造影CTの追加検査を行うなどといった対応ができる。検査日に外来予約を入れていないと，このアクションが次回の受診まで遅れることになる。

大腸内視鏡などでは，前処置が不良で再検査の必要性が出たり，処置後の合併症などが起こると，当日すぐに気づけるメリットもある。緊急的な処置が必要になるときには，検査のみをしている内視鏡医だけでなく外来での情報を把握しているオーダー医が一緒に対応すると，周辺情報をよく知っているので患者としては安心である。つまり，合併症のリスクヘッジを考えても，オーダー医が侵襲的な検査の当日の状況を把握しておくことは患者にとってもメリットが大きい。

私自身は経験がないものの，以前問題となった症例がある。進行がんが発見された患者が，数年前に同じ病院で行われていた内視鏡検査で，早期がんが疑われていたことが後でわかったのである。本人が外来を受診しなかったために放置されていた。内視鏡医も病理医もがんを認識していたが，外来オーダー医はいずれのレポートも確認していなかったため，この患者がリスクのある状態であることを誰も認識できていなかった。調査が入ったところ，当時は患者都合で予約が複数回キャンセルさ

れ，看護師が連絡しても連絡がつかないまま予約も途切れていたのである。オーダー医からしたら，症状も乏しく，勝手に外来に来なくなったので本人に問題があると放置したのだろうが，もしがんを疑われていたと知っていればこのようなことにはならなかっただろう。

電子カルテのアラートに頼るとしても，アラートの無視，異動で病院を去って引き継ぎが不十分になるなど，見逃されるリスクが完全になくならないことも留意が必要である。実際にアラートは多くなると注意されず，内容を確認せずに消すことも知られている[2]。検査の日に合わせて結果を確認することが大事で，どうせ診るなら自分の時間の都合を合わせるのがよいのである。

ハックポイント

☞ タイムラグで起こる問題は，直接的に時間を合わせることで確実に防ぐことができる。

参考文献
1) 武田理宏, 他：放射線レポートの見落とし防止に向けた To-Do アラートシステムの構築. 医療情報学 37（Suppl）：766-767, 2017.
2) 日経メディカル：電子カルテのアラート，半数が「確認せず消すことがある」. 2024/3/28. 〈https://medical.nikkeibp.co.jp/leaf/mem/pub/report/t376/202403/583576.html（最終アクセス 2025 年 3 月）〉

患者さんが不安にならない，
記憶に残りやすい病状説明

医師なら誰でも行っている病状説明ですが，意外と患者さんは不安などの影響で，記憶に定着しにくいといわれています。　　　　　［西澤　徹］

どんな診療ハックスキル？

話す内容の目次を示し，書きながら説明する。

用意するもの・準備するもの

- 白紙と病状説明の概要をまとめた紙（あれば）

実際の方法

医師はさまざまな場面で患者さんに病状説明を行います。1997年の医療法第3次改正時には患者に対する情報提供を推進するための制度改革でインフォームド・コンセントが記載されました。そして2024年の医師国家試験出題基準の改訂で共同意思決定（shared decision making：SDM）が記載され，実際に2024年の医師国家試験で必修問題として出題されました。このように，医師の説明業務は患者さんと向き合ってかなり詳細に時間をかけて行う傾向になっています。

その一方，患者さんやその家族の病状説明での理解と記憶の定着は医師が想定しているよりかなり低いのが実情です。これは医療という分野がサービスを受ける側と提供する側との知識ギャップがほかの業界と比して大きいためだと考えられます。また，インターネットの普及で患者さんの得る情報が増え，玉石混交で混乱しやすい一面も想定されます。

このようなギャップの影響を小さくするために，私は表1のように工夫しています。

表 1 | 病状説明時にできる工夫

	話し方（例）	目的
今日までに患者自身が得た情報を聞く	「今日までにいろいろと調べたり，聞いたりしたことはありましたか」	疾病や治療，副作用など現在患者が得ている情報の概略を知ることで，話す内容の構成の再確認を行う。
その中で一番気になっていることを聞く	「一番気になっていることは何ですか」	患者の最大の関心事を理解していることを示し，いまからの話にその内容が含まれることで安心してもらう。
いまから話す目次とおおよその時間を示す	「いまからこのような順序でお話をします。一番気にされている△△については◎番目にお話ししますね。お時間は〇分程度を予定しています」	何が話されるのかを目次で示すことで，どの段階で何が話されるかの概略が伝わり，落ち着いて話を聞いてもらう。医師は話す内容が頭に入っているが，患者はそれがわからないことを認識しておく。
すべて紙に書いて家族分も含めて渡す	「お話しする内容をすべて紙に書いてあります。ご家族にも見ていただけるように，必要な人数分をコピーしてお渡しします」	メモをすべて取ろうとして聞く集中力が低下し，記憶が低下する可能性を減らす。今日，話を聞けていない家族へも情報が行き渡ることの安心感をもってもらう。
質問は随時OKと伝える	「目次の順にお話しして，その都度，不明な点がないか確認してから次のお話をします。もちろん，お話の途中での質問も大丈夫ですよ。最後にまとめて全体の質問を伺います」	最後にまとめて質問を受ける以外に，項目ごとに質問を伺うことで，前半の疑問が解決しないままで終了するリスクを減らす。
このお話以降でも考えや要望が変わってもよいことを伝える	「今日のお話を聞いて納得できたこと，あとで疑問に思うこともあると思いますので，その際は随時遠慮なくおっしゃってください」	科学的に支持されることを前提としながら，患者の要望や不安の解消に尽力することを伝えることで病状説明後の安定が図れる。

ハックポイント

☞ 膨大な情報，個人の要望・不安などによる記憶の定着の低下を，手順を経ることで減少させる。

参考文献

1) Saigal R, et al：Adult spinal deformity patients recall fewer than 50% of the risks discussed in the informed consent process preoperatively and the recall rate worsens significantly in the postoperative period. Spine（Phila Pa 1976）40（14）：1079-1085, 2015. PMID 25946720

2) Li FX, et al：Informed consent for emergency surgery—how much do parents truly remember? J Pediatr Surg 49（5）：795-797, 2014. PMID 24851773

患者取り違え防止
「え？ 骨折で運ばれたのに心不全ですか!?」

あわただしい救急外来。自分が担当する心不全の患者さんの病状説明をしようと「オオタケンジさんのご家族の方」と待合室に向かって呼びかけました。

[北野夕佳]

どんな診療ハックスキル？

救急外来では，ID カードなども使い，名前だけでなく生年月日も確認してから患者説明を行う。

用意するもの・準備するもの

● 患者さんの ID カード

実際の方法

救急外来や一般外来のいずれでもありうることですが，「高橋さんのご家族はおられますか」など声がけをすると，全然違う家族，たとえば「山崎さん」が「はい！」と返事をして歩いて来られることがあります。これを「お年寄りで耳が遠いから」などと相手のせいにするのは，医療者の怠慢だと思います。

自分の家族が搬送されて，動転して，やきもきして，いつあのドアが開いて声をかけられるのかと待っている状況のときに，診察室のドアが開いて医師（or 看護師）が「○△さんのご家族の方」と呼びかけると，「タカハシさん」と「ヤマザキさん」ですら，聞き間違えられる状況は多々あります。高齢で聴覚が少し落ちていたり，バックグラウンドの騒音レベルが高い（うるさい場所）などの要素もあると思いますが，私自身は 30 歳くらいの家族でも同じ経験があります。「動転」の要素が大きいと考えています。

また，**同姓の患者さん**（例：佐藤アキラさんと佐藤ヒロカズさん）が

いる可能性も十分あります。さらには，当院で実際にあった事例なのですが，**音が同姓同名**（架空の例：多田健司さんと太田賢二さん）の方が，同じときに救急外来にいたことがありました！

　「オオタケンジさんのご家族ですね」と心不全の病状説明を始めると「え？　脚立で落ちて骨折で来たんですよ？　いきなり心臓が悪いんですか？」との家族からの発言で違うことが判明しましたが，みんなで冷や汗をかきました。教訓とすべき症例と思っています。

　これを避けるために私がしているのは，**患者 ID カードなどを持って行って「オオタケンジさん，昭和〇年〇月〇日生まれ，のご家族ですね」と確認してから話し始める**ようにしています。

　エコー検査や採血などは，リストバンドからの確認が徹底されてきていますが，「救急外来の呼び出し」などの状況ではされていない施設もあるのではないかと思います。その医療施設の安全を守ることになりますので，ぜひ実行してください。

ハックポイント

> ☞ ID カードなどで名前と生年月日を確認してから，家族に病状説明をする。

患者家族から病状説明希望の電話があったときの対応

「先生，1日中電話の前で待っていたんですよ」

急変対応中なのに，別の患者さんのご家族から病状説明希望の電話。どうしますか？

［北野夕佳］

どんな診療ハックスキル？

病状説明にすぐ対応できないときに，不快にさせず，失念も防げる答え方があります。

実際の方法

あなたが肺炎（酸素需要2L）で入院したAさん（65歳男性）の担当医だった場合を想定して，サンプル症例を示します。

> 昨夜，救急外来から入院となり，奥様も「いままで入院なんてしたことがない元気な人だったのに」と心配していました。本日，奥様から病院に電話があり「その後，主人の病状はどうですか。心配で」という問い合わせがありました。そのときあなたはちょうど別の急性閉塞性化膿性胆管炎症例（Bさん）を放射線科（PTCD方針）or 消化器内科（ERCP方針）の両方にコンサルトして調整中でした。Bさんは血圧も低下傾向（敗血症性ショック）となっており，ノルアドレナリンを開始せねばならず，中心静脈カテーテルも留置しなければいけない状況でした。あなたはAさんの奥様からの電話には直接出ずに，看護師に「後で折り返します」と伝えてもらいました。
>
> その後は，いつもの病院の日常で，気づけば夜7時。Bさんは適切な治療・マネジメントができています。Aさんの呼吸状態も酸素1Lに減らせており，特に問題ありません。あなたはAさんの奥様の電話のことはすっかり失念して帰宅しました。
>
> 翌日，「先生，私，心配で心配で1日中電話を持ち歩いて待ってい

たんです」と，奥様からかなり憤慨された連絡がありました。

　上記は，多忙な臨床の日々で**よくある状況**だと思います。酸素 2L の肺炎は，私たちのなかではそれほど「重症」の部類に入らないかもしれません。ですが，家族にとっては「大事な家族が酸素吸入が必要で救急外来からの緊急入院」であり，かなり心配な状況です。私自身も自戒の意味で時々「一般の人の肌感覚」を忘れないようにしないといけないなと思っています。

　上記への対応として，私がしていることは以下です。「**いまは電話対応できませんが，2 時間以内くらいに折り返します。もし 2 時間たって電話がなければ，必ず再度かけてください**」と看護師さんなり救急受付事務さんなり，電話を取った人から家族に伝えてもらいます。これで，**家族にもボールを持ってもらう**ことができます。また自分がもし折り返しの**連絡を失念したときのためのセーフティネット**にもなります。医療（治療）が順調なときは，上記のような折り返し忘れも許してもらえるかもしれませんが，治療が順調ではない患者さんの場合には，その後の家族との信頼関係を大きく揺るがすことになります。

　面会に来られたときに「先生から病状を聞きたいのですが」と家族から看護師さんに声をかけられる状況も多々あると思います。私は前述の電話と同じように対応しています。「いますぐには行けませんが，1 時間くらい待っていただければお話しできます。もし待合室（or ベッドサイド）で待っていて，1 時間たっても声がかけられなかったら**必ず**，再度看護師さんに声をかけてください」。また，このとき伝える時間設定は予測よりも長くしておき，その時間よりも（可能な限り）少し早く話しに行けるようにしています。

ハックポイント

☞ 電話の折り返し，病状説明の待ち時間などは，時間を明確に伝え，かつ「その時間がたっても連絡がなければ，必ず再度連絡ください」と伝えて，患者（家族）にもボールを持ってもらう状況にする。

7　患者（家族）説明スキル編　277

認知症の方の不穏に
苦悩する介護者への対応

　認知症で物忘れがひどくなると，同じことを繰り返し話すことが多くなり，何度説明してもわかってもらえず，介護者は大変です。多くの方にとって介護生活の経験は少ないですし，まじめな方ほど一生懸命に真摯な対応を頑張るためにつらく感じることもあります。「そういう病気なのだから」といっても，以前の元気な頃の記憶が邪魔をして，「こうあるべきだ。こうであったのに」と，なんとか元に戻すことを考えてしまうのでしょう。患者さん自身も，認知機能低下にむらがあることや，スイッチが入ったようにはっきりすること，不安になることもあります。不穏，妄想，徘徊などが強く表現されるタイプでは，介護者の苦労は並大抵ではありません。

[**白石裕子**]

どんな診療ハックスキル？

　困っている人に寄り添う。

用意するもの・準備するもの

● 聴く耳と思いやり

実際の方法

　訪問診療では，患者さん自身だけでなく，家族が快適に過ごせているかを確認し，介護生活の苦痛が強いようならレスパイトケアなど，少し離れてみることを提案するのも一手です。

　外来で，これまで自分の世話をしてくれていた親が急に弱って，逆に自分に介護負担がのしかかり，仕事との両立に苦しむ家族に会うこともあります。自身も介護保険料を支払っているはずですが，介護サービスという言葉も思い浮かばず，わが家に介護サービスが必要かを判断することもままならず，家族のことを他人に相談もできず途方に暮れる，と

いう問題です。これに対して，介護認定申請，訪問診療や訪問看護導入など環境調整のお手伝いをすることも，今後しばらくは家庭医，総合医の担当する分野となりそうです。

　介護は大変だけれども，いろいろな方法があること，手助けをしてくれる介護のエキスパートが身近にいることを知っていただき，そのなかで主介護者にしかできないことを何か1つ頑張っていただくようにすると，希望の光が見えてきます。高齢夫婦世帯ではお味噌汁だけは作ってあげるようにする，おしゃべりすぎるお姑さんをお嫁さんが介護する場合は，1日に5分間だけお話を聞く時間を作るなど，複雑すぎないように設定します。その頑張りポイントを探すことは，寄り添い方を探ることでもあり，患者さんの大切なものを見つけることになる場合もあります。何もできなくても，そばにいるだけでよいこと，その存在が患者さんのためになっていることも伝えます。「おつらい気持ちは患者さんの一番近くにいて，一番頼りにされている方だからこそです」というねぎらいの言葉も，ここぞというときにかけてさしあげるとよいと思います。

ハックポイント

☞ 寄り添い，ねぎらうことが介護の原動力になる。

7　患者（家族）説明スキル編　279

8

マネジメントスキル編

「外来の予約を取る」ことを
効果的に使う方法

外来診療では予約制を取っているところが多いと思います。皆さんは予約日の決め方はどのようにしていますか？ 医師が「次は○日にしますね」と決めているところもあれば，看護師や事務職員が診療終了後に決めているところもあるなど，医療機関によってさまざまな方法が取られているのではないかと思います。　　　　　　　　　　［矢吹　拓］

どんな診療ハックスキル？

外来予約の際に，患者自身に予約日を決めてもらう。

実際の方法

外来予約を取るときに，患者さんの疾患や病状に応じて，次回予約日の候補がある程度決まると思います。予約患者数などを考えて，こちらで日にちを決めたくなりますが，そこはぐっと我慢して「○と×あたりが候補日ですが，どの日がよいでしょうか？」とオープンに聞きます。

なぜ，この方法がポイントなのでしょうか？「外来の予約を取る」という一見すると事務的であまり意味がないことに，実は大事な点がいくつかあります。1つは，患者主体性を大事にすることです。外来予約で主体性？ と思われるかもしれませんが，実は外来で行われる診療行為において，患者さんは受け身のことが多いです。主体的に何かを「する」ことより，圧倒的に何かを「される」ことが多いのではないでしょうか？

人間は誰しもが本能的に「自分のことは自分で決めたい」と思っています。「外来予約」という小さなことでも，「自分の意志で決める」ことを通して，自分が決めて外来に来るという主体性を生むことにつながります。また，自分で予定を見て決めた日取りには，きちんと受診する方が多いです。

もちろん，疾患や病態によってフォローする必要がある期間は異なるので，完全に自由に受診間隔を選んでもらうわけにはいきません。そこで，上記のような選択肢を提示して選んでもらうことが大事です。このあたりはリバタリアン・パターナリズム（libertarian paternalism）*といわれますが，まあ用語はどうでもいいのです。若干手間がかかる感じを受けるかもしれませんが，多くの患者さんは喜んで自分で決めてくれるでしょう。

　もう1つ興味深い点は，予定を決めるというやり取りを通して，患者さんのさまざまな背景が垣間見えたり，医療機関への受診の依存度などが見えたりするということです。予定を合わせるとき，手帳を開いたり，アプリのカレンダーを見たりしながら，「あ，ここは○○が入っているな」とか「ここは大丈夫かな？」とか言いながら日程確認をしますよね。この方は忙しいんだな，こんな集まりに参加しているんだ，旅行に行くんだなと，多くのことがわかってきます。患者背景を理解することにつながりますよね。また，病状や医療機関に対する考え方が垣間見えることもあります。たとえば，病状が不安で医療機関に依存的な人はより早いタイミングでの予約を選ぶでしょうし，あまり来たくない方は，より遅い予約を選びます。

　たかが「予約を取る」という事務的なことでも，いろいろ工夫ができそうですし，興味深いですよね。無意識的にやっている人もいれば，意識してやっている人もいると思いますが，ぜひ患者さんに予約日を決めてもらうことを実践してみてください。

ハックポイント

☞「予約を取る」という行為に患者主体性をもってもらう。

☞「予約を取る」行為で患者背景を理解できるかも。

＊　リバタリアン・パターナリズムとは，リバタリアニズム（自由至上主義）とパターナリズム（父権主義）の中間ともいえる概念で，ソフトで押しつけ的ではない形のパターナリズムといわれています。完全に自由に選択するわけではないものの，選択の自由や選択肢が制限されているわけでもなく，選択そのものの負担は大きくないという絶妙なバランスを示す概念であり，行動経済学の分野で著名なリチャード・セイラー，キャス・サンスティーンの2人により提唱されました。人間は認知バイアスによって合理的な判断をすることが難しく，健康行動や社会的によいとされる行動に導くために必要なアプローチと考えられています。一見，両者のいいとこ取りにも見えますが，相手に選択させているようで，実は誘導している側面があり，両者の信頼関係や倫理的配慮が不可欠です。

8　マネジメントスキル編　283

患者さんが職場に遠慮せずに
外来予約を取る方法

病院やクリニックでは平日の予約になりがちですよね。こちらが提案した日時や曜日が患者さんの都合と合わなくて困ることや，日程が合わずに診療が中断してしまうことってありませんか。そんな診療での問題を小さくできるちょっとしたコツです。　　　　　　　　［西澤　徹］

どんな診療ハックスキル？

外来診察日を次々回まで予約する。

用意するもの・準備するもの

特になし。

実際の方法

平時の定期外来診療では再診予約を入れることが日常かと思います。一般的に休日に再診することは少なく，平日が主になります。すると，特に就労している患者さんはこちらの提案する再診日の都合がつきにくくなることがしばしば起こります。診察室で再診日がスムーズに決まらないと，診療時間も押すし，あとで変更希望が出てその手続きに時間を取られたり，診察そのものに来ることができなくなって疾患のコントロールが難しくなったり，アドヒアランスが低下したりという負の連鎖が生じかねないのです。

だからといって患者さんの都合をすべて聞き出して決定するのも，時間的には難しいのが実情です。そこで，私は就労している患者さんには希望があれば2回先までの診察の予約を提案しています。一般的に有給休暇の申請などは職場のほかの職員の都合などを勘案して2か月前に申請しておくと問題にならないことが多いのではないでしょうか。1か月後だと，業務が決まっており，休みを変更してもらうなど同僚らへ

の依頼や対応を迫られることが生じます。医師の当直業務の決定も同じかもしれません。

　体調のこととはいえ，何度も同僚に休みを代わってもらい続けることは職場の居心地を悪くしてしまいます。しかし，2回先まで決まっていれば先に休み申請を出せるので，こういった気遣いは不要になります。些細なことかもしれませんが，働きやすい診療の提案は長期的に患者さんの精神的な負担を減らしていくのです。

　一方，臨時で比較的直近に再診してもらう場合は，私は再診予約を2日分，別日で取ります。どちらかならなんとか来られる日を作っておくことで，時間の都合をつけてもらいやすくします。来ないほうの日は電話でキャンセルできるように事務方に連絡しておき，カルテにもその旨を記載することで私への問い合わせの手間も省けます。

　医師の報酬の大部分は労働者の就労で収めた保険料と税金で成り立っています。労働者の働き方をサポートできる視点が医師自身にも必要であると考えています。

ハックポイント

☞ 外来診察の予約は2回先まで押さえることで患者さんのアドヒアランスが上がる。

外来一人診療で
待ち時間を半分に減らす方法

外来の待ち時間軽減は，医療機関にとって永遠の課題であり，根本的な解決ができないアポリア（難題）かもしれません。順番管理やICTの利用，定期的な声がけなど，思いつく方策はすでにやり尽くしている医療者も多いでしょう。本項では外来患者を層別化し，外来全体を構造的にとらえることで，少しでも待ち時間軽減を図る取り組みをご紹介します。
[小田倉弘典]

どんな診療ハックスキル?

外来をパネルマネジメントとケアマネジメントの2層に分け，看護師とのタスクシェアで診察する。

用意するもの・準備するもの

● 診察室2つ

実際の方法

藤沼康樹先生が以前から提唱されている，診療所や病院外来における患者群を「パネルマネジメント」と「ケアマネジメント」の2層に分ける考え方が根本にあります（図1）[1]。**パネルマネジメント**とは，たとえば高血圧のみ，糖尿病のみ，あるいはそれらの併存はあるが，それぞれ独立に治療可能というような層です。血圧管理の確認，食事・運動指導，禁煙の勧めなど，慢性期の問題やヘルスプロモーションが中心となります。介入の範囲は広くなく，比較的短時間で診療が終了します。一方**ケアマネジメント**が必要な患者とは，比較的不安定なmultimorbidity，認知症，フレイル，社会経済的な問題を有する層です。高齢者が多く，心不全，COPDなどの下降期慢性疾患を抱えることがあり，疾患と病い（生活面も含めた）の両者に対するアプローチが必要です。

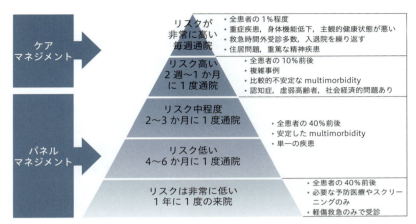

図1｜診療所外来におけるパネルマネジメントとケアマネジメント

〔藤沼康樹：藤沼康樹事務所（仮）for Health Care Professional Development．日本のプライマリ・ケア現場における Population Health Management を構想する（2015-04-28）．〈https://fujinumayasuki.hatenablog.com/entry/2015/04/28/162828〉より一部改変〕

　当院は内科，循環器内科を標榜しており，医師1人の診療所です。診察室がAとBの2室あり，おおまかに診察室Aでケアマネジメント，すなわち高齢で毎回身体的あるいは心理社会的に問題のあるような人，および初診患者，再診患者でも急性期問題のある人を，Bでパネルマネジメント，すなわち高血圧，糖尿病，脂質異常症，気管支喘息，高尿酸血症，甲状腺疾患などの単一あるいは複数の疾患をもつ安定した人を診ます。また健康診断，ワクチン接種もBで診療します。2つの診察室のトリアージが問題となりますが，定期受診者で高齢者で認知症やフレイルがあればA，安定した生活習慣病患者であればBというふうに，3か月程度でだいたいのすみ分けができます。受付の時点で全患者に問診票を手渡し，「心配事がある」「医師に相談したいことがある」と答えた人は，事務員または看護師がトリアージし，Aで診療することにしています。

　具体的な診察現場ですが，まずAは私が担当，Bは看護師（当院では診療看護師）が最初に患者さんを診察し，その後私が診療という形式を取ります。当院の定期受診者の診察の流れとして，①前回からの変化は何か，②本日相談したいことは何か，③血圧や血糖，検査値の説明，

④生活，仕事，家庭状況などの聞き取り，⑤処方，次回の検査の決定と説明，というのが一般的です。たとえば医師が A，看護師が B で同時に診察を開始した場合，上記の④まで看護師が行ったところで A にいる医師を呼び出します。当院では電子カルテ上のチャット機能を用いています。呼び出しがあったら A での診察をいったん中止し，B に移って上記①〜④につき手短に報告を受け（トリアージ後は①②を訴える人はほとんどいない），処方と検査を患者，看護師と対話のうえ決定し，また A に戻るという方式を取っています。安定した患者の場合，B に移って診療する時間は大変短いです。医師が 1 人であっても看護師とタスクシェアをすることで，2 つの診察室の同時進行による診察を行うことができ，診察時間が 1/2 とはいかないまでもかなり短縮できます。

　問題としては，看護師に対し生活習慣病や薬剤についての教育が必要なことです。当院では日本 NP 教育大学院協議会での診療看護師の資格をもった看護師がほかの看護師をリードする形で勉強会などを行っています。もう 1 つは B での診察中にさまざまな訴えを話し出される方がいることです。あまり長い場合は A に移っていただくことがあります。また A の診察を中断している際は，A 担当の看護師が処方の確認や次回の予約取得を行い，何もしない時間を作らないようにしています。

　このようなタスクシェアは今後の外来診療の効率化に少なからず貢献するものと考えます。

ハックポイント

☞ 看護師とのタスクシェアは患者の待ち時間軽減と医療の効率化に関与する。

参考文献

1) 藤沼康樹：藤沼康樹事務所（仮）for Health Care Professional Development．日本のプライマリ・ケア現場における Population Health Management を構想する（2015-04-28）．〈https://fujinumayasuki.hatenablog.com/entry/2015/04/28/162828（最終アクセス 2025 年 3 月）〉

痛恨！ カルテ記載しないと やっていないことに！

　明確に医療事故を起こしたと自覚がある場合を除いて，不意に弁護士や裁判所から通知が届いたら，きっと頭の中は真っ白になることでしょう。そして，おそらく対象となる事例や事案をすぐさま思い出すことも難しいでしょう。昨日や今日のことならまだしも，3年前のことで医療紛争，訴訟が起こったら，おそらく多くの人は「記憶にございません」になるかと思います。その一方で，診療録に関しては改ざん防止目的に証拠保全手続きが進みます。もちろん，診療録の改ざんもプロフェッショナルとして絶対に行ってはいけないものです。つまり，訴訟や裁判などで争点になる事実は，実質，診療録上の記載のみであって，記憶が薄れた誰かの頭の中の事実は証拠にならないのです。だから，診療録は遅滞なく記載しなくてはならない，というのがこのハックです。

[横江正道]

どんな診療ハックスキル？

　説明したこと，実施したことは必ずカルテに記載しておくべし！ そして，患者さんの反応や心情もできたら記載しておきましょう！

　もちろん，訴訟対策のために診療録を記載しているわけではありませんが，より詳しい記載は看護師さんやほかの医療職との情報共有にもなり，また，その情報は将来の患者さんの診療にきっと役立つものです。そして，訴訟を考えてという視点に立つならば，できる限り，患者さんへの説明事項，発言内容，実施した医療行為については医師として明確にカルテ記載を行うべきです。正しいことをきちんとやっているならば，裁判は決して怖いものではなく，「適切な医療を行い，事実さえ正確に記録しておけば，きちんとした裁判結果が出る」のです。裁判では，①事実を確定（事実認定）し，②その事実が法的責任のある過ち（過失）かを判断し，③その過失と結果（死亡や後遺症）との間に因果

関係があるかを判断したうえで，最後に賠償額を決めることから，特に
①の「事実認定」が重要で，事実が正しく認定されないと思わぬ責任を
負わされる可能性があります[1]。

用意するもの・準備するもの

- 医療安全意識，記録を重視する気持ち，KYT（危険予知トレーニング）

実際の方法

とにかく，カルテをよく書く習慣が必要です。そして，患者さんをカルテに登場させることです。ただし，嘘を書いてはいけません。

> **例**：本日，エコーガイド化にて，中心静脈カテーテル挿入を右内頸静脈に行った。局所麻酔下に試験穿刺を試み，静脈への穿刺を確認後，ガイドワイヤーはスムーズに挿入し，カテーテル留置までトラブルなく実行できた。留置後，患者さんに痛みや呼吸苦はないかを聞いたところ，「まったくそういったことはない」とのお返事だった。その後，胸部単純X線写真を撮影し，カテーテルの先端が正しい位置にあること，気胸などがないことを確認した。

　医療紛争解決センターの仲裁委員をやっていた経験から，この先生はきっと，このときにこんなことを言って，こんなことをやっているんだろうな〜と想像できます。

　でも惜しい！ 書いてない！ 証拠がない！ 大したことではないのでカルテに書かなかったのだろうけれど，行った医療行為やいつもと変わりなくできたことなどが書いてあったらと思うことが多々あります。書いていないことは，言ったことにもやったことにもならず，確実な証拠になりません。もちろん，話したことすべて一言一句，やったこと一挙手一投足を言葉にして診療録に記載することは事実上，無理です（話し言葉に関しては，文字起こしアプリを電子カルテに採用していれば，実現は可能かもしれませんが……）。ですが，まったく何も記載がないよりも，簡便であっても，説明した内容，実施したプロセスが少しでも書

いてあることで救われると思います。

　ポイントはとにかく，したことや見たことをカルテに書くことです。少しでも詳しいほうがベターですし，そのときの患者さんの反応や発言などを書いておくと，状況をより鮮明にし，より説得力が高まり，裁判などで心証をよくすることにもつながる可能性があります。

ハックポイント

☞ 大切なことは電子カルテに小さなことでも記載する習慣をつけることです。

☞ 説明時などで自分が感じた患者さんの反応や心情，そして発言などもカルテに書く習慣をつけておきましょう。

参考文献
1）神田知江美：まとめ—裁判はこわくない．medicina 51（13）：2241, 2014.

小児の予防接種で間違いを
防止するために，バイアルと
予診票を並べて確認するとよい

　生来健康な2歳の女児。今日は日本脳炎と水痘の予防接種をするために受診した。あらかじめ注射器に準備していた0.25 mLのワクチンと，0.5 mLのワクチンを接種しようとした。そのとき，介助についていた看護師が「先生ちょっと待ってください！ そのワクチンはB型肝炎じゃないですか？」と教えてくれた。しかし，注射器の中の液体は無色透明で，何かがわからなかった。結果的に2本とも破棄して再度注射器に準備しなおすことになった。どうすればよかったのでしょう。

［児玉和彦］

どんな診療ハックスキル？

　複数本を同時に予防接種するときの間違いを防ぐために，目視と確認のコツを知る。

用意するもの・準備するもの

- 予防接種をするワクチンのシリンジやバイアル
- 予診票
- 油性ペン

実際の方法

　小児に接種するべき予防接種は種類が増えてきており，同時接種することが基本になっています。そのため，手順が複雑になり，注意していないと接種間違いをすることになります。

　予防接種における間違いには，

①ワクチンの種類の間違い：きょうだいで受診したときに，兄に打つはずのワクチンを弟に接種してしまう，など

②接種年齢の間違い：生後11か月の乳児に4回目の肺炎球菌ワクチン

を接種してしまう，など

③接種回数の間違い：すでに接種済みのワクチンを重複接種してしまう，など

④接種間隔の間違い：生ワクチン接種から1週間後にほかの生ワクチンを接種してしまう，など

⑤接種量の間違い：2歳の小児に日本脳炎ワクチンを0.5 mL（正しくは0.25 mL）接種してしまう，など

⑥接種方法の間違い：BCGワクチンを皮下注射してしまう，など

⑦ワクチンの取り扱いの間違い：有効期限が切れたワクチンを接種してしまう，など

⑧接種器具の取り扱いの間違い：使用済みの接種器具で接種してしまう，など

⑨保管方法の間違い：保管用冷蔵庫の温度上昇に気づかない，など
などがあります[1]。

　多岐にわたる対策が必要であるため，医療チーム全員で何重にも確認して接種する必要があります。

　今回の診療のコツは，医師が接種するときに関係するものです。予診票で接種する予定のワクチンを確認したら，ワクチンを準備します。あらかじめ充填されているものは，その注射器に名称が記載されているのでほかのワクチンと間違えることは少ないですが，バイアルに入った薬剤を吸い上げるものについては，無色透明のものが多く，間違いやすいです。

　まず，バイアルを箱から取り出したら予診票と並べておきます。筆者のクリニックがある自治体では予診票の背景の色とバイアルの蓋の色が同じになっています（図1）。こうすることによって異なるワクチンを接種するリスクを減らしています。ただ，自治体ごとの工夫ですので，予診票の色で区別できない場合もあると思います。また今後，予診票がデジタル化された際には，ディスプレイ上で色分けをするなど，システム作成者の工夫が要求されます。

　そのほかの工夫には，バイアルを確認して吸い上げた注射器に直接油性ペンで何のワクチンが入っているか「HBV」「VZV」「JE（日本脳

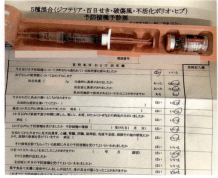 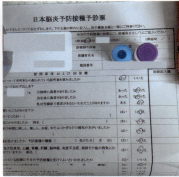

図1｜予診票と薬剤のバイアルの色
左：5種混合ワクチンのピンク色に合わせた予診票。
右：日本脳炎ワクチンの紫色に合わせた予診票。

炎）」などとわかるように書き込んでおくことも有用でしょう。そして，バイアルと注射器をセットにしてトレーに乗せて患者さんのところに接種に向かいます。患者さんと保護者にバイアルを見せながら，「今日は○○と△△のワクチンを打ちます」と複数人で確認します。

　ほかにもいろいろな工夫をすることで，接種間違いを防ぐ必要があります。基本に立ち返って母子手帳を丁寧に確認することや，患者さんに毎回必ず母子手帳を持ってきてもらえるように案内することも重要です。

> **ハックポイント**
> 👉 予防接種の間違いは起こるものだと想定して，チームで対策を相談しておく。

参考文献
1) 国立感染症研究所感染症疫学センター：予防接種における間違いを防ぐために．2024年4月改訂版．〈https://www.niid.go.jp/niid/images/vaccine/machigaiboushi_202404.pdf（最終アクセス2025年3月）〉

訪問診療や病棟回診は，時にはあえて食事時間に行ってみよう

　訪問診療や病棟回診の際，「診療時間帯を意図的に食事時間に合わせる」ことをお勧めします。え？　食事中に行ったら，患者さんやご家族，介護者に迷惑がかかってしまうんじゃないかって⁉　まったくもってそのとおりなのですが，わざとその時間帯を狙って訪問しなければ得られない情報が，実はあるのです。　　　　　　　　　　　　　　　　［北　和也］

どんな診療ハックスキル?

　患者さんの食事時間帯に合わせて診療を行うことで，患者さんの嚥下状態や，ご家族や介護者の食事介助の様子，介護負担の質と程度，そして服薬状況などについての解像度を上げ，診療に活かすことができる。

実際の方法

◉──嚥下機能や食事摂取状況の観察，食事内容の評価

　食事中の患者さんを訪問することで，嚥下機能の状態や食事の形態，摂取量，摂取の速さ，口腔ケアの状況をリアルタイムで確認することができます。

　また，患者さんの食事内容を確認することで，適切な栄養指導につながるかもしれません。「糖尿病だからって大好きなフルーツを避けていたんですね！　明日から避けなくていいですよ！」「ちょっと塩を振りかけすぎかもしれません。浮腫や利尿薬が増える原因になっているように思います。どうしても振りかけたい場合は，味の素のやさしお®*1 にするなんてどうでしょうか？」などです。めっちゃ楽しそうでしょう？

◉──介護者や施設スタッフのケア状況の把握

　介護者がどのように食事介助を行っているかを観察することで，うまくケアができているかを知り，改善点を提案することができます。ま

8　マネジメントスキル編　　295

た，施設スタッフの介助方法や患者さんとのコミュニケーション状況を把握することで，よりよいケア環境を提供するためのアドバイスができることもあります。それから，管理栄養士の訪問時間に合わせて訪問することで，大きな学びを得ることが多々あります。栄養士に限らずですが，あえてほかの職種と鉢合わせになるように訪問することは情報共有，コミュニケーション，それから自分の診療の深みを増すためにもとても大事だと思っています。

●───服薬状況の把握

服薬も食後が多いです。食後の服薬状況を見てみましょう。昼食後の服薬タイミングに合わせて見に行き，できれば自分でも服薬介助してみてください。

ついでに触れたいのですが，服薬時間帯は極力シンプルに「1日1回昼食後」にしてみてください[*2]。毎食後である必要があるか？ 朝食後ではなく，昼食後ではダメか？ などと考えてみると，昼食後でも大丈夫なことが結構多いはずです。服薬を昼食後にすることで，介護者が最も充実した時間帯に服薬が可能になります。

高齢者施設や病院で，わざわざ朝や夜の人手不足の時間帯に服薬を設定するのは得策ではありません。また，働き盛りの家族が朝，出勤前にドタバタの中，服薬介助していることを想像してみてください。昼，デ

＊1 やさしお®は NaCl の半分を KCl に置き換えた味の素の商品であり，置換塩の一種です。60 歳以上の高血圧の方が置換塩を使用した場合，通常の塩を使用した場合より，血圧が有意に低下し，脳卒中，主要な心血管イベントおよびあらゆる原因による死亡率が減少したという中国の非盲検クラスター RCT があります[1]。塩を振りかけまくる慢性心不全や高血圧の患者さん，ご家族には，やさしお®を勧めてあげるとよいかもしれません。

＊2 日本老年薬学会がまとめた「高齢者施設の服薬簡素化提言」に，以下のような提言があります。
【提言1】服薬回数を減らすことには多くのメリットがある
服薬回数を減らすと，誤薬リスクの低下と医療安全の向上に加えて，入所者/入居者にとっては服薬負担の軽減と服薬アドヒアランスの向上，施設職員にとっては与薬負担の軽減と勤務の平準化が期待できる。
【提言2】服薬は昼1回に：昼にまとめられる場合は積極的に検討する
施設職員の多い昼の時間帯に服薬を集約することで，さらなるメリットが期待できる。ただし，昼服用に適さない薬剤もあり，また療養場所が変わったときには再度の見直しが必要になるなど制限もある。
医学的に正しいことだけが服薬タイミング決定因子ではないことは一目瞭然です。ぜひご一読を！
〈https://www.jsgp.or.jp/wp/wp-content/uploads/2024/05/jsgp-fukuyakukannsoka.pdf（最終アクセス 2025 年 3 月）〉

イサービスでゆっくり丁寧に服薬介助してもらったほうがよいと思いませんか？ 特に根拠がなければ，朝や夕ではなく昼にしてみましょう。

　少々の医学的根拠があったとしても，生活背景・介護負担などを踏まえ総合的に考えて，昼のほうがよいということもあります。そんな感じでバランスを取るためにも，一度自分の目で服薬状況を確認してほしいです。

＊

　一見手間に思える工夫ですが，患者さんの QOL 向上や医療・介護職のケアの質の向上につながるかもしれません。そして私たち自身の学びにもつながります。ぜひ，訪問診療や病棟回診のタイミングを，たまには食事時間帯を選択肢の 1 つとして考えてみてください！

ハックポイント

　訪問診療や病棟回診の際，時にはあえて食事時間に行ってみよう。そうすれば素敵な発見が患者さんにも私たちにも訪れます！

参考文献

1) Neal B, et al：Effect of salt substitution on cardiovascular events and death. N Engl J Med 385（12）：1067-1077, 2021. PMID 34459569

調子がよいときも要注意！
自分の状態をメタ認知して
認知バイアスの予防を

エラーが起こりやすくなる状態として，"HALT" がよく知られている。hungry（空腹），angry（怒り），late（遅刻），tired（疲労）である。このような状態ではストレスや疲労，また認知負荷のため判断力や注意力が低下する。一方で，調子や気分のよいときはどうだろうか。「今日は手際よく診療が進んでいる」「推しのチームが優勝した！」「明日からは楽しみにしていた夏休み♪」。そんなときも，知らず知らずのうちに注意力がそがれているかもしれない。　　　　　　　　　［井上真智子］

どんな診療ハックスキル？

調子がよいとき，テンションが高いときもエラーが起こりやすいことを認識し，クールダウンして慎重になる。

用意するもの・準備するもの

特になし。

実際の方法

一言でいうと，自分のテンションを意識し，調子が悪いときだけでなく，ハイテンションなときも慎重になろう，ということだ。HALT のように寝不足，疲労，空腹といった状態では，注意が散漫になり，診療中に認知バイアスやエラーが起こりやすくなる。そのような身体的コンディションに加え，たとえば電子カルテシステムが変更になったなど，認知負荷を高める要因もエラーの原因となりうる。怒りや焦りといった感情的なコンディションも影響しうる。

人が強い感情や生理的興奮の影響を受けている状態のことを hot state という。冷静な判断や論理的思考が困難になり，判断力が低下したり，状況認識が偏ったりして短絡的な行動をとってしまうことがあ

る。ハイテンションなときは，自己効力感が高まり，状況を楽観視しすぎたり，正常化バイアスで潜在的な危険や問題を過小評価し，患者や家族の訴えを軽視したりすることがある。チェックリストやプロトコルを用いて標準的なプロセスを守ること，多職種チームの意見に耳を傾けることなどで，見落としやバイアスを避けるよう意識しよう。

　一般に，外来では次々と診察をこなさなければならない。前の患者で診療がうまくいかなかったときなど，もやもやした気持ちを引きずりながら次の患者を診察している自分に気づくことはないだろうか。そんなとき，目の前の患者が言った言葉を聞き逃してしまったり，鑑別を広げるのを忘れてしまったりすることがある。

　また，外部要因もある。学生や研修医が見学しているとき，いい手本を見せなければと思い，いつもよりサービス精神旺盛でテンションの高い診療になってしまうことはないだろうか。見学者がいる診察といない診察（患者と 1 対 1）では，診療におけるダイナミズムが異なる。何があっても平然といつもどおりの診療ができるというエキスパートの先生ももちろんおられるとは思うが，とはいえ，医師も生身の人間である。感情をもち，体調や気分のよしあしがあること，「いつも同じ状態」ではありえないということは認識しておいて損はないだろう。

ハックポイント

　調子がよいときには，自己効力感や楽観視，正常化バイアスに左右されがちなことを意識し，クールダウンして慎重になろう。

8　マネジメントスキル編

ディスカッション活性化の秘訣
「2コイチ」メソッドで学びの場を変える！

　教育現場で研修医同士のディスカッションを促すことは，主体的な学びを深め，批判的思考を鍛えるために不可欠です。しかし，特に日本人の学習者の場合，大人数でのディスカッションでは発言を控える傾向があり，話し合いがスムーズに進まないこともあります。そんな中，少人数のディスカッションメソッド「2コイチ」を使うことで，この課題を解決し，効果的なコミュニケーションの場を創り出すことができます。2人でのディスカッションは，お互いの意見を出し合いながら深める最適な手法であり，特にディスカッションに慣れていない人にとって有効です。
[岸田直樹]

どんな診療ハックスキル？

　2人一組になってディスカッションを行う方法で，限られた人数で発言を促し，学びを深めるスキルです。特に日本の医療教育現場でディスカッションに不慣れな場合に活用できるメソッドです。

用意するもの・準備するもの

- パートナーを決めるための座席（隣同士，もしくは前後でディスカッションできる環境）
- ディスカッションのテーマやトピックを記載した配布資料

実際の方法

①ペアの設定

　参加者全員を2人ずつペアにします。できるだけレベルや興味が近い人を組み合わせると話しやすいことは間違いないですが，2コイチではそれもあまり関係ありません。隣でもよいですし，前後でもかまいません。1人余る配置のところには，「仲間に入れてあげて3人でお願い

します」と声かけしましょう。2人になるのを恥ずかしがっている場合は，「右から2人ずつペアに」など，具体的に2人になる方法を指示するのが効果的です（特に大人数の場合）。

◉──②ディスカッションテーマの設定

明確なディスカッションテーマを用意すると，2人がスムーズに話し合えるようになります。特に何十人という大人数の会で行う場合はテーマはあまりもやっとさせず，具体的にしないと各ペアすべてにその指示が伝わりにくいです。たとえば，「○○の抗菌薬はどうしたらよいか？」という場合は，「どうしたらよいか話してください」というよりも，「①抗菌薬は何がお勧めか？，②なぜそう思うか？，この2点を話し合ってください！」という言い方にするほうがよいでしょう。2コイチと小さくしても，全体の人数が多い場合には，末端まで指示が通りにくく，「何をしたらよいの？」となりやすいため，盛り上がらない原因になります。「大人数では質問はnarrowに！」がポイントです。

◉──③時間の管理

2コイチによるディスカッションの大きなポイントは，「ディスカッション時間が短くてもよい」ことです。というのも，盛り上がりやすいですし，意見交換する人も多くはないので，数分でもよいことが多いです。短い時間での集中した話し合いが，自然に盛り上がりやすく，誰もが発言しやすくなります。

◉──④発表の共有

ペアディスカッションの後，いくつかのペアから意見のポイントを発表し，共有してもらうと，全体の学びがさらに深まります。その際に，「自分の意見でなくてもよく，どんな意見が出たか？ を教えてください」と言うと，発言しやすくなるでしょう。

◉──実施の背景と手ごたえ

日本の教育現場で一般的にディスカッションに不慣れな学習者に対し

8　マネジメントスキル編　301

て有効なメソッドと考えます。特に医療現場では，1人ひとりの意見や知識の共有が重要であるため，まずは自分の考えを「話す」習慣をつけることが求められます。2人で話し合う場を設けることで，黙ってしまうことが少なくなり，意見の交換が促進されます。この2コイチメソッドを導入すると，参加者が周りに気をつかうことが少なく，リラックスして意見を共有でき，結果として学びの場が活性化されると感じます。

◉─────**エビデンスと注意点**

　各人が意見を言い合えるディスカッションの限界人数は「magic 7」といわれ7人までが理想とされていますが，日本人の場合は7人ではしゃべらない人が発生しやすいです[1]。私は5人が限界ではないかと考えます。ディスカッションに慣れていない学習者にはこの「2コイチ」が最適であり，無理に多人数で行わないことが肝要です。6人前後のグループとなっていても，まずは2コイチでディスカッションしてもらい，慣れてからグループでやると効果的です。また，初めてペアディスカッションを導入する場合，緊張感があることがあるため，事前にリラックスできる環境づくりも大切です。

ハックポイント

☞ **ペア**：2人で行うことで，発言を逃れられない状況が自然に作られる。

☞ **発言促進**：互いに話しやすく，意見交換が深まりやすい。

☞ **適度なテーマ設定**：明確なテーマで話しやすくする。

☞ **共有の場**：ペアディスカッション後の共有で全体の学びを深める。

☞ **適切な人数**：2コイチで慣れてきたら，「magic 5」を目安に，日本人に最適なディスカッション人数を設定する。

参考文献

1) 藤野秀則，他：大学生のグループワークにおけるグループの人数と参加者の性格特性が意見発出への抵抗感に与える影響．ヒューマンインタフェース学会論文誌 22（4）：411-422，2020.〈日本人では7人を超えると協調性に影響を与え，意見を出しづらくなることがデータで紹介されています〉

研修医の主体的な思考を
引き出すための沈黙の技術
count to 10

　医学教育の現場では，指導医が問いを投げかけた際，研修医がすぐに答えられない状況はよくあります。そんなとき，指導者がつい答えを教えたくなることもあるでしょう。私なんかは我慢できなくて，つい自分がしゃべりすぎてしまいます。しかし，あえて「待つ」ことで学びの場を深めることができる教育手法があります。それが「count to 10（10秒心の中で数える）」です。このテクニックでは，質問に対する答えがすぐに出なくても，指導医がじっと10秒間待つことで，研修医に考える時間を与え，主体的な思考を促進します。教育の場面で非常に効果的とされるこの手法は，医学教育においても有用で，研修医や若手医師に思考力を養わせるための「診療ハックスキル」と考えます。何より，我慢できずにしゃべりすぎる指導医になってしまう自分がよく活用しています。　　　　　　　　　　　　　　　　　　　　　　　　　　［岸田直樹］

どんな診療ハックスキル？

　「count to 10」は，質問に答えられない研修医や若手医師に対して指導医がすぐに答えを教えるのではなく，心の中で10まで数え，じっと待つことで，彼らの思考や主体的な回答を引き出すためのスキルです。これは，単に正答を与えるのではなく，自分で考える力を養うことを目的としています。個人的には10秒は長く，「count to 5」のことも多いですが，それでも効果的です。

用意するもの・準備するもの

　特に必要な道具や準備はありません。ただし，指導医として「待つ」ことに対する心構えが重要です。

実際の方法

●───①質問の投げかけ

　まず，研修医に質問を問いかけます。たとえば，「この患者の症状から次に考えるべき鑑別診断は何か？」など，彼らが学んでいる分野の知識を活用できるような問いもよいでしょう。しかし，いまの時代は，このような正解を出す試験問題のようなものではなく，研修医に clinical question を作ってもらうことがより重要です。つまり，臨床の素朴な疑問を文章化する練習をさせましょう。ところが，日本人は文章化が得意ではないので，ここも苦戦します。臨床になんとなく疑問があっても，それを文章化するのに時間がかかります。

●───②じっと待つ

　質問後，すぐに答えが返ってこなくても焦らずに 10 秒待ちます。この際，指導医が心の中で 10 秒数えながら，無言で待つことが大切です。表情や態度で「考えてほしい」という姿勢を示し，プレッシャーを与えずに待つよう心がけます。

●───③考える時間を与える

　研修医が自分の頭で考えて答えを出したり，clinical question を文章化するための余裕を提供します。多くの研修医は，答えがわからないとすぐに助けを求めたり，焦ったりしますが，この 10 秒の沈黙は彼らに「自分で考える余裕」を与えるのです。これにより，瞬間的に情報を処理しようとするのではなく，じっくりと思考を巡らせる機会が生まれます。clinical question の場合は，「うまく文章化できなくてもいいよ」と伝え，最初は question を文章化する手伝いをしてあげるとよいでしょう。

●───④回答のフォロー

　10 秒待って答えが出た場合は，その回答に対して必ずフィードバックを行います。間違っていても構いません。正解を教えるだけでなく，考え方のプロセスや，その答えに至った背景に対しても言及しましょ

う。このことで，正確な知識だけでなく，診断推論や臨床的な思考方法を養うことができます。

●───⑤沈黙の価値に気づく

実践を重ねることで，研修医たちは自分自身で回答を導く経験を増やし，次第に沈黙がもつ価値に気づくようになります。「待つ」ということが彼らにとって負担ではなく，思考の時間としての意味をもち始めるのです。このように，意識的に沈黙を挟むことで，指導医と研修医の間に信頼関係が生まれ，研修医の自己効力感も向上します。

*

「count to 10」のように，教育学の分野では「wait time（待ち時間）」の概念が効果的であることがいわれます。特に，学習者が複雑な思考や判断を行う場面では，待ち時間を挟むことで理解が深まるとされています。また，医学教育の分野でも，思考を促すための「沈黙」が有効であるとの報告があります。ただし，長すぎる沈黙は逆効果であり，指導医が不安を与えないよう適切な間を取ることが大切です。

ハックポイント

☞ 質問後にすぐに答えを教えず，10 秒間待つことで主体的な思考を引き出す。

☞ 指導医は沈黙を保ち，研修医に考える時間を提供する。

☞ 回答後はフィードバックを通じて，考え方のプロセスを評価する。

☞ 研修医の自己効力感や信頼関係を育む効果がある。

「count to 10」というシンプルな技術ですが，これを活用することで，若手医師の思考力や主体性が育まれ，彼らの成長が促進されます。

日勤と夜勤で
制服の色を変えると，
時間外勤務減少と離職防止に

　多くの医療従事者は「残業が増えると集中力が途切れて医療事故を起こしやすくなる」ということはわかっています。そして時間外労働が多いと職場は離職率も高くなることから，残業削減に力を入れている組織が増えています。でも，残業はなかなか減らないものです。先行研究では，同調バイアスが強い人は平等主義が高じて「みんなが残っているから，私も残る」となる傾向が見られることが示唆されています[1]。業務過多による残業を減らすのは難しいですが，認知バイアスの影響による残業は，ナッジで減らせそうです。　　　　　　　　　　[竹林正樹]

どんな診療ハックスキル？

　勤務シフトに応じて制服の色を変える。

用意するもの・準備するもの

- 2パターンの制服（もしも制服の色を変えられないのであれば，2色のマスクでも可能）

実際の方法

　熊本地域医療センター（熊本市）では勤務シフトに応じ日勤は赤，夜勤は緑と制服の色を変えました（顕著性ナッジ）。緑の制服の職場の中で1人だけ赤い制服を着ていると，平等主義が強い人は特に違和感を覚えるものです。また，それまでは勤務シフトを意識せずに看護師に声をかけていた医師も，色の違う看護師に声をかけることに対して躊躇するようになりました。その結果，時間外勤務は2013年の日勤111.6時間/年から2018年には21.7時間/年に，夜勤は1.2時間/年が0.0時間/年へと減りました。離職率も2016年度は20.6％だったものが2018年度は9.9％に減りました[2]。もし，制服の色を変えるのが大変

なのであれば，マスクの色を変えてみるのもよさそうですね。

　色による残業抑制策は中央官庁でも行われました。法務省では，午前中にその日の退庁予定時間帯に対応する大きな付箋を机のアクリルボードに貼付する試みを実施しました。初期設定は青色（19 時まで退庁）にし，残業する場合には，本人が前もって黄色（20 時まで退庁）や赤色（21 時まで退庁）に貼り替えるのです。実施後，約 70%の職員が「超過勤務が減ったと感じた」と回答しました[3]。それまでは，定時を過ぎても「区切りのいいところまで仕事を進めよう」と考えて作業を止めることができなかった職員も，「みんなに青色を示したことだし，今日は帰ろう」という気持ちになったと推測されます。このことからも，色によるナッジは事務職を含めた多くの職種に応用可能であることが示唆されます。

ハックポイント

☞色を変えて目立たせると，「なんとなく残業」が減る。

参考文献

1) 黒川博文，他：長時間労働者の特性と働き方改革の効果．行動経済学 10：50-66, 2017.
2) 熊本地域医療センター：医療勤務環境改善に向けた県内医療機関の取組事例．〈https://iryouroumu.kumamoto.mhlw.go.jp/wp/wp-content/uploads/kumamoto_torikumijirei42.pdf（最終アクセス 2025 年 3 月）〉
3) 竹林正樹：ビジネスパーソンのための使える行動経済学．大和書房，2024.

集中治療室で
「手洗い実施率○％」と掲示したら,
実施率が9倍に

医療従事者は手術前後の適切な手洗いの必要性は理解しています。しかし,全員が適切に手洗いをしているわけではなく,惰性でついサラッと済ませてしまうものです。そんなときこそ,ナッジで適正手洗い率を高めることができます。

[竹林正樹]

どんな診療ハックスキル?

「現在の手洗い実施率○％」と掲示する。

用意するもの・準備するもの

- カメラ
- ホワイトボード

実際の方法

アメリカのある病院の集中治療室では,適切に手洗いをしたスタッフは10％未満しかいませんでした。いままでは「手を洗わなくても,誰にも見られておらず,フィードバックもなく,ほかのスタッフがどれくらい手洗いしているかもわからなかった」ので,手洗いをしていなかったようです。そこで電光掲示板を設置し,「現在の手洗い実施率○％」と表示するようにしました。その結果,実施率が90％まで高まりました[1]。ここで用いられたのは,**モニタリングナッジ**(見られていると意識させることで,望ましい行動へと促す介入),**フィードバックナッジ**(すぐにフィードバックすることで,行動へと促す介入),**同調ナッジ**(「大勢が望ましい行動をしている」と知らせることで,行動へと促す介入)です。

この研究では,モニターカメラで常に人が監視しましたが,これをそのまま用いると大掛かりになります。このため,「30秒水を流した人

は，適切に手洗いしたとみなす」といった線引きをしたうえで，AI が計測するのが現実的かもしれません。そのうえで「午前の部は 90%」と掲示すると，午後のスタッフは「午前のチームよりは上回りたい」「自分の手洗いが不十分だと，午後のチームの数値が下がる」と感じ，手洗いに励むと期待されます（競争ナッジ，利他性ナッジ）。

なお，これらの介入は手洗い以外にも応用できそうです。保健所利用者への消毒液利用促進介入研究では，消毒液を目立たせるために床に矢印を描いたら（ベースライン比）1.6 倍に，「消毒液消費量を観察しています」と貼り紙をしたら 1.7 倍に，消費量が増えている様子をグラフにしてフィードバックしたら 1.9 倍になりました[2]。

ハックポイント

☞ 見られていることを意識させ，数値をフィードバックすることで，行動につながりやすくなる。

参考文献

1) Armellino D, et al：Using high-technology to enforce low-technology safety measures：the use of third-party remote video auditing and real-time feedback in healthcare. Clin Infect Dis 54（1）：1-7, 2012. PMID 22109950
2) Takebayashi M, et al：Control experiment for health center users to compare the usage of hand sanitizers through nudges during the COVID-19 pandemic in Japan. Int Res J Public Environ Health 8（6）：299-303, 2021.

売店で加糖飲料を
少し離れた場所に置くと，
あまり買われなくなる

　私が先日，骨折して入院したときの出来事です。車いすで病院の売店に行ったところ，店の片隅で饅頭をすごい勢いで食べている中年男性がいました。店員さんにこっそり事情を聞いたところ，「あの人は糖尿病で入院している患者で，甘いものを買ったのが医師や看護師にバレると怒られるので，ここで食べているのよ」とのことでした。

　私は経済学研究者として「これは誰の満足にもつながらない，不合理な選択だ」と痛感しました。患者は急いで食べているので，高いお金を払った割においしさを味わえません。病院はせっかく治療したことが無駄になります。売店にとって，店頭で患者が饅頭をのどに詰まらせて倒れるのは一大事です。そして私は，この患者の不摂生のために高い社会保障費を払うのは嫌です。

　本来は「売店から甘いものを撤去する」や「糖尿病患者にだけ売らない」がよいかもしれませんが，反発が予想されます。ここでは糖尿病入院患者の衝動買いにブレーキをかけるナッジを紹介します。

［竹林正樹］

どんな診療ハックスキル？

　健康によくないものは売店の棚の手の届きにくい場所に置く。

用意するもの・準備するもの

　特になし。

実際の方法

　肥満の人は現在バイアスが強く，衝動的な傾向が見られます[1]。ただでさえ衝動的なのに，空腹になると理性が機能しにくくなり，ますます衝動的になります。このため，お腹が空いた糖尿病患者は，売店で甘い

食べ物を見た瞬間に手が伸びてしまうのです。

　ここで，台東病院（東京都台東区）内のコンビニの実践を紹介します。このコンビニでは，水・お茶といった無糖飲料を手に取りやすい場所に置き，甘いジュースといった加糖飲料を手の届きにくい場所に配置しました。その結果，全体の売上が増えました（うち無糖飲料が20％増で，加糖飲料が18％減）[2]。配置を少し変えるだけで全体の売上が伸びるので，売店でも喜んで実施することでしょう。患者も病院も売店も住民も満足する，望ましい解決策です。

ハックポイント

☞ 空腹の糖尿病患者から誘惑を遠ざけることで，衝動的な行動が減る。

参考文献

1) Wang Y, et al：Present bias and health. J Risk Uncertain 57（2）：177-198, 2018. `PMID` 31244508
2) 川畑輝子，他：医療施設内コンビニエンスストアにおけるナッジを活用した食環境整備の試み．フードシステム研究 27（4）：226-231, 2021.

8　マネジメントスキル編 | 311

目標を下げ，実行する時間と場所を宣言すると，高い目標に到達する

　身体活動は，三日坊主の代表格です。診察のときは「やります」と前向きな発言をした患者も，やがてやらなくなります。これは誰しも多かれ少なかれ陥る現象であり，相手の意志の弱さを批判しても解決しません。この問題にこそ，ナッジの出番です。　　　　　　　　　［竹林正樹］

どんな診療ハックスキル？

　「朝起きたら，ベッドサイドでスクワット1回」のように，「これならできる」という目標を実行する時間と場所を決めさせ，その代わりどんな日でも必ず実行するように宣言させる。

用意するもの・準備するもの

　特になし（場合によっては紙とペン，スマートフォン）。

実際の方法

　①行動する具体的な時間と場所を決めるように指導すること（実行意図ナッジ），②目標を宣言するように促すこと（コミットメントナッジ），によって行動につながりやすくなります。順に説明します。

◉───①時間と場所を決める

　「毎日，筋トレ」といった抽象的な目標設定をすると，「後でやるからいいか」と先送りしやすくなり，そのままやらなくなる可能性が高まります。これに対し，具体的な時間と場所を決めることで，行動の具体的イメージができ，心の準備ができます。あとはそのとおりに行動すればよいだけです。準備の有無で実行可能性が大きく変わってきます。

◉────②宣言する

　現状維持バイアスが強い人は，つい「いつもどおりでいいか」となりやすいです。でも，対外的に宣言することで，「やらなければ恥ずかしい」という感情が生まれます。多くの人は，自分が言ったとおりの行動をするものです。たとえば，テスト前に「勉強しなかった」と言い訳する人は，本当に成績が悪くなります。それを踏まえ，「有言実行」を心がけるのです。

　宣言の方法として，周囲に口頭で宣言する，紙に書いて貼り出す，SNSに投稿するといった方法がよく行われます。最近は「宣言型アプリ」の活用も増えてきました。たとえば宣言型アプリ「みんチャレ」を使って目標歩数を宣言し，グループ内で毎日歩数を報告し合って励まし合った人たちは，何もしない人に比べ1か月後に718歩の増加（p＜0.05）となりました[1]。生活改善指導になかなか心を開かない患者でも，「お勧めの宣言アプリがありますよ。多くの人が使っていますよ。いまダウンロードしませんか？」という提案なら受け入れてくれそうですよね。

　ただし，せっかく目標を決めて宣言したとしても，人は根本的に面倒くさがり屋です。「今日は忙しい」「調子が悪い」などと，やらない理由を見つけたくなります。この問題に対しては，「どんな状況でも，これくらいならできる」といった「思いっきり低い目標」を設定するのがお勧めです。ちなみに私の目標は「朝，洗顔の前に洗面台の前でスクワット1回」です。低い目標を決めたからには，どんなに調子が悪くてもやります。スクワット1回始めると，すぐにやめるのがもったいなく感じ，5回，10回と続けたくなります（試しに，いまスクワット1回やってみてください）。私は洗面所に「スクワット1回」の貼り紙をしているお陰で，毎日50回以上スクワットをしています。もしこの貼り紙が「スクワット50回」なら，私は1回すらやらなかったことでしょう。

◉────応用

　ホテルの客室清掃員を2つのグループに分け，Aグループには1日

に必要な運動量を記載した文書を配布し，Bグループにはこれに加え，「1日の目標身体活動量である200 kcalの消費には，リネン交換15分（40 kcal），掃除機15分（50 kcal），浴室清掃15分（50 kcal）などを積み重ねていくと，あなたもすぐに到達できます」と伝えました。4週間後，Aグループは減量がみられませんでしたが，Bグループは0.8 kg減量しました[2]。

Bグループの人たちは「あと少しで目標達成」と意識した結果，「エレベータではなく階段を使ってみるか」といった具合に身体活動量を増やし，それが積み重なって0.8 kgの減量につながったようです。これは目標勾配バイアス（ゴールが見えるとラストスパートしたくなる習性）に沿ったナッジと解釈されます。

目標は10,000歩なのに3,500歩しか歩いていない患者には，「全然足りていない」と苦言を呈したくなります。それよりは目標を5,000歩に下げて，「すでに70％達成できました。あと30％でコンプリートですよ」と伝えると，5,000歩に到達したくなるものです。その次に7,000歩，10,000歩とレベルアップしていったほうが現実的です。

ハックポイント

☞患者は「健康に気をつけましょう」「できることから始めましょう」という抽象的な指導は聞き飽きている。具体的目標を決めて宣言することで，一歩踏み出しやすくなる。

参考文献
1) Takebayashi M, et al：Impact on step count by commitment-based health application. PLoS One 19（8）：e0305765, 2024. PMID 39133726
2) Crum AJ, et al：Mind-set matters：exercise and the placebo effect. Psychol Sci 18（2）：165-171, 2007. PMID 17425538

9

看取りのスキル編

看取り時に家族が求めていることを理解する

　死亡診断時の医師の立ち居振る舞いは，単に医学的な手続きを踏むだけでなく，患者の尊厳を守り，家族に寄り添いながら慎重かつ適切に対応する必要がある，非常に重要なスキルです。特に，患者が亡くなった瞬間や，その後の診断書の作成，家族への報告など，医師の対応1つで家族の心情やその後の対応が大きく変わることがあります。しかし，看取り時の対応は医学部時代には教育を受ける機会が少なく，臨床現場においても系統的な指導を受けていません。

　この診療ハックでは，死亡診断を行う際の医師の立ち居振る舞いに焦点を当て，患者の尊厳を守りつつ，家族に必要なサポートを提供する方法を紹介します。特に勇美記念財団助成事業によって作成された「地域の多職種でつくった『死亡診断時の医師の立ち居振る舞い』についてのガイドブック」[1] は大変参考になるので，ご一読いただけるとよいと思います。　　　　　　　　　　　　　　　　　　　　　　　　［矢吹　拓］

どんな診療ハックスキル？

　患者の家族が求めている「看取り」にはどのような要件があるかを理解する。

用意するもの・準備するもの

- 時計，聴診器，ペンライト
- 身だしなみを整える

実際の方法

◎———冷静で誠実な態度を保つ

　死亡診断を行う際に最も大切なのは，医師として冷静でありながらも誠実な態度を示すことです。家族が大きなショックを受けている場合で

も，冷静に適切な手順を踏みつつ，必要な配慮を行います。

　基本的には，**身だしなみ**が重要です。アクセサリーや華美な服装は避け，極端な寝癖がないように気をつけましょう。また，サンダル・スニーカーなどは避けたほうが無難です。

●───家族への配慮と感情的なサポート

　死亡診断時には，患者の家族や親しい人々に対する感情的なサポートが不可欠です。どのような態度が家族に影響するかは個別性があります。とはいえ，まずは「所属と名前を名乗る」「事務的にならずに状況を確認し，落ち着いた雰囲気をつくる」ことが重要になります。入室する際には，ノックをし名前を言って入りましょう。看取りのときに初めてお会いする家族の場合には，主治医から申し送りを受けている旨を説明したほうがよいでしょう。場合によっては，感情的になっていたり，状況の説明を求められたりすることもあるかもしれません。その場合には，状況をお聞きしたうえで希望に合わせた対応を優先する必要があるかもしれません。

●───死亡確認と診断書の作成

　死亡診断においては，必ず医学的な**死の3徴**を確認することが求められます。心停止や呼吸停止，瞳孔反射の消失など，死亡の徴候を丁寧に確認していきます。一連の診察結果を家族に説明し，診察後には衣服や布団を整えるとよいでしょう。

　診断書の作成については，死亡診断書か死体検案書か，病名や死因は間違いないか，などを十分確認し，丁寧な字で記載します。私は原則，作成した死亡診断書を家族に供覧し，間違いないことを確認するようにしています。

●───経過・死因の説明

　死亡診断後，すぐにエンゼルケアに入らずに，家族がお別れの時間をもてるように，時には部屋から医療者が中座し，家族が落ち着くまでの時間を設けることもあります。落ち着いたところで，患者さんの病状や

9　看取りのスキル編　**317**

容態についての確認を行います。主治医から情報共有があったことは伝えておくとよいでしょう。

また，残された家族にねぎらいの言葉をおかけするのがよいと思います。「苦しんだのか？」などと聞かれることがあり，いい加減なことは言えませんが，「穏やかなお顔ですね」とか「よく頑張られたと思います」などの言葉かけがよいかもしれません。

ハックポイント

☞ この診療ハックは，死亡診断時に医師としてどのような立ち居振る舞いが求められるかを整理したものです。

☞ 患者の尊厳を守りつつ，家族に寄り添った適切な対応をすることで，信頼関係を深め，家族が安心して手続きを進められるようサポートすることができます。

参考文献

1）日下部明彦，他：地域の多職種でつくった『死亡診断時の医師の立ち居振る舞い』についてのガイドブック．えんじぇる班，2014．〈https://www.yuumi.or.jp/wp-content/uploads/2022/07/booklet28.pdf（最終アクセス 2025 年 3 月）〉

傷をつけないエンゼルケア

カテーテル，ドレナージチューブなどを抜去した後の止血が難しいご遺体の処置をするときに，傷をつけずに一瞬で自然に止血する方法をお伝えします。

[西澤　徹]

どんな診療ハックスキル？

創部に瞬間接着剤を注入する。

用意するもの・準備するもの

● 瞬間接着剤

実際の方法

私は死亡確認後，カテーテル，ドレナージチューブなどを抜去した後の処置で何度となく止血で困ったことがありました。縫合止血しても再度出血することや，止血できたと思ってもご自宅へ搬送されたときに再出血して，見た目も残念なことになったこともありました。そもそも，亡くなった後に再度針で縫合することは個人的にも気の進まない作業だったので，なんとかしたいと思うようになりました。

そこで思いついたのが，瞬間接着剤を注入する方法です（図 1）。この方法を採用してからは止血で困ることがなくなりました。見た目も綺麗でお勧めです。

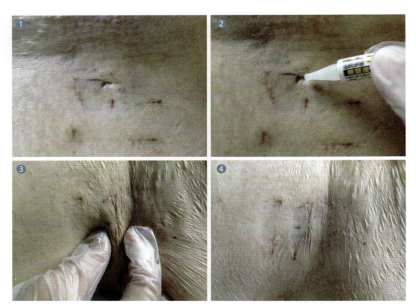

図1 | 瞬間接着剤を用いた止血の方法
❶カテーテルの瘻孔。まずは圧迫止血！
❷創部の中に瞬間接着剤を1滴入れる。接着剤のペン先を創部内に押し込むように1滴入れると，傷が閉じやすい！
❸傷を指で挟んで閉じる。体のシワと方向を合わせると傷が目立ちにくい。
❹完成！

ハックポイント

☞ 瞬間接着剤で止血と縫合を一度に行う。

病理解剖との向き合い方

　ここ数十年かけて，病理解剖は全国的に減少しています。現代の高度な技術の恩恵を受け診断がついている患者さんに対して，かつてよく用いられた「医学の発展のため」という大義名分で病理解剖を行うべくご遺族にお願いしようというのは確かに違和感があります。現在の病理解剖の意義とは何でしょうか。また，その意義を果たすため，どのようにご遺族に病理解剖について説明するとよいでしょうか。皆さん1人ひとりの考えも大切にしていただきたい一方で，1つの意見として本項を参考にしていただければと思います。　　　　　　　　　　　［小島伊織］

どんな診療ハックスキル？

　病理解剖の目的・意義を理解し，ご遺族にお願いするときには感情に配慮しつつ，費用・手段・ご遺体お返し時の状態について説明できるようになる。

実際の方法

●───病理解剖の意義の変遷

　かつての病理解剖は「臨床上わからないことが残ったまま亡くなってしまった患者に対して，その疑問の解明のために行う」というニュアンスが強いものでした。ところが現在は診断技術の進歩によって，ほとんどの患者さんは臨床診断がつき，病態についても推測が立てられているなかで亡くなっていきます。このようななかで，従来と同じ目的意識で病理解剖に向き合おうとしても，なかなかしっくりこないと思います。実は現在では，病理解剖の主な意義を「医療の質の向上のための情報源」とする考え方が広がっています[1]。臨床診断はついている，臨床的に適切な治療を施した，とする状況であっても，それが正しい診断であったか，治療効果がどの程度得られたかについては，検証してみなけ

9　看取りのスキル編　　321

ればわかりません。病理解剖の必要性について説く文脈のなかでは，「医療の相互検証」[2]という言葉も用いられます。これは，解剖およびその後の臨床病理検討会（clinico-pathological conference：CPC）を通して，患者に関与した医療従事者全員にとって生前の診療が適切であったかを検証するという意味です。

●───死亡時画像診断（autopsy imaging：Ai）との関係

　日本では法律上，病理解剖にあたってご遺族の承諾が必要です。日本人の間で自然に受け継がれてきたスピリチュアルな感覚も影響し，ご遺体に傷がつくことに対して抵抗のある方は多く，解剖同意率は低くなっています。そこで画像診断（主にCT）を死後検査に用いることも広く行われています。

　頭蓋内や胸腹腔内の出血，大血管病変については高い確率で診断可能で，気胸や門脈気腫など気体貯留についてはむしろ画像診断に大きな強みがあります。体を切り開く解剖では，体内にもともとあった空気か，切り開くことによって外から入った空気かの区別がつかないからです。一方で，腫瘍や肺陰影があることはわかっても画像では質的な診断がつかないことがあり，心筋梗塞，中小血管の血栓症・塞栓症，変性疾患などはそもそも発見できないこともあります[3]。

　よって，Aiは病理解剖の同意が得られなかった場合にでも非侵襲的に情報が得られるという長所を活かすほか，病理解剖の欠点を補完するために行う（Aiと解剖を両方行う）という利用の仕方がよいと考えられます。

●───ご遺族への説明

　実際の説明にあたっては，前述の病理解剖の意義について伝えるほか，ご遺体がどのような状態でお返しされるのかなど，現実的な話も必要です。系統解剖と混同し，体がばらばらになるのではないか，引き取りまでに相当な時間がかかるのではないかと考えてしまうご遺族もおられます。胸腹部に切開線が入るが縫い合わされ，脳の摘出をしても縫い目は毛髪の中に隠れるなど目立たない状態となること，ご遺体は当日中

にお返しすること，費用は病院が負担すること*などを伝えてください。

　また，説明の環境や話の切り出し方にも配慮しましょう。患者が亡くなった直後，場合によっては事実の受け入れすらもまだ不安定な状態で，ご遺体にメスを入れる解剖についてご遺族に説明することになるからです。病室や救急外来のベッドサイドよりは，面談用の個室や診察室など落ち着いた環境に移動してお話ができるとベストでしょう。「お亡くなりになったばかりでまだ気持ちが落ち着かない状態とは思いますが」などのクッション言葉を用いることも有用です。「お亡くなりになった患者さんについては全例このようなお話をさせていただいているのですが」など特異な意図を感じさせない（興味本位の解剖依頼のように誤解されると信頼関係が壊れるため）言い回しをするとともに，実際に全例にお願いすることを習慣づけ，このような話をすることに慣れていくことも医師としての成長につながるでしょう。

ハックポイント

☞ 病理解剖の主な現代的意義は，医療の精度管理である。

☞ ご遺族に病理解剖について説明するときは，感情に配慮しつつ，病理解剖の意義とともにご遺体の扱いについて適切な説明をしよう。

参考文献
1) 堤寛：病理解剖の意義・目的．清水道生（編）：徹底攻略！病理解剖カラー図解．p2，金芳堂，2015.
2) 深山正久：病理解剖の現状．病理と臨床 34（11）：1146-1149, 2016.
3) 五ノ井渉，他：成人―死後 CT の読み方と考え方．病理と臨床 30（臨増）：116-121, 2012.

---

* 基本的にはそのはずですが，念のためご自身の施設で確認してください。

研究・論文・学会
スキル編

10

総合的な情報検索は UpToDate®，
馴染みのあるテーマなら
DynaMed®で，AI も上手に活用を

　診療の現場で疑問や解決すべき問題に直面したとき，皆さんはどのように対処していますか？　手軽なのは Google 検索かもしれません。でもインターネット上の情報は玉石混交で，その信頼性に不安を感じることも少なくないでしょう。情報の価値は「妥当性」「関連性」「労力」の 3 つの要素で決まります。妥当性とは情報が正確であること，関連性とは自分が知りたい内容に合致していること，労力とは手間や費用をかけずにアクセスできることです。インターネットの普及で労力は大いに省けるようになったとはいえ，より高精度の情報を得るには，購読契約やサブスクリプションなどのコストが必要となる場合も多いのが現実です。

　AI の発達で関連性の高い情報が瞬時に得られるようになりましたが，最も重要なのはやはり情報の妥当性です。これまで以上に，情報を正しく評価し，活用するためのリテラシーが求められます。　　　［南郷栄秀］

どんな診療ハックスキル？

　診療現場で生じた疑問は，その場で UpToDate® や DynaMed®，AI を使って解決する。

用意するもの・準備するもの

- UpToDate® と DynaMed® の個人アカウント，施設契約している場合でも個人アカウントが作成可能
- AI（ChatGPT，Claude，Gemini，Perplexity など）の無料または有料アカウント
- スマートフォンやタブレットなどの携帯デバイス

実際の方法

　診療現場で疑問が生じたらまず，一般的な疑問（EBM 用語では

background question に該当）か，患者さんについての疑問（foreground question に該当）かを見極めます。前者の場合は ChatGPTなどの AI ツールが便利です。たとえば ChatGPT に頼むと，メジャーな AI ツールの特徴も瞬時に要約してくれるので，表1のような比較表を簡単に作ることができます。

　これら4つの AI ツールで特定の疑問を検索してみると，いずれも概ね教科書的な情報をまとめてくれるので，使い慣れたツールを用いるのがよいでしょう。ただし，現時点ではそれぞれに限界もあります。

　たとえば ChatGPT は，プロンプトで「医師として回答するように」と指定しても，引用された情報がインターネットの一般向けサイトに偏ることがあります。Claude は，根拠となる論文を求めても「最新の知識でない可能性がある」と注意を促すにとどまり，具体的な論文の提示には至りません。Gemini は UpToDate®や診療ガイドラインの記載を引用するものの，特定の論文の提示は避ける場合があります。原著論文の引用を強みとしている Perplexity は論文を提示してくれますが，偶然見つけた症例報告や RCT（ランダム化比較試験）に依存する傾向があり，系統的な検索に基づいた包括的なエビデンスの評価とはいえません。

　このように **AI ツールは，背景知識を得る目的には十分有用**である一方，情報の妥当性に関してはまだ課題が多く，特に新たなエビデンスを追うには限界があるといえます。したがって，**AI ツールによる情報の正確性については最終的に自分で判断する**必要があります。

＊

　これに対し，患者さんについての疑問に関して**妥当性の高い情報や頻繁にアップデートされるような情報を得たい場合には，医学情報ツールである UpToDate®や DynaMed®が有用**です。どちらも専門家による選別と批判的吟味を行った情報が収録されているため，記載内容が信頼できます。系統的な検索を基にエビデンスが網羅的に収集され，テーマに関する最新情報は概ね1か月以内に反映されます。ただし，手作業のプロセスであるため，一部の論文は収録されていない可能性があることに注意が必要です。

　UpToDate®はエビデンスに基づいた電子教科書で，医学的な疑問を

10　研究・論文・学会スキル編　327

表 1　主要な AI ツールの特徴

	長所	短所	医学情報の検索における活用法
ChatGPT (OpenAI)	● **幅広い情報の提供**：大量の医学情報や科学的知識にアクセス可能で，包括的な回答を生成。 ● **会話の柔軟性**：質問の意図をうまく解釈し，具体例や詳細な説明を追加可能。 ● **カスタマイズ性**：ユーザーのフィードバックに基づいて回答を調整しやすい。 ● **プラグイン対応**：文献検索や計算機能を統合することで医学データへのアクセスが容易（特に有料版）。	● **最新情報の制限**：内蔵されたデータベースは特定の時点（例：2023 年 9 月）までの情報が中心で，最新の医学研究には不向き。 ● **出典の不透明性**：提供される情報に明確な引用がない場合があり，医学的エビデンスの信頼性を確認するのが難しい。	医学的な基本情報の確認や，複雑な概念の説明が必要なときに適している。
Claude (Anthropic)	● **長文処理の強み**：文献やガイドラインの長いテキストを分析し，要点を抽出する能力に優れる。 ● **コンテキスト理解**：医療に関する複雑な文脈を適切に解釈し，適切な回答を提供。 ● **倫理的設計**：ユーザーの意図に沿った回答を提供する一方で，不適切な情報提供を避ける配慮がある。	● **医学情報の深さ**：臨床に特化した回答や最新の専門知識では，ChatGPT ほどの柔軟性はない場合がある。 ● **日本語対応の限界**：日本語の回答品質が英語ほど高くない可能性がある。	文献や診療ガイドラインの要約や，長文情報の簡潔な理解に適している。
Gemini (Google DeepMind)	● **検索エンジン連携**：Google 検索との連携で，最新情報へのアクセスが容易。 ● **マルチモーダル対応**：テキストだけでなく，画像やチャートなども解釈可能（今後の医学画像解析にも期待）。 ● **最新情報の提供**：文献やウェブ上の新しい医学情報に基づいた回答が可能。	● **利用制限**：一部の機能や情報は医療従事者向けに特化されていない場合がある。 ● **深掘りの制限**：詳細な説明やコンテキスト依存の応答で，ChatGPT に劣ることがある。	医学ニュースやエビデンスの検索，医療画像の参考情報取得に有用。
Perplexity (Perplexity AI)	● **出典の明確化**：回答に使用された情報源（論文，ガイドライン，ウェブサイトなど）を直接リンクで表示。 ● **最新情報へのアクセス**：ウェブ検索機能を備えており，リアルタイムで最新のエビデンスに触れられる。 ● **簡潔な回答**：簡潔で必要な情報だけをピックアップするスタイル。	● **深い議論に不向き**：簡潔さが求められる場面では有利だが，複雑な質問や詳細な分析には不十分。 ● **検索精度のばらつき**：一部の医学情報が正確でない可能性があるため，出典の確認が必須。	医学論文やガイドラインの確認，出典付きの情報収集に適している。

＊ ChatGPT により生成.

調べる際の第 1 選択です。年間購読料が 539 米ドル（約 85,000 円，医師の場合，2025 年 1 月現在）と高額ですが，多くの大学や研修病院が契約しており，その場合，職員は無料で個人アカウントを作成して利用できます。個人アカウントがあれば自宅や外出先でも使用可能で，モバイルデバイスでの利用も容易です。さらに，日本プライマリ・ケア連合学会の会員であれば割引価格で購読可能です（医療職で 15％，研修医・専攻医で 20％，学生で 50％割引）。

DynaMed®はエビデンス集であり，診断や治療に関する高品質な原著論文を選別し，箇条書き形式で提供しています。著者が論文解釈の注意点を付記しているため学習の助けにもなり，特に抄読会のための論文選びに最適なツールです。WHO や欧米の診療ガイドラインの推奨事項もまとめられており，海外のトレンドを把握するのにも役立ちます。年間購読料は 46,200 円（2024 年 7 月現在）と高額ですが，妥当性と関連性の面で十分に優れています。残念ながら現状では施設契約が少ないですが，自費での購読を検討する価値はあるでしょう。なお，米国内科学会の会員であれば，DynaMedex®として無料利用が可能です。

つまり，医学的疑問に対して**総合的に知りたいときには UpToDate®**を利用し，**馴染みのあるテーマならはじめから DynaMed®**を利用するのが効率的といえます。

ハックポイント

☞ 疑問が生じたら，一般的な疑問か患者さんについての疑問かを見極める。

☞ ChatGPT などの AI ツールは情報へのアクセスをよくしてくれる時短ツールであり，一般的な疑問であれば素早く答えが得られるが，内容の正確性は自分で判断する必要がある。

☞ 妥当性の高い情報を総合的に知りたいときには UpToDate®で，馴染みのあるテーマなら DynaMed®で検索する。

利益相反の開示
・筆者は UpToDate®の日本語タイトル監訳に対して，2011〜2013 年に Wolters Kluwer Health 社より報酬を得ていた。
・筆者は日本プライマリ・ケア連合学会理事，米国内科学会会員である。
・筆者は ChatGPT の Plus プランのサブスクリプションを契約している。

ランダム化比較試験の結果を
報告した論文では，
被験者の症例規模に着目せよ！

　臨床医学論文で報告される研究には，さまざまな方法論（研究デザイン）があります。治療効果の検証において，最も重要な研究手法が**ランダム化比較試験**です。ランダム化比較試験はまた，臨床仮説を検証するために行われる唯一の研究手法（仮説検証型研究）です。それゆえ，論文に記された研究結果や結論を鵜呑みにせず，その内容を**批判的に吟味**する必要があります。

　しかし，多忙な医療者にとって，論文を読む時間が確保できないことは多いと思います。また，臨床業務に忙殺され，論文の読解スキルを学ぶ機会を得ることも，難しい状況にあるかもしれません。そこで，ランダム化比較試験の妥当性を，直観的に把握できるスキルをご紹介します。　　　　　　　　　　　　　　　　　　　　　　　　　　［青島周一］

どんな診療ハックスキル？

　ランダム化比較試験の結果は，症例の「規模感」に着目することで，その妥当性を見積もることができる。

用意するもの・準備するもの

● ランダム化比較試験の結果を報告した臨床医学論文

実際の方法

　一般的に，小規模症例を対象としたランダム化比較試験（以下，小規模試験）の結果は，大規模症例を対象としたランダム化比較試験（以下，大規模試験）の結果と比べて，**介入効果を過大に評価**することが知られています。たとえば，ランダム化比較試験 93 研究を対象としたメタ疫学的研究[1] では，大規模試験のメタ分析と比較して，小規模試験のメタ分析で，介入治療に対する効果推定値が増加しました。小規模試験

のメタ分析結果が過大評価される理由として，出版バイアス，アウトカムの報告に関するバイアス，臨床的な異質性などの要因を挙げることができます[2]。

　被験者の人数が少ないことは，被験者集団におけるイベント発生数が少ないことを意味しており，統計学的な検討を困難にさせる原因となります。端的には，介入群と対照群で1例もイベントが発生しなければ，どれほど有効性が期待されている治療介入であっても，その効果を統計学的に評価することができません。

　したがって，小規模試験の多くは**バイオマーカー**（臨床検査値）など，疾病の発症を予測するための**代用のエンドポイント**を設定せざるを得ません。疾病の発症といった臨床イベントをエンドポイントに設定することは困難なのです。小規模試験では，治療介入の臨床的な影響を，直接的に評価できていない研究が数多く存在することに留意しなければなりません。また，小規模試験の方法論的妥当性は，治療の割り当てに対する隠蔽化，被験者や治療者に対する盲検化，サンプルサイズの計算，被験者の追跡状況などの点において，大規模試験に劣る可能性も報告されています[3]。

　統計学的に有意な差が得られたランダム化比較試験において，**何人の結果が逆転していたら有意差がなくなるか**を評価する指標に **fragility index** があります。fragility index は，研究結果に対する統計的頑強性（ロバスト性）を評価する指標であり，数値が小さいほど，頑強性も低下します。

　たとえば，impact factor が高い医学誌に掲載されたランダム化比較試験を対象に，研究結果に対する fragility index を検討した論文が報告されています[4]。この研究では，『New England Journal of Medicine』から165件，『Lancet』から112件，『Journal of the American Medical Association』から48件，『Annals of Internal Medicine』から33件，『British Medical Journal』から41件の研究結果が解析されました。

　解析の結果，fragility index の中央値は8でした。いわゆるビッグファイブと呼ばれるような超一流医学誌に掲載されたランダム化比較試

10　研究・論文・学会スキル編　331

験の結果ですが，たった8人の結果が逆転しただけで，結果の統計学的有意性が失われるということです。この研究ではまた，被験者数や研究で検討しているイベント（エンドポイント）の発症数が多いほど，fragility index が増加しました。つまり，**大規模試験においては研究結果の統計的頑強性が強い**可能性を示唆しています。

　総じて，小規模試験では，研究の方法論的な妥当性，研究結果の統計的な頑強性が低いといえます。また，ランダム化による被験者の予後因子は，被験者数が1,000人を超えると，適切にバランシングできることが知られています[5]。

　そのため，ランダム化比較試験の症例規模は，研究結果の妥当性を見積もるための代用の指標として活用できる可能性があります。少なくとも，**被験者数が1,000人未満の小規模試験の結果は，その妥当性が相対的に低く**，臨床上の意思決定において，大きなインパクトをもたないと判断することができるように思います。

> ハックポイント
>
> ☞ランダム化比較試験では，被験者が1,000人未満の場合は相対的に妥当性が低くなる。

参考文献

1) Dechartres A, et al：Influence of trial sample size on treatment effect estimates：meta-epidemiological study. BMJ 346：f2304, 2013. PMID 23616031
2) Hong C, et al：Testing small study effects in multivariate meta-analysis. Biometrics 76（4）：1240-1250, 2020. PMID 32720712
3) Zhang Z, et al：Small studies may overestimate the effect sizes in critical care meta-analyses：a meta-epidemiological study. Crit Care 17（1）：R2, 2013. PMID 23302257
4) Walsh M, et al：The statistical significance of randomized controlled trial results is frequently fragile：a case for a Fragility Index. J Clin Epidemiol 67（6）：622-628, 2014. PMID 24508144
5) Nguyern TL, et al：Simple randomization did not protect against bias in smaller trials. J Clin Epidemiol 84：105-113, 2017. PMID 28257927.

学会発表や論文に使う
病理写真を入手する方法

　学会発表や論文に使うための病理組織写真を依頼することがあると思います。実は，「明日発表があり，今日写真を撮っていただきたいのですが」という問い合わせに閉口する病理医は全国各地にいて，時折SNSでつぶやき……というか，嘆きが流れてきます。適切な写真撮影依頼はどのようなものか，それはなぜか，お伝えしたいと思います。

[小島伊織]

どんな診療ハックスキル？

- 発表時に，病理に詳しい医師から厳しいコメントを受けないために必要な準備
- 病理診断業務を妨げないように病理医に写真撮影を依頼する方法

用意するもの・準備するもの

- 発表症例の病理管理番号，発表論旨の原案，写真の必要期限日

実際の方法

　まず1つ目に，その発表内容の流れの中で病理画像の使い方が適切であるかという問題があります。病理所見の特異性は高くないが，臨床情報とあわせた総合診断，治療を開始するための「落としどころ診断」としてレポートを出すケースがあります。レポート内で「○○疑い」「○○としても矛盾しない」などの言い回しがされている場合には特に気をつけてください。病理と臨床の普段のコミュニケーション不足が問題となって表れるという側面もあるかもしれませんが，診断基準において臨床情報が占めるウェイトが大きい疾患があることや，病理診断にも確証度にグラデーションがあることを無視して「この病理所見をもとに○○と診断した」という言い方で発表すると，質疑応答や査読で「診断

10　研究・論文・学会スキル編　333

根拠の記述内容が不適切である」などの指摘を受けることがありえます。学会発表，論文執筆にあたっては，対象を選ぶ段階で「この症例を報告しようと思うがどうだろうか」と病理医にご相談ください。病理所見に加え，どのような臨床情報とあわせて鑑別診断，除外診断の思考を進めたか，病理医とよく共有してから発表に臨みましょう。臨床，病理の双方が特異性の高い所見を十分に得られていないものの除外的な「落としどころ診断」として診療を進めざるをえなかった症例では，そもそも学術発表には向かないこともあります。

　次に，写真撮影についてです。前提として，臨床医ご自身によほど病理リテラシーの自信があるのでなければ，自分で撮影することは避け，病理医に撮影してもらうのがよいでしょう。学会や論文に出す写真は「発表における主張の根拠」です。まれな疾患であれば診断自体が論点となりえますし，臨床画像や病理組織の非典型的な所見が論点となる場合もあります。発表の趣旨によって何を撮影するのかが異なりますので，「○○さんの写真をお願いします」では何をどう撮影したらよいのかが伝わりません。病理医と十分なディスカッションのうえで，主張の立証に必要十分な部位を，適正な倍率で撮影してもらうことが質の高い学術報告には必要です。

　また，撮影の依頼は十分な時間的余裕をもってください。どこをどう撮影するのかを選ぶのは前述のとおり意外と繊細な作業で，多少の時間もかかります。診断業務に集中している病理医が急に手を止めて写真を撮らなければならない状況では，せっかくの集中が切れるとともに臨床に必要な診断が遅れるといった弊害も出ます。患者さんの診療のため，診断依頼者である臨床医のために最大限の集中力で1日何十件もの診断を提供しつづける病理医にとって，写真撮影は診断の手が空いたときにやりたい業務です。極端な例では，1人病理医の病院などで「本日中に写真を」と頼んだら「今日は出張で不在です」などという，そもそも物理的にどうしようもない事態に遭遇する可能性もあります。写真撮影依頼は，必要日（受け渡し希望日）の1週間以上前*に，余裕をもって

---

* 病理医によって希望は異なります。症例選びの打ち合わせ時に，どれくらい前に依頼すると余裕をもって撮影できるか聞いてみましょう。

連絡しましょう。

　最後になりますが，病理診断および病理写真を提供すれば，その病理医は発表内容におけるデータ提供者となることにご注意ください。共同演者，共著者として病理医の名を連ねることで，病理医もより責任をもって依頼に応えようとするでしょう。病理医の希望がどうかにもよりますが，どちらかといえば共同演者，共著者となってもらうことを前提に相談してみるのがよいと思います。

ハックポイント

☞ 学会発表・論文執筆の際には症例を選ぶタイミングで病理医に相談しよう。

☞ 写真撮影の依頼は必要日（受け渡し日）の1週間以上前に，余裕をもって連絡しよう。

10　研究・論文・学会スキル編 | 335

索引

ギリシャ文字・数字・欧文

β-ラクタマーゼ阻害薬　187
β-ラクタム系薬　183, 186
2 コイチ　300

A

A 群溶血性連鎖球菌感染症　179
ACTH　107
AFP（alpha fetoprotein）　123
Ai（autopsy imaging）　322

B

birthday health check　58
BPPV（benign paroxysmal positional vertigo）　200

C

CD トキシン検出キット　175
count to 10　303
CRP　36, 141, 147

E・F

Enterococcus faecalis　183
force 戦略　236
fragility index　331

G

GNR（gram-negative rod）　185
GPC（gram-positive coccal）　182

H・I

HALT　298
hCG（human chorionic gonadotropin）　123
hidden 戦略　236
I メッセージ　132

L・M

late systolic murmur　106
mid-systolic click　105
MUS（medically unexplained symptoms）　49, 64
MVP（mitral valve prolapse）　106

N

neck flexion test　40
NSTI（necrotizing soft tissue infection）　179

O・P

open 戦略　236
PCS（Pain Catastrophizing Scale）　65

S

S1 分裂　101
S4　101
semi-closed question　27
ST 上昇型心筋梗塞　166
Staphylococcus aureus　183
Streptococcus pyogenes　183

V

VGS（viridans group streptococci）　183

和文

あ行

悪性腫瘍　**123**, **126**, **130**, 195, 216, 269
アセトアミノフェン　229
アデノウイルス　141
アドバンス・ケア・プランニング　131
アルギン酸ナトリウム　226
アンカリング　14
アンピシリン・スルバクタム　185

鋳型便秘　169, 206
咽頭結膜熱　141
咽頭後壁　94
うつ病　46
壊死性軟部組織感染症　179
炎症反応　36, 141
エンゼルケア　319
黄色ブドウ球菌　182
オキシトシン　60
音声情報　71

か行

解決志向型ブリーフセラピー　65
開口障害　38
かくれ便秘　168
化膿性関節炎　176
川崎病　142, 147
簡易起立試験　189
眼脂　143, 147
眼精疲労　214
がん性腹膜炎　126
関節液　176
関節炎　39, 176
感染性心内膜炎　82
甘草　203
カンピロバクター腸炎　175
関連痛　78, 113
奇異性下痢　145
桔梗湯　203
急性胃腸炎　144
急性下痢症　174
急性上気道炎　138
急性心不全　198
急速補液　200
胸部誘導　166
胸腰椎移行部骨折　113
起立性調節障害　189
クエン酸第一鉄ナトリウム　208

グラム陰性桿菌　175, 185
グラム染色　179
グラム陽性球菌　182
グラム陽性連鎖球菌　179
クリニカルパール　2
クレブシエラ属菌　185
ケアマネジメント　286
月経　52, 88
結晶性関節炎　176
結膜炎　147
権威バイアス　15
顕著性ナッジ　306
原発不明がん　123
コアグラーゼ陰性ブドウ球菌　182
抗菌薬　138, 179, 183, 185
更年期障害　90
更年期症候群　212
更年期症状　90
呼吸機能検査　164
コミットメントナッジ　312

さ行

再診　11, 284
時系列　25, 27, 29, 32
四肢誘導　166
実行意図ナッジ　312
しびれ　40
死亡時画像診断　322
死亡診断　316
修正 Duke 診断基準　82
小腸内糞便　170
上皮性卵巣がん　126
初診　24, 79
身体症状症　64
心電図　166
水様性下痢　144
頭痛　214
セカンドオピニオン　128

セフトリアキソン　185
潜在的鉄欠乏　87
僧帽弁逸脱　106
鼠径部ヘルニア　111

た行

体重変化　45
大腿骨頚部骨折　116
タスクシェア　286
多発転移がん　123
恥骨骨折　117
腸管径の正常値　168
腸球菌　183
聴診　96, 99, 101, 105
腸内細菌　185
ツボ押し　214
爪切り　120
ディスカッション　300
ティッシュ吹き試験　164
鉄欠乏症　208
鉄欠乏性貧血　87, 208
鉄剤　208
殿部痛　113
統計的頑強性　331
同調ナッジ　308
糖尿病　310
特発性細菌性腹膜炎　176
とげ　118
トリプタン系薬剤　232

な行

内服薬　226
ナッジ　306, 308, 310, 312
ナラティブ診療　66
ニトログリセリンスプレー　198
乳暈　107
尿試験紙　176
妊娠　52, 89, 107, 123

認知機能低下　54, 88
認知症　54, 130, 260, 278, 286
認知バイアス　2, 14, 298, 306

は行

肺炎球菌　183
胚細胞性腫瘍　123
白苔，扁桃の　142, 149
ハック　3
白血球　141, 147, 175, 176
発熱　27, 30, 71, 73, **82**, 134, **138, 141, 147**
パネルマネジメント　286
パラフィン包埋　191
比較的徐脈　73
比較的頻脈　73
ビスホスホネート　218, 226
非薬物療法　211
ヒューリスティック　2
病状説明　272, 274, 276
病理解剖　321
病理検体　191
病理診断依頼書　194
貧血　87
不安　64, 87, 212
フィードバックナッジ　308
プール熱　141
フェリチン　87, 209
副腎皮質機能低下　107
副腎皮質刺激ホルモン　107
腹水　176
腹痛　30, 109, 136, 144, 168, 206
腹部触診　109
腹膜がん　126
服薬簡素化提言　296
浮腫　39
不全型川崎病　147
ブドウ糖非発酵菌　185
不明熱　12, 80, 82, 141

プラセボ（効果）　205, 219, 234, 236
ブリコラージュ　3
フレイル便秘　169
糞便塞栓　145, 171, 206
ベイカーベイカーパラドクス　7
ヘルペス歯肉口内炎　143
片頭痛　232
便塞栓　145, 171, 206
扁桃の白苔　142, 149
便培養　174
便秘　144, 168, 206
蜂窩織炎　179
方言　41
放散痛　114
ポリファーマシー　211, 222
ホルマリン固定　191
ホルモン療法　91

ま行

慢性疾患　54, 56, 131, 212, 286
看取り　316
メタ認知　298
メチシリン耐性菌　183
メトトレキサート　218

盲腸下垂　169
目標勾配バイアス　314
モニタリングナッジ　308

や行

薬剤性食道炎　226
やさしお®　295
溶血性連鎖球菌　183
腰痛　113
溶連菌性咽頭炎　143
抑うつ　46, 64, 87, 134, 212
予防接種　135, 150, 152, 154, 292
余命　130

ら行

ライフハック　1
ランダム化比較試験　201, 230, 233, 235, 330
リーン　16
リバタリアン・パターナリズム　283
良性発作性頭位めまい症　200
緑色連鎖球菌　183
緑膿菌　185
漏便　145
ロバスト性　331

| 編者紹介

矢吹 拓（やぶき たく）
国立病院機構栃木医療センター内科 部長

2004年群馬大学卒業。前橋赤十字病院にて臨床研修修了後，国立病院機構東京医療センター総合内科を経て，2011年より国立病院機構栃木医療センター。同センターでは臓器別診療科を設けず，内科単科での幅広い診療を実践している。編著に『薬の上手な出し方＆やめ方』『外来診療ドリル─診断＆マネジメント力を鍛える200問』（いずれも医学書院）など多数。YouTubeチャンネル「医師の教養」では平島修氏と読書トークを繰り広げている。